AS NOVAS FACES DA
MEDICINA

Durante o processo de edição desta obra, foram tomados todos os cuidados para assegurar a publicação de informações técnicas, precisas e atualizadas conforme lei, normas e regras de órgãos de classe aplicáveis à matéria, incluindo códigos de ética, bem como sobre práticas geralmente aceitas pela comunidade acadêmica e/ou técnica, segundo a experiência do autor da obra, pesquisa científica e dados existentes até a data da publicação. As linhas de pesquisa ou de argumentação do autor, assim como suas opiniões, não são necessariamente as da Editora, de modo que esta não pode ser responsabilizada por quaisquer erros ou omissões desta obra que sirvam de apoio à prática profissional do leitor.

Do mesmo modo, foram empregados todos os esforços para garantir a proteção dos direitos de autor envolvidos na obra, inclusive, quanto às obras de terceiros e imagens e ilustrações aqui reproduzidas. Caso algum autor se sinta prejudicado, favor entrar em contato com a Editora.

Finalmente, cabe orientar o leitor que a citação de passagens da obra com o objetivo de debate ou exemplificação ou ainda a reprodução de pequenos trechos da obra para uso privado, sem intuito comercial e desde que não prejudique a normal exploração da obra, são, por um lado, permitidas pela Lei de Direitos Autorais, art. 46, incisos II e III. Por outro, a mesma Lei de Direitos Autorais, no art. 29, incisos I, VI e VII, proíbe a reprodução parcial ou integral desta obra, sem prévia autorização, para uso coletivo, bem como o compartilhamento indiscriminado de cópias não autorizadas, inclusive, em grupos de grande audiência em redes sociais e aplicativos de mensagens instantâneas. Essa prática prejudica a normal exploração da obra pelo seu autor, ameaçando a edição técnica e universitária de livros científicos e didáticos e a produção de novas obras de qualquer autor.

AS NOVAS FACES DA
MEDICINA

PROTÁSIO L. DA LUZ

2ª edição ampliada

©2023 Editora Manole Ltda. por meio de contrato de coedição com o autor e a Fundação Zerbini.

Editora de produção: Eliane Otani
Projeto gráfico: Departamento Editorial da Editora Manole
Concepção da capa: Dr. Antonio Carlos Herrmann de Andrade e Valéria Lira
Coordenação editorial, diagramação de capa e miolo: Otani Editorial
Imagem da capa: vipix.com/The Anatomy Lesson of Dr. Nicolaes Tulp – Rembrandt – 1632
Imagens do miolo: gentilmente cedidas pelo autor e fontes citadas.

Dados Internacionais de Catalogação na Publicação (CIP)
(Sindicato Nacional dos Editores de Livros, RJ, Brasil)

L994n
2. ed.

 Luz, Protásio L. da (Protásio Lemos da)
  As novas faces da medicina / Protásio L. da Luz. – 2. ed. – Santana de Parnaíba
[SP] : Manole, 2023.
 448 p. ; 23 cm.

 Inclui bibliografia
 ISBN 978-85-204-6471-7
 1. Medicina – Estudo e ensino. 2. Medicina – Orientação profissional. 3. Médicos
– Formação. 4. Médico e paciente. I. Título.

23-85744   CDD: 610.7
        CDU: 614.253

Gabriela Faray Ferreira Lopes – Bibliotecária – CRB-7/6643

Todos os direitos reservados. Nenhuma parte deste livro poderá ser reproduzida, por qualquer processo, sem a permissão expressa dos editores. É proibida a reprodução por fotocópia. A Editora Manole é filiada à ABDR – Associação Brasileira de Direitos Reprográficos.

2ª edição – 2023

Editora Manole Ltda.
Alameda América, 876 – Polo Empresarial – Tamboré
Santana de Parnaíba – SP – Brasil – CEP: 06543-315
Tel.: (11) 4196-6000
www.manole.com.br | atendimento.manole.com.br

Impresso no Brasil | *Printed in Brazil*

São de responsabilidade do autor as informações contidas nesta obra.

A Rosália, Salvador e Daniela; e
a Raphael, Juliana e Izadora.

Ao professor Fúlvio Pileggi,
que teve influência decisiva
em minha carreira, bem como
contribuiu de modo especial para
fazer do InCor uma instituição
de excelência em pesquisa,
ensino e cuidados médicos.

AGRADECIMENTOS

Várias pessoas me ajudaram, direta ou indiretamente, na elaboração deste livro. Muitos, com seus ensinamentos e exemplos ao longo dos anos, contribuíram para a sedimentação dos conceitos que aqui são emitidos.

Agradeço profundamente aos Professores Peter Libby, da Harvard Medical School, e Eduardo Moacyr Krieger, Professor Emérito da Universidade de São Paulo (USP), respectivamente, pelo Prefácio e pela Apresentação, tão cuidadosa e eloquentemente elaborados. Estendo também meu reconhecimento ao Professor Marco Antônio Zago, Presidente do Conselho Superior da (Fapesp), ao Professor Mário Abdalla Saad, Professor de Clínica Médica da Universidade Estadual de Campinas (Unicamp), e ao Ex-embaixador do Brasil, Sérgio do Amaral (*in memoriam*), pelos generosos comentários. Essas participações elevam sobremaneira o nível intelectual e científico desta modesta contribuição e certamente sobrepujam o merecimento dela.

Meu reconhecimento aos Professores Eméritos da Universidade de São Paulo (USP), Sérgio Almeida de Oliveira e Adib Domingos Jatene, pelas constantes contribuições ao longo de minha carreira.

Merecem destaque: meus colaboradores imediatos, Francisco Rafael Laurindo e Antonio Carlos Palandri Chagas, com quem convivo em profunda amizade há mais de quarenta anos; meus associados doutores, Marcelo Nishiyama, Roberta Iki Mochiduki, Renata Fialdini e Mayra Luciana Gagliani, que me apoiaram com grande dedicação e fizeram críticas apropriadas e construtivas; as enfermeiras Juliana Rocha e Marisa Goes, que conduziram nossas pesquisas no laboratório clínico e colaboraram em vários aspectos. Meu agradecimento especial ao Dr. Desidério Favarato pelas suas contribuições aos itens de pesquisas clínicas e de estatística.

Os doutores Cláudio Meneghetti, Wilson Mathias, Carlos Rochitte, Maurício Scanavacca, Cesar Gruppi, Eduardo Argentino Sosa, Ricardo Dias, Paulo Pego Fernandes, Roberto Costa, Marcos Castro Ferreira, Olavo Pires de Camargo, Roberto Abucham, Expedito E. Ribeiro, Pedro Lemos, Micheli Galon, Fauze Maluf Filho, José Osmar Medina Pestana e José Eduardo Rego de Souza contribuíram com casos para ilustrar este livro.

Agradeço aos doutores Benemar Guimarães, Raul Maranhão, José Eduardo Krieger, Moacir Nobre e José Manoel de Camargo Teixeira, pelas criteriosas revisões do texto e críticas cuidadosas. Agradeço também ao meu irmão Irineu Santos Lemos da Luz, pelos comentários e sugestões. Essas críticas abrangeram tanto aspectos formais de linguagem quanto conceituais.

Agradeço, de maneira muito especial, à Dra. Michelle Pereira, minha Assistente de Pesquisa, que, com dedicação e competência incomuns, contribuiu decisivamente para a elaboração deste livro.

Registro meu reconhecimento à Direção do Banco Bradesco, em especial ao Sr. Carlos Alberto Rodrigues Guilherme e ao Manoel Perez, não apenas pelo patrocínio para a publicação deste livro, mas, sobretudo, pelo apoio financeiro que tem proporcionado aos projetos de pesquisa da minha equipe no Instituto do Coração (InCor-HCFMUSP).

Registro também o apoio financeiro do Sr. Alberto Dabus a esta segunda edição.

Agradeço ao Dr. Antonio Carlos Herrmann de Andrade e à Valéria Lira pela ilustração da capa.

Sou sempre grato ao InCor-HCFMUSP, onde encontro o ambiente acadêmico estimulante tão necessário à atividade científica, e igualmente à Fundação Zerbini, pelo apoio constante.

O autor

PREFACE

The medical profession undergoes constant change. Every generation experiences evolution in the profession that presents both opportunities and challenges. Yet, the beginning of the new millennium has witnessed an acceleration in the pace, extent, and implications of change, providing promise on one side, and peril on the other. The trainee and the practitioner alike confront a daunting array of possibilities and complexities. How does one master the expansion of biomedical knowledge in a time of unprecedented discovery? How does one adopt the best of the new without forsaking the old? How can one adopt and embrace emerging technologies without losing the art of medicine? How can the physician maintain the primordial relationship with the patient given the current practice constraints? How can the trainee prepare him or himself for a fulfilling professional lifetime, at a time of unprecedented change, without jeopardizing medicine's soul and the physician's role as a healer rooted in ancient times?

Professor Protásio Lemos da Luz has an unusual viewpoint from which to survey this changing landscape and address such vexing questions. Astride two centuries, Janus-like, Professor da Luz has lived through several epochs of change from the early stirrings of the specialty of cardiovascular medicine in Latin America, to Brazil's entering the first world of medical practice and science. With uncommon wisdom, experience, and a highly cultivated and broad erudition, Professor Protásio affords a valuable perspective on the current state of medicine, the care of patients, and systems of medical education and healthcare.

Professor Protásio's new book provides a particularly valuable balanced view of technical advances. While he celebrates the advances in diagnosis these approaches can provide, he also calls attention to some of the potential distractions of novel imaging modalities. For example, he acknowledges the possible excessive use of these seductive technologies that can lead to overuse of high technology interventions, such as coronary artery revascularization, in circumstances in which they lack proven benefit for patient outcomes. He sounds a note of caution about the high cost of imaging technologies in a time of constrained healthcare resources. He counsels trainees and younger physicians to avoid confusing "new" with "better." Yet, rather than nihilistically rejecting advanced technologies, Professor Protásio wisely argues for a balanced approach which combines the best of the new with traditional "doctoring." He also highlights the need for a continuing quest for evidence for effectiveness to justify adopting new technologies in our practices.

Professor Protásio deals head on with the revolution in all aspects of medicine caused by the proliferation of the internet. He illustrates how this explosion of access to information has empowered patients and transformed medical practice.

Professor Protásio's book contains a number of precepts enumerated in highly digestible fashion. For example, Chapter 8 contains a very thoughtful list of goals for ensuring the success of institutions. These 19 points merit the attention of institutional leaders not only in Brazil but worldwide. They represent the distilled essence of a career of careful observation of the elements that enable institutions to thrive in the long run.

Professor Protásio's lists include a brief and helpful guide to the analysis of clinical studies for individuals without formal training in trial design or biostatistics in Chapter 13. In his 14 precepts, Professor Protásio provides a guidebook for the non-specialist in evaluating and judging clinical research.

While Professor Protásio celebrates the high points of our profession and its humanitarian values, he does not neglect some of its less savory aspects. He deals forthrightly with the issue of physicians of limited competence, and also with the vexing problem of scientific misconduct. Professor Protásio also views with a clear eye a number of the social and economic challenges that face medical care in Brazil. For those who toil daily on the front lines of providing medical care in Brazil, the obstacles may appear overpowering. Yet, from the perspective of a North American who has watched medicine in Brazil evolve over the last forty years, I have a great deal of optimism about the ability, creativity, and industry of talented Brazilians to overcome these challenges, and expand the availability of high quality and accessible care to a vast and variegated people.

The ultimate lesson of Professor Protásio's tome is the inseparability of humanism and medicine. Regardless of the era, regardless of the barriers, the theme of a humanistic approach to our profession runs throughout Professor Protásio's book. The 12 rules that Professor Protásio enunciates for the indoctrination of new cardiology fellows at the Heart Institute in São Paulo remind us all always to keep in sight our moral obligations and core of our profession as a human endeavor. Few can make the case more convincingly than Professor Protásio, whose thought and experience spans from research, through teaching, patient care at the individual level, and as a system. For lay individuals, Professor Protásio's book provides an intimate window on the joys and excitement as well as the more sobering aspects of our profession. For physicians, he provides a road map to being the best doctors we can, and guide us on our mission to use our art and science to serve humanity.

Peter Libby, MD
Division of Cardiovascular Medicine
Professor, Harvard Medical School

APRESENTAÇÃO

Não é o primeiro livro que Protásio Lemos da Luz escreve. Também não é o primeiro que tenho a honra de ser convidado a apresentar – o que faço novamente, com grande satisfação. Muito se escreve sobre a prática médica, a formação do médico e os desafios para o exercício da Medicina com competência e dignidade. Também sobre a formação do pesquisador, suas características e as exigências para que ele exerça com eficiência a busca de novos conhecimentos. Poucos, no entanto, são escritos por quem faz simultaneamente as duas coisas e as faz bem, como é o caso do Protásio. Por isso, e porque as análises e os conceitos exarados no livro foram emitidos por um legítimo representante dos médicos-pesquisadores, é que a obra tem legitimidade e cresce em importância e interesse. De fato, os diferentes aspectos da prática clínica e das atividades de pesquisa são abordados por quem tem uma visão crítica originada de uma larga vivência tanto na aplicação do conhecimento na prática clínica como também na criação do conhecimento novo. Convém destacar que as credenciais do autor como médico-pesquisador foram reconhecidas e legitimadas pela Academia Brasileira de Ciências, quando, em 2000, ele foi um dos médicos eleitos como membro titular na recém-criada área de Ciência da Saúde. Igualmente, o Ministério da Saúde concedeu-lhe a comenda Grande-oficial do Mérito Médico, e o Ministério da Ciência, Tecnologia e Inovação concedeu-lhe a Ordem Nacional do Mérito Científico, classe Grã-cruz, em 2023.

A escolha da profissão médica, a formação do médico e o ensino oferecido pelas faculdades de medicina no país, a maioria delas com deficiências e sem atividades de pesquisa, são analisados nos primeiros capítulos do livro. Foi destacada a enorme expansão do conhecimento médico nos últimos anos, com especialidades e múltiplas subespecialidades que respondem por um conhecimento cada vez mais setorizado, o que dificulta compatibilizar o aprendizado do todo com o saber especializado. Não só o aprendizado, mas também a escolha e o exercício da profissão médica. Ponto alto é o capítulo 5, que aborda a relação médico--paciente e a forma como lidar com as pessoas, seus dramas e suas expectativas – há vários exemplos emblemáticos sobre esse assunto ilustrando o capítulo.

Uma visão histórica sobre o desenvolvimento científico é realizada no capítulo 6, que apresenta desde o milagre grego 300 anos a.C. até a revolução científica liderada por Galileu no século XIX, a qual introduziu o Método Científico, revolucionando a forma de se fazer pesquisa e criando a ciência moderna como a conhecemos hoje. Em seguida, é feita uma avaliação detalhada dos benefícios e também dos exageros na utilização dos avanços tecnológicos recentes, exemplificados pelo que ocorre nos diagnósticos por imagens, na genética e na biologia molecular, na nanotecnologia e nos novos medicamentos e equipamentos, pois nem sempre o novo é necessariamente melhor. Dando continuidade a essa discussão, no capítulo 7, é avaliado o impacto da internet e dos modernos sistemas de comunicação, que vem afetando até a relação médico-paciente. As razões que fazem as instituições terem ou não sucesso são analisadas no capítulo 8.

As opções do exercício médico, a escolha da pesquisa como carreira e as formas de alcançar o conhecimento são detalhadas nos capítulos 10 a 13, nos quais é enfatizado que o sucesso em qualquer das escolhas, do médico generalista ao ultraespecializado, estará diretamente relacionado ao tripé representado pela competência, integridade e responsabilidade demonstradas no desempenho de suas atividades médicas. Ênfase é dada na formação do médico-pesquisador, à qual, além da competência necessária ao exercício da medicina, deve ser acrescentada a formação científica dada pela pós-graduação. São detalhadas, também, as diferentes modalidades da pesquisa clínica: as fases de 0 a 5, os estudos fase-controle e randomizados, etc. Importante é o destaque dado aos pontos críticos da pesquisa clínica, que podem afetar os resultados: tamanho da amostra, causalidade, extrapolação de dados, regressão à média, entre outros.

Os capítulos 14 e 15 são dedicados à Medicina Translacional, que visa a acelerar a transmissão do conhecimento da bancada para a investigação clínica e desta para a melhoria da qualidade do sistema de saúde.

O capítulo 17 refere-se à microbiota intestinal humana e sua relação com doenças cardiovasculares, uma área de grande interesse na medicina atual.

Finalmente, no capítulo 18, são elencados os grandes desafios a serem enfrentados na melhoria da formação do médico e na implantação da Medicina Translacional, entre outros. Também são comentadas as grandes áreas de interesse atual e futuro da pesquisa médica. O autor faz questão, entretanto, de destacar o papel central que o médico sempre desempenhará no sistema e a importância que deve ser dada à crucial relação médico-paciente, porque, na realidade, não se tratam doenças, e sim doentes, pessoas.

Considero que a obra é útil e merece ser lida por todos que buscam informações recentes e corretas sobre os diferentes aspectos da Medicina atual e futura. Os fatos e os conceitos são apresentados em linguagem clara e estilo elegante, com leitura fácil e agradável. O mais importante é que os assuntos são apresentados de forma crítica, qualificada por quem tem vivência na clínica diária concomitante com as atividades de pesquisa realizadas no Instituto do Coração (InCor-HCFMUSP). O autor está, portanto, bem familiarizado com o uso do método científico, o que lhe facilita as análises críticas. Ao agradecer a honra que Protásio da Luz me dá ao redigir esta apresentação, quero finalizar deixando consignado em meu nome, e certamente no daqueles que lerão este livro, votos para que ele não pare e permaneça nos brindando com novas obras.

Prof. Dr. Eduardo Moacyr Krieger
Prof. Emérito pela Faculdade de Medicina de Ribeirão
Preto da Universidade de São Paulo (FMRP-USP)
Ex-presidente da Academia Brasileira de Ciências

SUMÁRIO

1. CARACTERÍSTICAS DA MEDICINA MODERNA.....1

2. A ESCOLHA DA PROFISSÃO 7

3. IMPORTÂNCIA DA BOA FORMAÇÃO MÉDICA – GRADUAÇÃO E PÓS-GRADUAÇÃO 21

4. CONHECIMENTOS NECESSÁRIOS HOJE – A MEDICINA ALÉM DO DOENTE 41

5. LIDAR COM PESSOAS, SEUS DRAMAS E EXPECTATIVAS 51

6. AVANÇOS CIENTÍFICOS – PROGRESSOS E DILEMAS.............................75

7. INTERNET E PRÁTICA CLÍNICA – O PERFIL DOS PACIENTES MUDOU 181

8. SUCESSO E INSTITUIÇÕES 197

9. PAPEL HISTÓRICO DAS UNIVERSIDADES E INSTITUTOS DE PESQUISA NO DESENVOLVIMENTO DA PESQUISA CARDIOLÓGICA NO BRASIL 209

10. OPÇÕES NO EXERCÍCIO PROFISSIONAL – O QUE VOCÊ QUER SER? 221

11. COMO CONSTRUIR UMA CARREIRA 233

12. A PESQUISA COMO CARREIRA 249

13. FORMAS DE ADQUIRIR CONHECIMENTO – UMA VISÃO DO CLÍNICO 275

14. MEDICINA TRANSLACIONAL – COMO ACELERAR O PROGRESSO 313

15. MEDICINA TRANSLACIONAL E CIÊNCIA DA IMPLEMENTAÇÃO: COMO TRANSFORMAR O QUE SABEMOS NO QUE EFETIVAMENTE FAZEMOS 337

16. MÉDICO-PESQUISADOR, PRÁTICA MÉDICA E PESQUISA: A IMPORTÂNCIA DO MÉDICO-PESQUISADOR NA MEDICINA ATUAL ...345

17. MICROBIOTA INTESTINAL E DOENÇAS CARDIOVASCULARES 351

18. DESAFIOS FUTUROS 373

REFERÊNCIAS BIBLIOGRÁFICAS 383

I. CARACTERÍSTICAS DA MEDICINA MODERNA

Uma acumulação de fatos não é uma ciência, da mesma forma que uma porção de pedras não é uma casa. **Henri Poincaré**

Quando se exclui o impossível, o que resta, embora improvável, deve ser a verdade. **Sir Conan Doyle**

É inquestionável que a Medicina experimentou espetaculares progressos nas últimas décadas. No Brasil, não apenas as pessoas vivem mais, como também a qualidade de vida melhorou sensivelmente. Nesse ínterim, houve grandes mudanças, como veremos.

No passado, a profissão era liberal, o que significa que os médicos prestavam serviços diretamente aos pacientes e, portanto, tinham compromissos pessoais, cobrando honorários baseados em critérios individuais e dependentes dos costumes vigentes. Pacientes exerciam total liberdade de escolha sobre quem consultar. Com o passar do tempo, houve uma mudança fundamental nesse estado de coisas; muitos médicos, talvez a maioria, passaram a trabalhar para entidades assistenciais por meio de **empregos assalariados**, com horários bem definidos de trabalho e sem compromissos individuais permanentes com os pacientes. Assim, os serviços não são pagos diretamente por quem os recebe, e sim por terceiros: convênios, Sistema Único de Saúde (SUS), seguros ou hospitais. Como os salários, em geral, não são suficientes para os médicos atenderem suas demandas pessoais e familiares, são necessários múltiplos empregos, incluindo plantões diurnos e noturnos. Isso evidentemente sobrecarrega o profissional e, com frequência, retira o compromisso individual do médico com o paciente. Esse sistema contribui para tornar a profissão mais **impessoal**. Embora se deva reconhecer que o sistema é necessário, dadas as condições econômicas de grande parte da população que não pode ter seus médicos particulares, o fato é que tal processo desvincula o paciente do *seu* médico. Uma das consequências desse sistema é que o desempenho do médico não é essencial para manter seu prestígio junto ao paciente – quem escolhe o médico não é o paciente, mas, sim, o sistema que o remunera.

A profissão também se tornou **fragmentada** em vista da multiplicidade de especialidades. Assim, cada especialista vê a sua parte, nem sempre considerando o todo. Há uma justificativa para isso: cada especialidade tornou-se tão complexa que é impossível para qualquer um, por mais brilhante que seja, exercer sozinho todas elas. O tempo do clínico que sabia tudo e do cirurgião que operava tudo não existe mais. Hoje em dia, qualquer uma das especialidades, da gastroenterologia à pneumologia, exige treinamento específico e habilidades próprias, o que tem levado a inquestionáveis progressos.

O problema ocorre quando a formação básica do médico é deficiente, e ele tem pouca noção de que o organismo funciona como um todo, e não por sistemas isolados; eventualmente, seu horizonte diagnóstico é muito estreito, e ele perde a visão do conjunto. Isso pode levar a erros diagnósticos grosseiros. A visão integrada é essencial: em uma infecção pulmonar, por exemplo, todo o sistema imunológico fica envolvido; na insuficiência cardíaca, todo o organismo sofre; há um processo degenerativo sistêmico associado à redução do fluxo sanguíneo que afeta todos os órgãos. Portanto, as especialidades devem trabalhar em conjunto, e uma visão integrada do organismo precisa ser mantida, porque assim funciona o corpo humano.

A Medicina atual é altamente dependente de **novas tecnologias**. Novas tecnologias, em geral, são bem-vindas. Mas elas não devem substituir a anamnese, o exame clínico e o raciocínio clínico. O que se observa, com frequência, é a substituição da clínica por exames de tecnologias mais recentes. Os exemplos são inúmeros: exames de laboratório, ultrassonografias, tomografias computadorizadas e ressonâncias magnéticas mal indicadas. Além disso, certas tecnologias não são isentas de risco, como, por exemplo, exposições a raios X. Há, ainda, a questão dos custos, que não são desprezíveis. É necessário, portanto, usar tecnologias adequadas para auxiliar a clínica, e não para substituí-la.

A Medicina tornou-se **apressada**: o tempo aproximado de consultas por convênios é de 8 a 10 minutos. Pelo SUS, é, provavelmente, menor ainda. Evidentemente, há variações dependendo do tipo de consulta. É claro que nesse tempo não dá para conhecer a pessoa, nem fazer boa anamnese ou exame clínico satisfatório. Então, o médico pede exames desnecessários e encontra dificuldade para adquirir a confiança do paciente.

Os médicos são constantemente assediados pela **indústria**, seja farmacêutica, de equipamentos diagnósticos ou aparelhos acessórios, como marca-passos cardíacos, desfibriladores e vários tipos de próteses.

Nisso, a indústria sofisticou-se: faz visitas diretas, oferece viagens, organiza simpósios e congressos, capta médicos para participarem de estudos de seu interesse. Essa relação é delicada, já que a indústria contribui significativamente para o desenvolvimento de novos medicamentos e tecnologias. Várias entidades de classe, tanto nacionais quanto internacionais, adotaram rígidos princípios para regular essas interações, como a declaração obrigatória de conflitos de interesse. É preciso, portanto, cautela nessa relação para que a integridade do profissional seja preservada.

A Medicina é inundada quase diariamente por novas informações científicas ou pseudocientíficas de várias origens: revistas médicas, televisão, rádio, internet, jornais. É evidente que novidades científicas são bem-vindas, desde que relevantes. A quantidade de publicações é gigantesca, mas grande parte delas não tem impacto clínico imediato e, às vezes, impacto nenhum. Algumas dessas informações são altamente técnicas, como as relacionadas à genética e à biologia molecular, e escapam facilmente à compreensão do médico clínico. Assim, o médico precisa ter senso crítico para filtrar as informações pertinentes a ele. Notoriamente, os meios de comunicação leigos são deficientes nessa seleção – eles estão mais preocupados com a notícia do que com a verdade científica. Leigos são, ainda, alvos mais fáceis da propaganda, e, claro, com menor capacidade crítica do que os médicos. Obviamente, o médico deve estar atualizado, e isso exige tempo e dinheiro.

A Medicina é hoje muito **comercial**. O lucro comanda muitas das atividades do complexo médico-hospitalar, e escolhas de aparelhos, marca-passos e próteses enfrentam competição acirrada. Às vezes, pormenores técnicos de certos aparelhos, que, de fato, não fazem diferença para os objetivos a que se destinam, são invocados como decisivos. Isso me lembra um dito de meu antigo professor de clínica médica, Lysandro dos Santos Lima, homem de excepcional sabedoria: "Para ganhar dinheiro em Medicina, não precisa saber Medicina; precisa saber ganhar dinheiro". Perfeito para os dias de hoje!

Finalmente, a prática médica no Brasil é **heterogênea** na qualidade e nos recursos: enquanto grandes centros são atualizados, competentes, outros, menores, não o são. Pessoalmente, conheço vários exemplos de situações médicas em que condutas são muito díspares entre profissionais reconhecidamente competentes e outros cuja competência é questionável. Essa disparidade de competências se reflete, por exemplo, no constante fluxo de pacientes que procuram grandes centros, nem sempre por causa de problemas de extrema gravidade ou raridade, mas, simplesmente, por falta de condições aceitáveis de atendimento em seus locais de origem. Um dos fatores responsáveis por isso é o volume de serviços de hospitais e a experiência dos médicos envolvidos; quanto maior o volume de procedimentos e, portanto, a experiência, melhores os resultados, e vice-versa. Isso é especialmente verdadeiro em casos mais raros e mais difíceis de serem tratados, nos quais serviços pequenos, com menor experiência, obtêm os piores resultados (ver capítulo 13).

Outro problema recente é a **judicialização da Medicina**, situação na qual membros do Sistema Judiciário impõem condutas a órgãos de saúde, como hospitais, obrigando-os a assumirem responsabilidades indevidas ou desconsiderando alternativas perfeitamente corretas. É o caso de se forçarem internações urgentes sem necessidade, de requererem tratamentos sem eficácia comprovada ou, ainda, de compras de medicamentos em quantidades exageradas, cujo uso não é controlado. Isso ocorre porque a autoridade judicial desconhece o problema médico e se acha no dever de defender o paciente.

Embora aparentemente bem-intencionadas, essas atitudes acabam onerando o sistema de saúde como um todo. Essas situações estão se tornando cada vez mais frequentes e demandam discussões aprofundadas. Uma das causas é que o perfil dos pacientes mudou e, atualmente, eles estão mais cientes de seus direitos; isso será discutido mais adiante.

Finalmente, deve-se considerar que o atendimento médico é o resultado de **um conjunto** de práticas que constituem toda a cadeia do sistema de saúde, e não simplesmente da competência do médico. Assim, todo o sistema de apoio, como estruturas físicas, equipamentos, pessoal auxiliar e administrativo, técnicos, fisioterapeutas, enfermeiros, nutricionistas, psicólogos e outros, tem responsabilidade em oferecer segurança, conforto e eficiência aos pacientes. Isso tudo faz parte do conceito de atendimento integral e humanizado que se busca.

Mesmo uma rápida olhada sobre o contexto exposto permite concluir que há considerável espaço para melhorias em todo o sistema. É claro que podemos fazer melhor do que estamos fazendo. Necessitamos, porém, obter mais dados sobre nosso sistema de saúde, bem como sermos mais críticos, mais exigentes e menos tolerantes com o descaso e a irresponsabilidade. Precisamos cobrar mais ações concretas, mais comprometimento das pessoas que ocupam posições de comando, e que, portanto, tomam decisões que afetam toda a comunidade. Mais cedo ou mais tarde, os problemas de saúde pública e privada afetam a todos: políticos, médicos, professores e todos os cidadãos. Mas aos médicos, profissionais da saúde e órgãos governamentais cabem responsabilidades especiais.

Nos próximos capítulos, procurei aprofundar essas análises e oferecer possíveis soluções.

2. A ESCOLHA DA PROFISSÃO

O começo de todas as ciências é assombrar-se de que as coisas são o que são. **Aristóteles**

Todas as coisas devem ser o mais simples possível, mas não mais que isso. **Albert Einstein**

Por que a Medicina continua exercendo tanto fascínio sobre os jovens? Apesar de ser vista como uma profissão difícil, que exige consideráveis sacrifícios pessoais, é uma das principais escolhas entre os vestibulandos (21 candidatos por vaga em 2020) e em matrículas (204 mil ingressantes em 2020).[1]

É uma profissão nobre porque cuida de valores inalienáveis, que não podem ser substituídos. "Cuida das pessoas, e não das coisas das pessoas", como expressou o eminente professor Adib Jatene. No *Babylonian Talmud* se diz: *"Whoever saves one life is considered by God as if he (she) had saved the whole world"*. No livro *Felicidade Autêntica*, Martin Seligman[2] relata que um grupo de pedagogos decidiu ensinar à juventude valores fundamentais da vida. Surgiu a pergunta: ensinar o quê? Buscaram a resposta consultando religiões, culturas e filosofias milenares consolidadas entre os homens; incluíram budismo, cristianismo, islamismo, culturas grega, romana e chinesa. Ao final, e para surpresa de muitos, apenas seis valores foram universalmente reconhecidos como essenciais na vida do homem: 1. saber e conhecimento; 2. coragem; 3. amor e humanidade; 4. justiça; 5. moderação; 6. espiritualidade e transcendência.

Saber e **conhecimento** são motivos de respeito de todos; os sábios de qualquer área, seja Newton, Descartes, Einstein, Hawking, Platão, Pasteur, Sócrates ou Aristóteles, são venerados porque entenderam aspectos do mundo, do corpo e da alma humana que eram ou ainda são mistérios para a maioria, porque criaram coisas novas, que melhoraram a vida de todos. Seus pensamentos são atemporais e ainda nos guiam, embora muitos tenham sido formulados há séculos. Esse princípio também rege o exercício da arte médica. Não existe Medicina sem saber, amplo e profundo.

Coragem, aqui, não se refere à capacidade de matar ou morrer, de enfrentar perigos naturais ou desafios instantâneos. Refere-se à coragem moral de defender ideais, de persistir quando tudo é adverso, de gritar quando os outros se calam, de defender a liberdade quando ela é ameaçada, de vislumbrar a felicidade e clamar por ela quando o silêncio dos indiferentes predomina. É a coragem de Gandhi defendendo a independência da Índia sem querer se vingar; da americana Rosa Parks ignorando a proibição dos pretos de usarem os bancos de ônibus dos brancos, mesmo sabendo que seria punida, desencadeando o processo contra a segregação racial nos Estados Unidos. É a coragem de enfrentar preconceitos de sociedades inteiras porque se tem certeza da legitimidade dos preceitos que defende; de se sacrificar durante anos, como fez Nelson Mandela para acabar com a *apartheid* na África do Sul.

Amor e **humanidade**. Conta-se que um milionário texano, visitando uma freira que cuidava de leprosos, disse-lhe: "Irmã, eu não faria esse seu trabalho por nenhum dinheiro do mundo". E ela lhe respondeu: "Nem eu, meu filho". Ou seja, nem tudo se mede por dinheiro. Madre Teresa de Calcutá, uma das pessoas mais admiradas do mundo, tanto em vida quanto depois de morta, deu exemplo concreto de amor aos pobres. Outros tantos santos também o fizeram. Quando alguém se dedica ao próximo por estrito sentimento humanitário, de solidariedade no sofrimento, de compaixão na dor, quando compartilha a dor de uma mãe que perdeu o filho, das pessoas com deficiências crônicas, essa pessoa esquece de si mesma em prol de outrem. Como o egoísmo é tão predominante e maléfico entre os homens, seu oposto, o altruísmo, é reverenciado. Quando o médico atende os pobres, quando se solidariza com a dor, quando compreende a angústia da incerteza diante da doença, quando, enfim, se coloca honestamente na posição de doente, está executando um ato de amor. E é especialmente digno de respeito porque é o amor a quem lhe é desconhecido, um amor desinteressado, oferecido a quem nada lhe dará em troca, exceto, talvez, um olhar de reconhecimento. **Assim como não existe Medicina sem o saber, Medicina sem amor ao próximo é Medicina artificial.**

Justiça. Desde tempos imemoriais, a justiça dos homens e dos deuses está presente em nossas vidas. A Bíblia informa que o Senhor aparecerá no dia do juízo final e separará os justos dos pecadores, e que estes nunca mais verão a Deus, enquanto os justos habitarão para sempre o Reino dos Céus. Ou seja, Deus virá para fazer justiça.

Quando Davi perguntou a Salomão o que desejava, já que se tornara rei quando era apenas um adolescente, este implorou: "Senhor, dá-me um coração compreensivo, para que eu possa governar teu povo e discernir o bem do mal". Salomão não pediu riquezas nem a morte de seus inimigos, mas pediu apenas a capacidade de governar com justiça. Sabedoria ímpar lhe foi concedida, e esta é origem da expressão "decisões salomônicas", que, desde então, simbolizam o emprego supremo da justiça em momentos cruciais.

Durante a vida terrestre, os homens sempre organizaram as sociedades tendo como um de seus pilares a justiça. O Código de Hamurabi,[3] elaborado aproximadamente em 1700 a.C., é um dos mais antigos conjuntos de leis já escritos; entre outros pontos, continha a lei de talião (olho por olho, dente por dente). Os romanos deixaram para a posteridade os cânones do direito romano que até hoje inspiram nossas leis. Os gregos atribuíam às assembleias do povo a prerrogativa de decidir sobre o certo e o errado, sobre o íntegro e o corrupto, sobre a verdade e a mentira, e, com isso, ministravam a justiça. E assim, tanto nos tempos mais antigos como entre os povos modernos, a preservação dos princípios de justiça modula a convivência dos homens, preserva a unidade das nações, protege a integridade das pessoas e perpetua a raça humana. O Tribunal de Nuremberg, que obrigou os chefes nazistas a prestarem contas de suas atrocidades perante o mundo, é o exemplo universal, mais contundente nos tempos modernos, de que ninguém pode impor suas vontades impunemente nem massacrar seus semelhantes.

Claro que a justiça nem sempre prevalece; não porque não seja defensável, mas, sim, porque os homens nem sempre a reconhecem. Por assegurar que "todo homem é igual perante a lei", com direito à vida e à liberdade, é que a Justiça representa um valor universal.

Moderação. Mérito é um valor difícil de avaliar porque é subjetivo em muitos casos, influenciado por fatores extrínsecos ao tema e sujeito a inconscientes inclinações dos julgadores. Por isso, quando se trata de avaliar mérito, instituições científicas ou quaisquer outras que tenham de fazer escolhas baseadas nele recorrem a júris e comissões, justamente para que as avaliações sejam as mais isentas possíveis. O teste do tempo é um dos elementos mais fidedignos para avaliar o mérito; se algo, seja hábito ou conceito, persiste por longo tempo, provavelmente representa uma verdade. A pior maneira de se avaliar o mérito é certamente a autoavaliação; as pessoas tendem a ser condescendentes consigo mesmas, o que é compreensível. Afinal, não gostar de si mesmo pode ser causa séria de depressão e, até mesmo, de suicídio. A moderação consiste não apenas em não se autovalorizar, mas também na capacidade de enxergar as várias facetas dos problemas e evitar posições extremadas. De fato, se alguém tem real valor, outros o reconhecerão; se não tem, autopromover-se não muda em nada seu conceito. Quando se observa o comportamento de grandes homens, cientistas, filósofos, escritores, magistrados, santos ou estadistas, raramente ou nunca se encontram indícios de autovalorização; aqueles que assim o fazem demonstram, na realidade, insegurança.

A virtude parece estar em deixar que os fatos falem por si mesmos. A moderação também se expressa no julgamento que fazemos das outras pessoas, de suas virtudes e defeitos. E, sobretudo, na aplicação de penas, seja por juízes, educadores ou pelos próprios pais. Para o equilíbrio dos julgamentos, para o juízo sobre as pessoas, os romanos consagraram a expressão *virtus in medium est*.

Espiritualidade/transcendência. Muitos se encantam e se deixam levar pelas coisas materiais. Estas são necessárias, sem dúvida, como meio de sobrevivência e bem-estar. Mas todas elas são transitórias, como dinheiro e poder. Os valores espirituais, que transcendem eras e bens materiais, persistem através dos tempos, passando de geração a geração. Enquanto bens materiais, conquistas e posses podem perder valor pelas mudanças advindas do progresso, os valores espirituais permanecem. Honestidade, idealismo, compreensão, solidariedade, cooperação, amizade, amor, altruísmo e capacidade de doação são tão valorizados hoje em dia quanto antes de Cristo. Portanto, é o valor das ideias que define o comportamento humano.

Admirar a beleza, reconhecer o mérito das coisas bem-feitas, valorizar a arte nas suas diversas formas representam facetas da espiritualidade que elevam o homem e que o distinguem dos outros seres do universo. A Medicina lida justamente com valores transcendentais, como a saúde e a felicidade; lida com o bem-estar das pessoas. Dá a elas segurança para buscarem seus sonhos; dá-lhes esperança que gera força para superar adversidades. Assim, percebe-se que, dos seis valores essenciais reverenciados por todas as culturas ao longo de milênios, a Medicina engloba três: saber e conhecimento, amor e humanidade e espiritualidade. Isso, por si, coloca a Medicina no rol das profissões mais admiradas e, portanto, mais procuradas. Assim, os jovens, mesmo não tendo consciência desses fatos, sentem-se inebriados pela aura que cerca a carreira médica.

FUNDAMENTOS PARA ESCOLHA DA PROFISSÃO MÉDICA
Mas existem razões mais práticas para escolher a carreira médica! Trata-se de uma carreira difícil, e sobressair-se nela indica competência e capacidade intelectual. Portanto, traz respeito e prestígio social. Representa uma maneira segura de ganhar a vida, mesmo na situação econômica atual. Pode-se afirmar que praticamente não existem médicos desempregados; pode haver, sim, médicos subempregados, assalariados. Por outro lado, muitos se formam e não continuam na profissão; significa que não tinham vocação ou que não avaliaram corretamente as implicações da escolha profissional. Dados recentes do Instituto Brasileiro de Geografia e Estatística (IBGE)[4] mostram que 12,6% dos universitários estão fazendo um segundo curso superior, e um dos motivos é porque estão insatisfeitos com a primeira escolha. Isso requer análise mais profunda, como veremos adiante.

Vários fatores influenciam a escolha da profissão. Tradição familiar costuma ter grande peso. Mesmo que não dito explicitamente, o exemplo de casa é muito forte. Quando um dos pais, ou ambos, são médicos bem-sucedidos, isso tem o potencial de influenciar a escolha dos filhos. O ambiente social e os amigos também representam fatores que pesam até certo ponto.

Um aspecto fundamental, e praticamente não avaliado no Brasil, são as tendências inatas. Dentre os jovens, poucos têm inclinação bem definida para áreas de exatas, biológicas ou humanas. Essas tendências seguem a distribuição da curva de Gauss. A grande maioria se encontra em posição intermediária, poucos nos extremos. Por isso, os testes de orientação vocacional, com instrumentos modernos de avaliação cognitiva e de habilidades, são úteis para identificar pelo menos as tendências dos jovens quanto às grandes áreas do conhecimento, como ciências exatas, biológicas, humanas, entre outras. Soma-se a isso uma particularidade importante dos dias atuais: existem múltiplas possibilidades profissionais, decorrentes do desenvolvimento de tecnologias e novos ramos do conhecimento. Assim, informática, diversos ramos de engenharia, comunicações, moda, relações internacionais, recursos humanos, diversos ramos do Direito, várias formas de assessoria, assim como inúmeras oportunidades de negócios, incluindo empresas de biotecnologia, abrem possibilidades profissionais antes desconhecidas. A globalização, que tornou o mundo "pequeno", também vem abrindo novas oportunidades, possibilitando aos jovens conhecer o mundo ao mesmo tempo que desenvolvem suas carreiras.

Paradoxalmente, quanto maior o leque de opções, maiores são as incertezas. Assim, é preciso não apenas gostar de uma determinada área, mas saber se possui as habilidades necessárias para exercê-la bem. Por exemplo, alguém querer ser músico não assegura que possa sê-lo e, muito menos, que deva sê-lo. Há quem sustente que, com dedicação e prática, se aprende qualquer coisa. Mas o ápice do desempenho é obtido somente quando se associam talento e dedicação. Assim, Michelangelo, Da Vinci e Picasso nas artes; Einstein, Newton e Pasteur nas ciências; Mozart, Beethoven e Bach na música; Pelé, Federer e Bolt nos esportes não só tinham talento e genialidade, mas também se dedicaram de corpo e alma às suas carreiras. Conta-se que um jovem que almejava ser matemático procurou o famoso Gauss para aconselhar-se; este, depois de ouvi-lo, teria dito: "Você não deve ser matemático; não tem imaginação; vá ser poeta!".

Hoje, testes de genética baseados na presença de genes específicos já permitem identificar, em situações especiais, pelo menos, a presença das condições estruturais necessárias que propiciariam, no futuro, o desenvolvimento de certas habilidades. Na área esportiva, por exemplo, o estudo das características gênicas das fibras musculares já consegue apontar se um atleta é mais apto para esportes aeróbicos ou de força. Possivelmente, no futuro, será viável uma avaliação de habilidades mentais baseada em genética para orientação a respeito de áreas para as quais a pessoa tenha mais qualificações intrínsecas. Claro que fazer o que se gosta, em qualquer profissão, é essencial para o sucesso. No caso da Medicina, o exercício da profissão será longo, dado o aumento de sobrevida de toda a população. Atualmente, alguém que tenha concluído sua formação técnico--científica aos 30 anos de idade pode seguramente projetar uma carreira de 50 anos, visto que aos 85, com um pouco de sorte e usando os conhecimentos médicos vigentes, estará plenamente apto a continuar trabalhando. Ora, trabalhar por tanto tempo em uma atividade exigente que não seja de sua estrita preferência, representaria um sacrifício que não se pode exigir de ninguém!

Outro aspecto tem a ver com remuneração, sobrevivência e qualidade de vida. Em suma, é preciso obter ganhos suficientes para viver da profissão. A falta desse entendimento básico é, pelo menos em parte, responsável pelo enorme desemprego observado entre os jovens na Europa atualmente. Muitos se prepararam para exercer atividades que o mercado não requer. No Brasil de hoje, falta mão de obra qualificada em áreas técnicas, como Engenharia, enquanto sobram profissionais nas de humanas e de artes. E mais: a visão romântica de que certas profissões, como as artes, associam-se naturalmente à pobreza não tem fundamento. A única profissão em que isso se justifica é a religiosa, pois o voto de pobreza faz parte dos ritos de admissão e é inerente aos sacrifícios exigidos de seus membros. É uma opção voluntária. De resto, para produzir bem, pensar bem, criar, o homem precisa de tranquilidade espiritual, paz e segurança econômica. Ninguém pode pensar em ciência de estômago vazio, sem ter onde morar ou preocupado com a educação dos filhos. Isso foi o que pensaram e fizeram os mecenas quando abrigaram cientistas, filósofos e artistas em seus reinos para que se dedicassem exclusivamente às suas artes, produzindo algumas das maiores obras de que foi capaz o engenho humano. Portanto, nada de ilusões românticas – a profissão tem de ser a fonte do sustento.

Um dos maiores problemas na escolha da profissão é que essa definição ocorre muito cedo em nosso país. Os jovens adquirem formação acadêmica antes de terem vivência dos problemas comuns do dia a dia e sem saber o que os espera no exercício da atividade futura. Como diz o velho adágio: "Chega o conhecimento, tarda, porém, a sabedoria". Feita a escolha, feito o investimento emocional, incorporados os gastos, criadas as expectativas, fica mais difícil voltar atrás e recomeçar. É mais uma encruzilhada na vida do adolescente, do jovem adulto inexperiente.

Reconhecendo problema similar na Igreja Católica, as congregações religiosas adotam o Noviciado, um período de um a dois anos durante o qual há uma introdução do candidato ao que sua profissão lhe reserva no futuro. Ele frequenta várias disciplinas, vive no convento e segue a rotina dos religiosos antes de prestar os votos sacerdotais. Seria interessante se na Medicina houvesse algo parecido. Aliás, o *college* norte-americano tem exatamente essa finalidade. O vestibular de Medicina não deveria ser somente um exame de conhecimentos técnicos. No momento, se o estudante souber física, química, português e biologia, passa; é admitido em uma escola destinada a ensinar como tratar de pessoas doentes! De fato, o exame de admissão deveria incluir uma análise da personalidade e das aptidões do candidato para saber se pode ser médico, se é talhado para fazer bem o que se espera. Universidades do exterior, como da Inglaterra e do Canadá, incluem essas análises no processo de admissão.

Por exemplo, atividades extracurriculares, como participação em programas de ajuda social, trabalhos comunitários, tocar instrumentos musicais e outras, são levadas em consideração, visto que indicam o engajamento dos candidatos na sociedade e a sua capacidade de liderança.

O que esperar da profissão?

Antes de mais nada, deve-se esperar muito trabalho, sem horários definidos. A doença não conhece o calendário nem a diferença entre dia e noite. Portanto, ocorre em qualquer dia e qualquer hora. Aliás, segue a lei de Murphy: "Se algo de errado pode acontecer, vai acontecer, e no pior momento possível". Assim, será nos feriados, nos fins de semana, nas férias e à noite! Portanto, o médico não é uma pessoa com esquema de vida previsível.

Hoje, porém, a formação das equipes médicas contorna muitos dos problemas, pois dividem as responsabilidades. E, com relação a equipes, algumas premissas são essenciais: que os membros das equipes, mesmo os mais jovens, sejam bem qualificados, que haja perfeita comunicação entre seus membros e que todos compartilhem as mesmas filosofias e os princípios que norteiam a profissão. Serviços de pronto atendimento bem equipados também são fundamentais nesse processo. Entretanto, nem todos os lugares dispõem dessas facilidades; em comunidades menores, com frequência, não há recursos adequados para atendimentos de emergência. Em locais mais bem estruturados, existem equipes especializadas nas áreas mais importantes, como cirurgias, traumas, cardiologia e unidades de terapia intensiva, que prestam socorro com eficiência em praticamente todas as situações. Ainda assim, nos casos mais graves, o chefe de equipe, a pessoa com mais autoridade, é sempre solicitada a tomar as decisões principais ou executar procedimentos mais complicados, como cirurgias. Outra característica importante da Medicina é o fato de se tratar de uma profissão que requer constantes atualizações, que consomem tempo e dinheiro, como será examinado mais adiante.

Os pacientes têm relações pessoais muito peculiares com os médicos. Quando a relação é boa, de confiança, eles o chamam de *meu* obstetra, *meu* cardiologista, como se fossem donos do médico. É também uma expressão carinhosa. Isso é compreensível dado o caráter íntimo da relação. Aliás, muitos pacientes, depois de estabelecerem estreitas relações pessoais, fazem dos médicos seus confidentes, mesmo em assuntos não médicos. Com frequência, falam sobre situações delicadas, envolvendo aspectos íntimos. Nesse caso, cabe ao médico ser digno de tal confiança, mantendo total sigilo e respeito por essas confidências.

Por outro lado, pacientes podem ser muito sensíveis e criticar ou abandonar o médico por razões não científicas, como por acharem que o profissional foi rude, não explicou direito o problema ou não prestou atenção nas queixas. Ou, então, porque o paciente não ouve o que gostaria de ouvir, o que não é incomum. É frequente as famílias se afastarem dos médicos que cuidaram de seus parentes que faleceram, não interessando que o caso não tivesse mesmo solução. Muitos são os pretextos. É como se a culpa da doença fosse do médico. A maneira mais eficiente de evitar tais problemas é manter franca comunicação com os familiares, explicando tanto a gravidade da doença quanto as medidas que são tomadas, envolvendo os familiares na tomada de decisões sobre condutas e procedimentos. Em meu livro anterior, *Nem só de ciência se faz a cura*,[5] discuti em pormenores esse tópico. Em resumo, mostrei que há diferentes tipos de personalidades médicas e que nem todas agradarão a todas as pessoas. No entanto, permeando todos os tipos, competência, dedicação e honestidade emergem como virtudes comuns aos profissionais de sucesso.

Às vezes, também o médico se sente merecedor do reconhecimento do paciente. Reconhecimento ocorre, mas não é a coisa mais comum. Em geral, os pacientes permanecem indiferentes e não distinguem entre diagnosticar e tratar uma doença rara, ou um caso difícil, e enfrentar uma situação simples e rotineira. Não é culpa do doente: ele é leigo. Mas há os casos de franca desonestidade, em que as pessoas procuram burlar o médico, planos de saúde, hospitais ou, até mesmo, o Sistema Único de Saúde (SUS). Mas, claro, quando um paciente manifesta sincero reconhecimento, isso é fonte de satisfação para o médico.

No contexto atual, tornou-se habitual que pacientes ouçam uma segunda opinião, especialmente quando se trata de doenças graves ou intervenções invasivas, como cateterismo, angioplastias ou cirurgias. Em vez de se sentir ofendido, o médico deve considerar isso como um fator benéfico. A segunda opinião valida a primeira ou, então, auxilia o profissional a encontrar a melhor solução. Principalmente, deve-se reconhecer que é direito do doente procurar o que lhe pareça ser o melhor caminho.

A Medicina bem exercida gera prestígio social. Como profissão nobre, que exige conhecimentos singulares, pode ser fonte de poder social. Por outro lado, a Medicina permite a convivência com pessoas de outras áreas do conhecimento, de atividades inteiramente distintas. Conhecer engenheiros, advogados, políticos, empresários, comerciantes, literatos, professores, homens simples do campo e trabalhadores das mais variadas áreas é uma inestimável fonte de riqueza que engrandece e dignifica a carreira médica. Aprende-se com eles; alargam-se nossos horizontes pela exposição a diferentes ramos do conhecimento.

Há, também, o lado relacionado aos desafios intelectuais das inúmeras situações médicas. A Medicina envolve biologia, física, química, bioquímica, hidráulica, farmacologia, fisiologia e outros ramos científicos. É uma ciência que busca entender essa maravilhosa máquina que é o organismo humano. E tudo ocorre no contexto abstrato da mente e da personalidade, que representam a individualidade ímpar da criatura humana, como tão bem compreenderam Freud e outros estudiosos da mente. É tal o emaranhado de influências pelos milhares de elementos que constituem o organismo, que parece até milagroso como se organizam em harmonia e funcionam bem durante anos, mantendo a saúde do indivíduo e possibilitando as mais variadas atividades, desde esportes extenuantes até criações intelectuais fantásticas. São genes, proteínas, íons, enzimas, hormônios, células, tecidos e órgãos, todos desempenhando funções ao mesmo tempo sob o comando do cérebro. Isso tudo seria, no entanto, uma visão reducionista. Se fosse tão simples, um cão também seria gente, já que, virtualmente, tem os mesmos componentes físicos que o homem. O que nos diferencia é a alma, é o sopro da vida. Como salienta Francis Collins, em seu livro *A linguagem de Deus*,[6] "deve haver um ser superior que criou e coordena tudo" ou, simplesmente, o homem não conseguiu, até agora, ler o livro da natureza!

Assim como não existe um homem exatamente igual ao outro, não se encontra uma doença exatamente igual a outra. Daí o aforismo clássico: "Não existem doenças; existem doentes". Quando as coisas se desequilibram e as doenças aparecem, é fácil imaginar a complexidade dos problemas que surgem. Esses são, de modo grosseiramente simplificado, os grandes desafios que se enfrentam quando surgem as enfermidades. Por isso, a Medicina é considerada um dos ramos mais difíceis do conhecimento humano; e conhecê-la, mesmo em parte, mesmo de forma incompleta, representa fonte de considerável realização pessoal.

Do ponto de vista econômico, a Medicina não é, definitivamente, uma profissão para se ganhar dinheiro. Argumentarão alguns que existem médicos que ganham muito dinheiro. É verdade, mas representam a minoria. E nada comparável às atividades empresariais. Outros ganham dinheiro negociando, intermediando ou gerenciando serviços médicos. Não considero isso exercer Medicina; isso é negócio.

No entanto, a profissão permite que se viva dela com considerável conforto, com condições de se manter a família e educar os filhos. Evidentemente não sou contra que médicos ganhem bastante dinheiro, desde que o façam por méritos profissionais. Aliás, considero que é justo o profissional ganhar muito bem quando presta serviços de alta qualidade.

Finalmente, o sucesso em Medicina não se mede pelos bens adquiridos nem pelo número de pacientes atendidos. Como disse o professor Renato Locchi, da Universidade de São Paulo: "A melhor medida do sucesso em Medicina é o respeito dos colegas".

3. IMPORTÂNCIA DA BOA FORMAÇÃO MÉDICA – GRADUAÇÃO E PÓS-GRADUAÇÃO

A grande tragédia da ciência é a escravidão de uma bela hipótese por um fato sem graça. **Aldous Huxley**

Aprender por experiência própria é próprio dos ignorantes; ao homem verdadeiramente inteligente, basta o exemplo do que acontece aos outros. **Provérbio chinês**

Uma boa formação médica é essencial para o êxito da carreira. Essa formação compreende a graduação e as diferentes etapas ou formas de pós-graduação. Uma carreira médica bem-sucedida depende de vários fatores, a começar pelo talento do profissional. Tudo, porém, começa com a entrada na escola de Medicina. Isso, por si só, já é motivo de comemoração. A escola médica deve ter como missões precípuas:

1. Ensinar os fenômenos biológicos essenciais que governam as funções do organismo: rins, coração, pulmões, fígado e outros órgãos. Assim, quando William Harvey descobriu como o sangue circula, contribuiu de modo definitivo para o esclarecimento dos mecanismos da circulação sanguínea e oxigenação dos tecidos, compreendendo o papel do coração, das artérias e das veias. Sua descoberta constitui um pilar mestre da fisiologia, sendo considerada uma das maiores de todos os tempos. Muitos, hoje, fiam-se na tecnologia de beira de leito, nos resultados computadorizados de gases sanguíneos, do débito cardíaco e da resistência vascular para avaliar o estado hemodinâmico de pacientes críticos. Isso é

importante, mas é fundamental compreender de onde vêm esses números, as leis físicas ou químicas que governam esses fenômenos, bem como as técnicas com que foram obtidos. E isso se aplica a todos os ramos da Medicina, não apenas à terapia intensiva. **Entretanto, as técnicas evoluem, mas o fenômeno biológico não muda.** Sabendo a essência do fenômeno biológico, é fácil absorver as inovações tecnológicas e as novas descobertas. Na ausência do conhecimento básico, inovações conceituais e novas técnicas são difíceis de serem absorvidas e, na realidade, podem representar apenas mais uma área de confusão.

2. Ensinar a fisiopatologia das doenças. É necessário compreender como uma determinada doença se inicia, como evolui, quais os fatores determinantes de sua evolução e das complicações. Por exemplo, a aterosclerose humana se inicia com a penetração de partículas de LDL no espaço subendotelial. Isso gera um grande número de alterações bioquímicas e estruturais que representam a reação da parede arterial, culminando na formação de placas; então, vários fatores atuam até causarem as síndromes clínicas. Sem esse tipo de conhecimento, não se entendem os sintomas, não se compreendem os diagnósticos, não se justificam os tratamentos. Quanto aos tratamentos, é preciso evitar as "receitas de bolo", infelizmente tão habituais entre nossos estudantes. Essa é uma das deficiências mais comuns que encontro hoje entre médicos jovens.

3. A escola médica deve direcionar o aluno na busca das causas das enfermidades. O fundamento essencial da cura biológica é a eliminação das causas. Claro que isso nem sempre é possível, mas é preciso que o ensino médico tenha, por filosofia, buscar as causas das doenças. Hoje estamos na era dos genes, da biologia molecular, da sinalização intracelular, do genoma funcional. Esses conhecimentos devem nos guiar

para o entendimento das causas, criando novas perspectivas de tratamento fundamental e de prevenção.

4. Pesquisar, e não ser apenas uma estação repetidora do que já se sabe. A escola médica deve incentivar a pesquisa, criando condições humanas e estruturais para a investigação sistemática. Criar estrutura de pesquisa requer a adoção específica de políticas administrativas a longo prazo, e isso é responsabilidade da escola médica, de seus dirigentes em particular. É preciso alimentar o espírito inquisitivo, reavaliar seus próprios procedimentos, ser crítico de si mesmo e criar soluções inovadoras para problemas que ocasionalmente lhe são peculiares e de sua exclusiva responsabilidade. Além do mais, aquilo que se sabe hoje tende a mudar amanhã; é só o espírito de investigação reinante em uma escola que permite a constante atualização. Portanto, ensinar e pesquisar são atividades indissociáveis, embora deva ser reconhecido que a pesquisa sistemática em nosso país é mais recente e enfrenta desafios que precisam ser vencidos por todos.

5. Desenvolver o pensamento crítico. É necessário questionar mais para errar menos. O tempo do *magister dixit* desapareceu há muito tempo. Como bem disse Galileu: "Nas questões científicas, a autoridade não tem qualquer valor". Deve-se induzir o aluno a praticar a primeira das leis de Descartes, tão bem expressa no seu *Discurso do método*[1]: "Não aceitar coisa alguma por verdadeira que eu não conheça como evidentemente verdadeira". Pensar criticamente é essencial para a boa prática clínica, ou seja, na interpretação de estudos e na indicação de tratamentos e exames, os quais devem ter uma razão específica, clara.

6. A escola médica deve atuar na fronteira do conhecimento, da técnica e da ciência. Esse processo pressupõe atualizações constantes, incluindo a formação de novos profissionais

adequadamente treinados em novas técnicas, bem como a aquisição de equipamentos modernos. Neste particular, os hospitais universitários e de ensino desempenham papel fundamental, como será discutido adiante. Trata-se de um processo notoriamente difícil em nosso país, por várias razões, e por isso mesmo precisa ser reconhecido e enfrentado com determinação.

7. Oferecer um ambiente onde novos talentos possam ser descobertos; onde se encontrem os diamantes da natureza humana; onde os líderes possam ser identificados; onde se descubram habilidades manuais, talentos matemáticos, tendências para boas relações humanas. A universidade deve ter lugar para a inteligência emocional, para o reconhecimento do talento não catalogado nos regulamentos. É o último reduto para essa garimpagem; daí em diante, o jovem já ingressa em uma profissão. A universidade, em *lato sensu*, não deveria ser uma linha de montagem que recebe uma matéria-prima bruta e, ao final, entrega centenas de produtos rotulados, todos com a mesma forma. Deveria ser, acima de tudo, um ambiente estimulante e criativo, onde a inteligência e a criatividade dos jovens pudessem florescer. Como disse o poeta britânico John Masefield, a universidade deve ser "um lugar onde aqueles que odeiam a ignorância podem se esforçar para aprender, e onde aqueles que conhecem a verdade podem lutar para que outros a enxerguem".

8. Espiritualidade e conhecimento da alma humana são áreas que a escola médica não pode ignorar na sua missão de formar médicos. Emoções como medo, insegurança, ansiedade, depressão, negacionismo de um lado, bem como fé, esperança, conformidade, são fenômenos que acompanham doenças orgânicas de maneira sistemática. Essa interação mente-corpo nunca foi tão manifesta como na recente situação da pandemia de Covid-19. Na verdade, ela sempre existiu e, nessa

ocasião, apenas se acentuou. E o estudo dessa interação é a base da psicologia. Portanto, alertar para tais fenômenos é uma necessidade do ensino médico; assim, o estudante precisa, no mínimo, de conhecimentos básicos de psicologia para compreender e orientar seus pacientes.

Para alcançar tais objetivos, necessita-se de um currículo contemporâneo, com disciplinas básicas e optativas. Acima de tudo, um currículo nuclear que englobe as áreas básicas do conhecimento médico, ou seja, fundamentos que nenhum médico pode deixar de saber. Como será discutido em pormenores em outro capítulo, outras disciplinas, algumas não diretamente ligadas à biologia médica, são hoje indispensáveis ao ensino e à prática da Medicina. Assim, informática, inteligência artificial, computação, estatística, liderança e gestão econômica são consideradas necessárias. Por outro lado, psicologia, imunologia, genética, biologia molecular, e outras áreas merecem ênfase especial porque permeiam todos os campos médicos. Isso é fruto das mudanças de conceitos em biologia e avanços nas técnicas diagnósticas e nos procedimentos que compõem a ciência contemporânea.

Grande é a complexidade e a quantidade de conhecimentos técnicos a serem adquiridos. No entanto, a capacidade de apreensão e os meios de aprendizagem também cresceram enormemente. A tecnologia moderna ajudou o aprendizado. Por exemplo, a leitura dinâmica, a informática e, principalmente, a internet impulsionaram extraordinariamente a difusão de conhecimentos. Acesso pela internet a congressos, simpósios e publicações escritas que informam rapidamente novas descobertas e o andamento de pesquisas facilitam o aprendizado. As novas técnicas diagnósticas, como tomografia computadorizada, ressonância magnética nuclear, radioisótopos, ultrassonografia e radiologia digital, permitem diagnósticos mais rápidos e precisos, tornando tediosos e longos os procedimentos de semiologia (como a palpação do abdome), que se tornaram menos cruciais ao diagnóstico do que costumavam ser no passado. Avanços em inteligência artificial já estão revolucionando atividades humanas, incluindo pesquisa e prática médicas. Portanto, aumentou a massa de conhecimentos, mas também cresceu o potencial de assimilá-la.

PAPEL DO PROFESSOR

No contexto do ensino médico, o papel do professor é ímpar. Sua função é extraordinariamente significativa. Embora ampla, alguns pontos podem ser enfatizados.

Em primeiro lugar, o professor precisa ensinar, o que soa elementar, mas que significa transmitir a outrem os conhecimentos e as práticas da arte médica. Primeiro, portanto, ele necessita ter o conhecimento e, depois, ser capaz de transmiti-lo com clareza. Em cardiologia, no Brasil, o mais consagrado professor de Medicina foi Luiz V. Décourt, que notoriamente possuía esses dois predicados no mais alto grau.

Professores necessitam de conhecimentos profundos de suas áreas de atuação; portanto, requer-se, no mínimo, doutorado. Professores precisam de avaliação e reciclagem. Eles não podem ensinar o que não sabem! O avanço científico foi extraordinário nos últimos tempos, em todas as áreas médicas. Ortopedia, cirurgias em geral, intervenções percutâneas e oncologia sofreram mudanças impressionantes. Reciclagem em genética, biologia molecular, imagem e informática, entre outras, é imperativo.

O bom professor não é o que sabe tudo, mas, sim, o que busca constantemente o conhecimento e o compartilha com o aluno. É o que aprende junto com o aluno. O professor não apenas transmite o conhecimento, mas os modos como buscar as fontes de conhecimento.

Professores representam exemplos de competência, dedicação, conhecimento e aperfeiçoamento continuado. O professor é um líder, um paradigma; deve dar exemplos, inspirar. Um exemplo de ética é respeitar, acima de tudo, o direito dos pacientes.

Ao professor compete mostrar ao aluno as possibilidades da profissão: assistência, ensino e pesquisa; revelar as peculiaridades de cada aspecto da Medicina; fazer ao estudante a pergunta: "o que você quer ser no futuro?". É comum que o estudante não tenha uma visão clara do que é ser médico. É compreensível, pois lhe falta vivência. Compete ao professor mostrar ao estudante as opções e as realidades da carreira.

É usual o aluno simplesmente seguir o currículo e fazer o que lhe é imposto sem se perguntar qual o objetivo amplo de sua própria formação, do ponto de vista prático e profissional. É importante, porque o treinamento não é igual; os tipos de compromissos, as atividades, não são os mesmos em cada uma dessas áreas. É preciso que, ao longo do treinamento, o aluno tenha a visão mais realista possível do que vai exercer no futuro. Embora cada uma dessas atividades tenha nobreza equivalente, a preferência do aluno deve ser respeitada e sua inclinação, obedecida (ver também capítulo 11).

Como disse antes, a escola médica deve estimular a criatividade. No âmbito acadêmico, cabe ao professor desempenhar tal papel. O mundo não está acabado. O que não sabemos ainda é possivelmente bem maior do que o conjunto de tudo o que pensamos conhecer hoje. O fato de ser aluno não impede a pessoa de ter ideias novas. A história da Medicina está recheada de contribuições importantes feitas por alunos e investigadores jovens. As bibliotecas de hoje podem ser apenas a antessala da grande biblioteca do futuro. Em geral, as mentes jovens estão livres de preconceitos, uma condição essencial para a inovação.

Além disso, o professor deve formar equipes para aproveitar as potencialidades de cada um de seus colaboradores; juntar talentos para buscar soluções de problemas complexos e importantes. Em suma, o professor de hoje precisa conviver com e estimular o conceito de multidisciplinaridade. Os diversos ramos das ciências progrediram tanto que, para se conduzir uma investigação profunda cobrindo várias facetas de um problema, é necessária a colaboração de muitas especialidades. Por exemplo, técnicas de imagem, biologia molecular ou genética são necessárias para elucidar problemas clínicos e experimentais, sobretudo para esclarecer mecanismos fisiopatológicos e etiologias. Ora, cada uma dessas especialidades tem suas características próprias e utiliza-se de técnicas especiais que estão no domínio exclusivo dos especialistas. É impossível reunir todas essas competências em um só grupo. Portanto, a solução é a associação de vários grupos.

PLANO DE CARREIRA PARA PROFESSORES

Há críticas quanto ao peso que se dá aos pesquisadores em comparação aos professores na carreira acadêmica, salientando-se que os pesquisadores são privilegiados porque lidam mais com a criatividade, ao passo que os professores são "apenas" transmissores do conhecimento. Mas, na realidade, o professor é quem inspira os jovens, é quem identifica os talentos, é quem representa o papel de modelo na profissão.

O professor precisa ter perspectiva de ascensão na sua carreira, porém, baseada em **meritocracia**. A escola deve criar mecanismos para avaliar mérito, tais como opiniões dos próprios alunos e comissões especiais. A avaliação dos professores é essencial. A carreira deve contemplar remuneração adequada e ascensão aos postos acadêmicos. O nivelamento salarial e as barreiras burocráticas desanimam os bons professores. O desempenho deve ser avaliado e o mérito, reconhecido e premiado. Atualmente, há grande preocupação com a carreira docente. A crítica mais exacerbada está relacionada ao favorecimento à produção científica em comparação à docência, no que se refere à progressão acadêmica. De fato, há consciência, nas universidades, de que a carreira docente prioritária deveria ser mais valorizada. A situação atual, em que atividades docentes não têm tanto valor na carreira acadêmica, tem afastado muitos professores, que acabam preferindo pesquisar e publicar em vez de ensinar. Portanto, nossas universidades precisam encontrar alternativas para reconhecer melhor a missão docente.

HOSPITAIS UNIVERSITÁRIOS E DE ENSINO

São indispensáveis para o aprendizado. Cabem-lhes duas funções específicas. Primeiro, permitem aos estudantes a prática à beira de leito – como se sabe, nada substitui a análise de casos reais, sob a orientação de um supervisor, para a aquisição dos conceitos básicos de como se tratam doentes, considerando todos os aspectos de cada caso. Em segundo lugar, os hospitais universitários e de ensino devem testar novas tecnologias e distinguir aquelas que merecem ser incorporadas à prática clínica, considerando as peculiaridades do país e demais fatores que podem interferir no seu desempenho.

Além disso, não se deve esquecer que os hospitais universitários devem ter equipamentos modernos como tomografias, ressonância magnética, cateterismo, ultrassonografia, radioisótopos, laboratórios de bioquímica e salas de operação em centros cirúrgicos bem equipados.

A ausência do hospital universitário ou de ensino é uma falha inaceitável no sistema educacional, infelizmente comum no Brasil.

RESIDÊNCIA

É quando o aluno vai colocar em prática o que viu e ouviu no curso de graduação. Ela deve, porém, ser feita sob orientação capacitada, constante, em tempo integral e com dedicação exclusiva, durante período limitado. Sobretudo, não deve ser um emprego permanente. Nessas condições, a residência permite ao médico formular expectativas realistas a respeito de seu futuro, dotando-o das bases práticas necessárias ao exercício profissional. Do aprendizado da Medicina, pode-se dizer o que Camões disse da arte militar em *Os Lusíadas*:

> Não se aprende, Senhor, na fantasia
> Sonhando, imaginando ou estudando
> Senão vendo, tratando e pelejando.

A residência é um campo de lutas. A quem deseja se especializar, esse período permite também a avaliação subjetiva de seu gosto por um determinando campo. Assim, a escolha da especialidade que mais se coaduna com suas qualificações intelectuais, habilidades de trabalho e ambições pode ser feita. Considero uma das grandes causas de insatisfação profissional a escolha equivocada da especialização. Portanto, nunca é demais empregar tempo, estudo e reflexão para escolher corretamente uma especialidade. Afinal, trata-se de uma opção para toda a vida. Mas, claro, é necessária uma formação básica geral antes da especialização. É preciso ser médico, em sentido amplo, antes de se tornar especialista. Embora não se espere que todos estejam familiarizados com testes diagnósticos refinados e tratamentos específicos de todas as áreas, são exigidos do especialista conhecimentos básicos que o permitam suspeitar de diagnósticos corriqueiros de outras especialidades, unificar manifestações locais sob diagnósticos comuns e fazer encaminhamentos corretos.

PÓS-GRADUAÇÃO

Já a pós-graduação, *stricto sensu*, tem finalidade distinta da residência. Ela se destina à formação de cientistas, pesquisadores e professores. Assim como a residência cuida da formação do médico clínico por meio do treinamento à beira do leito, a pós-graduação baseia-se no ensinamento dos princípios e métodos de pesquisa por meio do treinamento sistemático, diretamente nos laboratórios de experimentação, sejam de bancada ou em animais. É, também, um aprendizado em serviço. Portanto, os laboratórios necessitam de massa crítica de cientistas, de linhas de pesquisa, de técnicas apropriadas aos diversos projetos e de instalações adequadas. Pesquisa se aprende fazendo, e sua progressão se dá por meio de atividade profissional continuada, a longo prazo, e não de atitudes heroicas, eventuais. O treinamento em pesquisa visa a capacitar a pessoa a identificar problemas, levantar hipóteses e testá-las com métodos adequados, realizar as experiências corretamente e interpretar os resultados, contextualizá-los e, por fim, publicá-los. E, claro, precisa de fontes de financiamento, muitas vezes a fundo perdido. Diferentemente da clínica, os resultados não são imediatos e nem previsíveis. Aliás, se forem previsíveis, a própria investigação não seria necessária. Embora difícil, lenta e incerta, a pesquisa é a melhor maneira de gerar progresso.

A pós-graduação em si não garante a formação de um grande cientista ou professor, mas prepara o caminho para que as duas coisas eventualmente aconteçam.

Além das missões específicas relativas ao ensino médico, hoje as escolas devem atuar em outras áreas correlatas. Uma delas é enfatizar **excelência na prática médica**. O primeiro lugar em que excelência médica deve ser discutida e demonstrada é justamente durante o aprendizado médico. É imprescindível incutir no aluno o conceito de que, em Medicina, não se deve aceitar senão o melhor, porque é isso o que o doente merece.

Outra missão importante é promover intercâmbios e internacionalizar a escola. A diversidade na qualidade das escolas médicas no país é notória. Uma maneira de melhorar o desempenho de escolas menos qualificadas é estabelecer políticas de intercâmbio com instituições renomadas no país e no exterior. Esse intercâmbio pode tomar diversas formas: simpósios e conferências realizadas ao longo do ano, estágios de alunos por períodos variáveis (inclusive, intercâmbios de seis meses a um ano) e videoconferências. Convênios entre escolas brasileiras e escolas do exterior também podem ser assinados, pois permitem troca de experiências de maneira contínua, formal e bilateral. As escolas precisam flexibilizar currículos para adotar o sistema como uma de suas políticas administrativas. Em outras áreas, a Fundação Armando Alvares Penteado (FAAP) e a Fundação Getulio Vargas (FGV), ambas de São Paulo, adotam tal sistema há anos, com grande proveito e inserção internacional. A Faculdade de Medicina da Universidade de São Paulo (FMUSP) executou um amplo programa de internacionalização, em que foram assinados convênios com universidades dos Estados Unidos, Canadá, Alemanha, Itália, Portugal, Bélgica, Espanha, França e Japão. Programas similares devem ser incentivados em todas as escolas médicas.

Claro que internacionalização *per se* não resolve os problemas da universidade, mas é um poderoso instrumento contra o isolamento.

BREVE ANÁLISE DA SITUAÇÃO DAS ESCOLAS MÉDICAS E DOS PROFISSIONAIS MÉDICOS NO BRASIL

O Brasil tem 390 escolas médicas, cerca de 50% a mais do que os EUA (184) e só perdemos para a Índia, que tem 392.[2] Desde 2010, foram abertas 91 novas escolas médicas no Brasil,[3] ressaltando que os critérios para abertura dessas escolas foram políticos e econômicos, e não técnicos. Vale mencionar nesse breve resumo que, das faculdades brasileiras, 77% são privadas e 23% são públicas (federais, estaduais ou municipais).[2]

Quanto à distribuição delas pelas regiões do país em 2022, mais da metade (57%) está nas regiões Sudeste e Sul; o Nordeste representa a terceira região com mais escolas (24%).[2] Percebe-se que as escolas estão distribuídas de modo muito heterogêneo.

Com relação à demografia médica, é preciso considerar que, conforme estimativa para 2023, a Índia tem mais de 1,3 bilhão de habitantes, enquanto o Brasil tem cerca de 214 milhões – aproximadamente sete vezes menos habitantes – e os EUA, 340 milhões. Assim, levando em conta o número de profissionais, o Brasil atingiu, em 2022, 546 mil médicos, resultando numa razão de densidade de 2,56 por mil habitantes, enquanto a da Índia é de 0,90 e dos EUA, 2,64.[4] No que se refere ao número de vagas oferecidas, apenas para registrar o dado, foram em 2023, cerca de 42 mil vagas disponibilizadas.

Entretanto, mais importante que isso é a distribuição dos médicos no país: há uma grande concentração nas capitais e cidades maiores, enquanto no interior faltam médicos. No conjunto das capitais, há 6,2 médicos por 1.000 habitantes, mas no país como um todo essa relação abaixa para 2,4.[4]

Já a capacitação dos recém-formados merece comentários. O índice de reprovação no exame do Conselho Regional de Medicina do Estado de São Paulo (Cremesp),[5] em 2018 – último ano em que o exame foi obrigatório desde 2005, quando foi instituído – foi de quase 40%. Se, no estado mais rico da nação, onde se produz a melhor ciência do país, onde estão os melhores hospitais, 40% dos recém-formados não conseguiram aprovação em um exame de baixa complexidade, o que esperar dos formandos de outros locais com menos recursos?

Como visto anteriormente, hospitais universitários são imprescindíveis para o ensino. No entanto, segundo o Ministério da Educação do Brasil, há apenas 51 hospitais universitários vinculados a 36 universidade federais.[6] Portanto, a maioria das escolas de Medicina do país não tem hospitais universitários! E outras tantas têm apenas hospitais conveniados, mas não, de fato, comprometidos com o ensino.

As conclusões são inegáveis: a criação de escolas médicas não obedece a critérios técnicos, mas, sim, políticos; as escolas privadas têm baixa qualidade e produção científica pífia; o mais provável é que as duas coisas sejam interdependentes. Quem não faz pesquisa não ensina bem, não publica e, portanto, não contribui para o progresso e nem mesmo para a boa qualidade do atendimento médico. A situação precária das escolas médicas evidentemente contribui para a baixa qualidade do serviço médico como um todo e para a heterogeneidade de competências mencionadas anteriormente. Políticas federais recentes incentivando a criação indiscriminada, sem respeitar critérios técnicos, só agravam essa situação.

Considerando que a população de médicos aumentou cerca de 80% entre 2010 e 2023 (de 310 mil para 562 mil médicos),[4] o que configura mais do que o crescimento da população em geral (6,5%, passando de 190 milhões em 2010 para 204 milhões em 2020),[7] além da distribuição heterogênea de médicos no Brasil, o aumento do número de médicos vai simplesmente intensificar a disparidade e prejudicar o atendimento da população.

Há um grande contraste entre o que descrevi no início deste capítulo relativo ao papel das escolas médicas e o que a realidade nos revela. Em resumo, o que temos no Brasil é excesso de escolas médicas, a maioria de má qualidade, com médicos malformados e mal distribuídos no país, além do não citado financiamento insuficiente da saúde pública. Portanto, impõe-se uma revisão completa do sistema de ensino médico no Brasil.

DESAFIOS E PLANOS

O país está diante de grandes desafios para melhorar o ensino médico e, consequentemente, contribuir para melhorar a qualidade dos serviços médicos. Aliás, no Brasil, a educação como um todo gera grande preocupação.

PAPEL DAS UNIVERSIDADES

Olhando especificamente a situação de faculdades e universidades brasileiras, algumas medidas genéricas, visando a melhorias, podem ser sugeridas, como:

a. ter visão ampla do papel da universidade, do seu futuro. Impõe-se o estabelecimento de metas de excelência que incluam qualidade do ensino, internacionalização e criação ou reforço de programas de pesquisas;
b. avaliações externas, periódicas e sistemáticas podem aferir o desempenho das escolas; sem avaliações independentes, sérias e objetivas, não há como monitorar o curso das instituições;
c. avaliação e reciclagem de professores permitiriam atualizações claramente necessárias;
d. uso amplo de recursos de informática, como acesso irrestrito à internet pelos estudantes, e *staff* para consultas científicas facilitariam a atualização de conhecimentos.

Evidentemente, esses são apenas alguns exemplos de medidas que podem ser adotadas, sem prejuízo de outras tantas.

UNIVERSIDADES DE CLASSE MUNDIAL

Existe, atualmente, grande e justificado interesse por universidades de classe mundial. O que são elas? Em sentido amplo, segundo Salmi[8]:

> *Grandes universidades são aquelas que fazem contribuições significativas para o avanço do conhecimento por meio da pesquisa, ensinam com o currículo mais inovador e métodos pedagógicos sob as circunstâncias mais inspiradoras, fazem da pesquisa um componente integral da graduação e produzem graduandos que se destacam*

por causa do sucesso em campos intensamente competitivos duran-te sua educação, e mais importante, depois da graduação.[8]

Consta que, em fins do século XIX, John D. Rockefeller perguntou a Charles Eliot, então presidente da Universidade de Harvard, o que custaria para estabelecer uma universidade de classe mundial, ao que este respondeu: "50 milhões de dólares e 200 anos".[8] No entanto, no começo do século XX, a Universidade de Chicago conseguiu tal objetivo em 20 anos, porém ao custo de aproximadamente 100 milhões de dólares. Já a Escola de Medicina estabelecida pela Universidade Cornell, no Catar, em 2002, custou 750 milhões de dólares. Estima-se que a criação de uma universidade de classe mundial custaria, hoje, cerca de 500 milhões de dólares. Para um país que gastou essa mesma quantia só para reformar o Maracanã para a Copa do Mundo de 2014, não é muita coisa!

Em 2009, segundo a classificação de 2009 do Shangai Jiao Tong University (SJTU),[8] o Brasil não tinha nenhuma universidade entre as 100 melhores do mundo, nem mesmo a USP, nossa melhor universidade. Salmi[8] prossegue, citando também Schwartzman[5]:

> Como é que a Universidade de São Paulo, a universidade mais avançada do país, não se classifica entre o grupo de elite das classificações internacionais, apesar de ter algumas características das Universidades de Classe Mundial? Quando foi criada, em 1934, os fundadores da USP e os seus primeiros líderes fizeram questão de contratar apenas professores proeminentes de toda a Europa. Hoje, é a instituição mais seletiva no Brasil, tem o maior programa de graduação de alto nível, e a cada ano produz mais PhDs do que qualquer universidade americana. Ao mesmo tempo, a capacidade da USP em administrar os seus recursos é restringida por rígidas leis regulatórias de direitos civis, mesmo sendo a universidade mais rica do país. Acresce a esse fato

que, na USP, bem como em outras universidades brasileiras, o espírito de democracia se traduziu em múltiplos corpos representativos (assembleias), complicando a tomada de decisões e a implementação de qualquer reforma progressista. A USP tem muito poucas ligações com a comunidade de pesquisa internacional e apenas 3% de seus estudantes de graduação são de fora do Brasil. A Universidade sofre de muita endogenia: a maioria dos estudantes é do Estado de São Paulo e a maioria dos professores é graduanda da própria USP – uma característica típica de universidades europeias. Estudantes estrangeiros são proibidos de escrever dissertação de Doutorado em qualquer outra língua que não o português.

De acordo com Schwartzman:[9]

> O elemento-chave que falta é a ausência de uma visão de excelência para desafiar o *status quo* e transformar a universidade. A falta de uma visão estratégica ambiciosa pode ser notada tanto no nível nacional e do governo estadual, quando entre as lideranças da própria universidade. Dados de recursos financeiros dos Estados Unidos confirmam que dinheiro, por si só, não é garantia de excelência em ensino e pesquisa. Todas as universidades líderes nas classificações mundiais têm recursos abundantes, mas algumas com gastos igualmente elevados conseguem apenas resultados inferiores.
> Seguindo o mesmo raciocínio, é interessante notar que entre as cinco universidades norte-americanas mais caras em termos de anuidades – George Washington University, Kenyon College, Bucknell University, Vassar College e Sarah Lawrence College –, apenas a primeira é uma universidade de pesquisa e não está entre as 100 melhores universidades na classificação do SJTU.

Foi apenas em 2023 que, pela primeira vez, uma universidade brasileira entrou para o ranking das 100 melhores do mundo, em que a Universidade de São Paulo ocupou a 85ª posição.[10]

UM EXEMPLO DO FUTEBOL

Só para argumentar, consideremos o seguinte, como propôs Jamil Salmi:[8]

> Como o time do Barcelona se sairia se fosse restringido por todas as leis que sufocam nossas universidades? O que aconteceria se os jogadores fossem empregados públicos com salários determinados por um ministro do governo, e se lhes fosse permitido continuar jogando todo dia independentemente de seu desempenho em jogos oficiais e comportamento nos treinos? O que aconteceria se os ganhos do clube não fossem ligados aos resultados dos jogos, se não pudesse pagar salários mais altos para atrair os melhores jogadores do mundo, ou se não pudesse rapidamente se livrar de jogadores menos qualificados? O que aconteceria se a estratégia e tática fossem decididas pelo governo, em vez do treinador? Tal abordagem não relegaria o Barcelona às margens da mediocridade? Se concordamos que tal abordagem é tola para um clube esportivo, por que permitimos que nossas universidades operem sob tais condições? Isso sugere que, bem no fundo, nos importamos mais com futebol do que com a educação de nossas crianças.

ELEMENTOS ESSENCIAIS

No documento *The Challenge of Establishing World-Class Universities*, Jamil Salmi, uma autoridade mundial no assunto, enumera os três pilares que sustentam as grandes universidades mundiais: talento, orçamento e governança.[8] **Reunir talentos** humanos, recrutando investigadores realmente capacitados, é provavelmente o fator mais importante. Tais investigadores trarão prestígio imediato à instituição, mas também trarão seus projetos e financiamentos correspondentes. Cria-se um ambiente de estímulo intelectual que atrai estudantes qualificados interessados em investigação e construção de carreira. Vira uma bola de neve.

O segundo item fundamental é o **orçamento**. Evidentemente, grandes recursos são necessários para a manutenção de pessoal, instalações e aparelhagem. Em grande parte, esses recursos devem vir do governo e a fundo perdido. Mas, nas grandes universidades, outras fontes também contribuem, incluindo contratos de pesquisa para o governo ou indústrias particulares, renda bancária das doações e anuidades. Em outras palavras, a própria universidade deve gerar pelo menos parte dos recursos.

Finalmente, o último item se refere à **governança**, ou seja, o gerenciamento da universidade, sua independência, flexibilidade e visão de objetivos. Sem administração adequada, mesmo com recursos financeiros, não se faz uma grande universidade. Como assinalado previamente, o maior problema da universidade brasileira, no momento, é esse. Nós temos talentos, mas muitos jovens promissores têm deixado o país por falta de condições para desenvolver a carreira acadêmica de sucesso. Mas a universidade é um lugar de lideranças acadêmicas, onde pesquisadores e professores devem determinar as linhas principais de ação. Democracia, no sentido de submeter problemas acadêmicos a servidores públicos, não tem sentido. O fato é que a universidade brasileira está emperrada por normas que não se aplicam à academia; por exemplo, aposentadoria compulsória, empregos garantidos independentemente de desempenho.

No Brasil, certamente temos algumas universidades que podem aspirar à condição de universidade de classe mundial. Citarei, como exemplos, a Universidade de São Paulo, Universidade Estadual de Campinas, Universidade Estadual Paulista, Universidade Federal do Rio Grande do Sul, Universidade Federal de Minas Gerais e Universidade Federal do Rio de Janeiro. Mas, claro, é preciso almejar isso, traçar planos e executá-los.

4. CONHECIMENTOS NECESSÁRIOS HOJE – A MEDICINA ALÉM DO DOENTE

O universo escreve-se em linguagem matemática. **Galileu Galilei**

Só existem duas coisas infinitas: o universo e a estupidez humana; e não estou muito certo quanto à primeira. **Albert Einstein**

No passado, as escolas médicas tinham como missão simplesmente ensinar como diagnosticar doenças e tratar de doentes. Custos eram problema do Estado, e problemas pessoais dos pacientes eram questões privadas das quais o médico prudentemente se afastava. Esse conceito hoje é certamente uma supersimplificação do cenário em que a profissão é exercida. Evoluímos para o tratamento integral, em que todos os aspectos relacionados ao indivíduo doente devem ser considerados. Saímos do conceito de doença e passamos ao conceito de indivíduo com doenças orgânicas e mentais associadas aos desajustes sociais decorrentes disso. Hoje, a missão das escolas médicas engloba preparar o aluno para a prática da moderna Medicina, integrando não apenas as áreas técnico-científicas, mas também aspectos éticos, legais, administrativos e gerenciais.

O trabalho em equipe é uma necessidade, por condições logísticas e técnicas. Para manter a unidade das equipes, cabe ao líder respeitar individualidades e competências e incentivar o progresso não só dos médicos, mas de todos os profissionais envolvidos. Cada pessoa tem suas qualidades e imperfeições. Cabe também ao líder saber aproveitar essas qualidades e compreender as características individuais de cada membro. É natural, por exemplo, que indivíduos mais jovens tenham ambições e procurem progredir na carreira, eventualmente formando suas próprias equipes. Isso é causa frequente de dissensões, mas não deveria ser. Pelo contrário, o desejo de progredir é próprio dos talentosos, e não deveria ser obstaculizado. Portanto, o comando harmonioso de uma equipe não é um problema médico em si; é uma questão de liderança e compreensão.

Aspectos administrativos são fundamentais, tanto em clínicas privadas como em instituições estatais. Isso tudo evoluiu conceitualmente e pessoas especializadas em administração hospitalar e recursos humanos prestam serviços indispensáveis. É fastidioso e, na verdade, uma perda de tempo que o médico gaste energia em problemas estritamente administrativos. Claro que o médico precisa ter conhecimento de tais problemas e avaliar quanto eles podem influenciar no exercício da medicina, mas isso é muito diferente de resolver os problemas. Profissionais da área administrativa devem fazer isso.

Outra área que requer conhecimento por parte dos médicos é a financeira. O médico hoje precisa ter noções claras sobre financiamento de serviços e sobre a relação custo-benefício de todos os procedimentos. Atualmente, o gasto total com saúde no Brasil representa 9,6% do produto interno bruto (PIB),[1] e, como não vem sendo atualizado pela inflação, isso significa que, na prática, ele vem decrescendo.

Boa parte dos recursos para os gastos com cuidados médicos vem do Sistema Único de Saúde (SUS) (4% do PIB),[1] que atende aproximadamente 70% da população, ou de convênios e seguros, que cobrem aproximadamente 30%. Doentes realmente particulares são raros. Ora, esse processo de financiamento exige que o médico tenha noções claras sobre o sistema.

Outra matéria indispensável hoje em dia é a informática. A informática permeia tudo: aquisição de conhecimentos, transmissões de informações técnico-científicas, ensino. Os sistemas de prontuários eletrônicos, já em uso em muitos países e em pleno desenvolvimento no Brasil, são essenciais para agilizar as transmissões de informações médicas, que melhoram a eficiência do atendimento médico. O prontuário individual médico tende a ser disponibilizado para todos os médicos envolvidos no tratamento de um determinado paciente, de modo que exames não precisem ser repetidos e condutas possam ser coordenadas. No Brasil, estamos atrasados nesse particular, mas certamente é uma área que veio para ficar, e os médicos precisam de instruções a respeito. A internet permitiu conexões institucionais e pessoais inéditas. Facebook, Twitter, Instagram e *blogs* são instrumentos que contribuem para a disseminação de conhecimentos entre pacientes, com reflexos na profissão médica. Isso será discutido mais profundamente no capítulo 7.

Conhecer outra língua também se tornou exigência essencial em Medicina. Atualmente, a grande maioria das pesquisas de primeira linha, que determina os rumos da prática clínica, é publicada em inglês. Espanhol e mandarim são as segundas línguas mais ensinadas e faladas no mundo hoje em dia. Portanto, aquilo que era um luxo no passado e importante apenas para os poucos que iam estudar no exterior, hoje é uma necessidade para todo profissional. Sem esse conhecimento, o médico tende a ficar à margem dos avanços de sua especialidade.

Hoje, a sociedade brasileira está mais reivindicativa, cônscia de seus direitos constitucionais. Por outro lado, como mencionado anteriormente, um processo de judicialização da Medicina vem ocorrendo ultimamente, com interferências do sistema judiciário sobre a prática médica, englobando hospitais e o SUS. Em princípio, tal processo visaria a proteger os pacientes. Na prática, porém, observam-se ações intempestivas, despropositadas, que sobrecarregam o sistema, sem benefício real aos pacientes. Decorre do desconhecimento dos problemas médicos por parte de políticos e membros do sistema judiciário. Por exemplo, em 2013 a Câmara Municipal de São Paulo aprovou uma lei (Lei n. 15.681, de 12/1/2013) interferindo no processo de liberação de atestados médicos para exercícios físicos de frequentadores de academias de ginástica. Só que mortes cardíacas durante a prática de esportes em clubes e academias não são incomuns, e os exames de capacidade física visam precisamente a proteger as pessoas. Obviamente vereadores não são as melhores pessoas para legislar sobre isso. No entanto, isso não os impediu de aprovar uma lei insólita. As sociedades protetoras de animais também interferem fortemente sobre as pesquisas. Não é o caso aqui de se discutir a propriedade dessas intervenções; cabe simplesmente assinalar que o conhecimento desses fatos faz parte hoje do aprendizado e da prática da pesquisa médica.

O médico moderno precisa ter formação científica suficiente para interpretar os inúmeros estudos que aparecem. Isso implica conhecimentos básicos de estatística, métodos de seleção de amostras, tipos de estudos clínicos, entre outros. A literatura está repleta de informações; e as propagandas, muitas vezes disfarçadas das mais diversas formas, procuram influenciar o profissional. Portanto, o médico, para se proteger de engodos e salvaguardar o bem-estar dos doentes, precisa ter noção de como se chega às mudanças de paradigmas.

O médico atua também como interlocutor entre governo e sociedade através das sociedades médicas. Mas, para isso, precisa de conhecimentos sobre a dinâmica das relações entre Estado, entidades e profissionais da área. As decisões sobre os vários aspectos da saúde não podem ficar nas mãos de políticos. O médico é um líder na sociedade e precisa exercer essa liderança por meio de ações concretas. Assim, suas opiniões sobre educação médica, financiamento da saúde, direitos de pacientes, remuneração de procedimentos e educação pública em saúde devem ser expressas claramente, e de modo contínuo, junto às instâncias do poder da nação. Em nada ajuda simplesmente tecer críticas ao governo depois que medidas são tomadas; é preciso participar das decisões e oferecer alternativas e soluções. As várias entidades, como a Academia Brasileira de Ciências, o Conselho Federal de Medicina (CFM), a Associação Médica Brasileira (AMB), a Sociedade Brasileira de Cardiologia (SBC), entre muitas outras, têm obrigações perante a sociedade no sentido de preservar a qualidade do serviço médico. O conceito da importância do engajamento pessoal dos médicos no processo global de saúde do país deve fazer parte integral do ensino médico.

A saúde é um instrumento de paz universal e elemento impulsionador do progresso do país. As desigualdades sociais, incluindo as relacionadas à saúde, são elementos disseminadores de justificada insatisfação e violência. Como se trata de grande problema, as soluções também requerem grandes ações, com a participação especial dos profissionais de saúde.

As instituições de ensino não podem se dissociar da comunidade. Os problemas da saúde de um país não se resumem aos aspectos técnico-científicos, mas estão intimamente ligados ao desenvolvimento e à participação da sociedade. É preciso, pois, estabelecer parcerias com entidades privadas, com pessoas e com empresas para enfrentar os grandes desafios do mundo moderno. Esses desafios implicam custos, requerem qualificações diversas. A universidade deve se abrir para a sociedade e a sociedade deve adotar a universidade como seu patrimônio; portanto, deve ampará-la, apoiá-la e ajudá-la concretamente na sua tarefa de criar progresso e auxiliar a juventude.

Em nosso país, ao contrário de outros, em especial, os EUA, essa associação universidade-comunidade é ainda pequena e insuficiente. Considerando as limitações do governo para enfrentar os problemas da saúde e do desenvolvimento científico e tecnológico, o papel do complexo universidade-comunidade é de imensa importância. Escolas médicas, como a Escola Paulista de Medicina da Universidade Federal de São Paulo (EPM-Unifesp) e a Universidade de São Paulo (USP), estão assumindo assistência médica para populações na capital paulista, com resultados altamente benéficos em termos de redução de custos e eficiência.

Já outro ponto se refere a disciplinas que, embora sempre estivessem no currículo, agora merecem especial ênfase. Refiro-me a Genética, Biologia Molecular, Prevenção, Epidemiologia, Doenças mentais, Imagens, Imunologia, Fisioterapia, Psicologia e Cuidados com Adolescentes e Idosos. Outras, como Inteligência Artificial e Telemedicina, são novas, mas já mostram grande impacto no ensino médico, na pesquisa e na prática médica. A Genética oferece perspectivas inéditas para o esclarecimento de causas e, eventualmente, oportunidades terapêuticas. Está ainda nos seus primórdios, mas mostra perspectivas animadoras. Entretanto, para o entendimento de suas aplicações, requer-se compreensão adequada de suas bases, ou seja, do que são genes, da composição gênica dos seres humanos, das formas de transmissão das informações, de como os genes funcionam e de como esses sistemas podem ser alterados nas doenças.

Já a Biologia Molecular trata dos fenômenos subcelulares, cujo mundo começa a ser desvendado, como amplamente demonstrado no livro *Molecular biology of the cell*.[2] Atualmente, é possível etiquetar proteínas e estudar sua dinâmica em células vivas. A fluorescência microscópica confocal permite o estudo de processos intracelulares até então insuspeitos. Mesmo moléculas isoladas podem ser estudadas. Claro que tais técnicas pertencem ao ambiente da investigação básica e ao domínio dos especialistas, mas somente o conhecimento de suas potencialidades já é base para projetos multidisciplinares. Por outro lado, a Imunologia faz parte de praticamente todos os processos patológicos, seja em situações em que o sistema imunológico é o foco primordial, como nas doenças autoimunes, ou em outras situações, nas quais o organismo desenvolve respostas imunológicas a vários agentes agressores externos, como na aterosclerose. Por exemplo, vacinas como proteção a viroses,

Aids, febre reumática e outras são de enorme importância contra epidemias mundiais.

A Prevenção é motivo de imenso interesse.[3] Muitas enfermidades que se manifestam na vida adulta têm seus primórdios na infância e adolescência, senão na concepção, como é o caso dos fatores de risco para aterosclerose. Portanto, nada mais lógico do que dedicar grande atenção ao tema. Vem daí o grande interesse no estilo de vida sadio, que deve ser adotado desde muito cedo.

Já o foco em idosos baseia-se no envelhecimento geral da população mundial, produto do próprio avanço científico e médico. Os idosos sofrem de degenerações sistêmicas, que, felizmente, podem ser tratadas com relativa eficiência hoje em dia. Traumas, fragilidade geral, doenças articulares, cardíacas e mentais estão entre as causas principais de incapacidade. Some-se a isso a diminuição da capacidade de trabalho e os gastos inerentes aos cuidados médicos e tem-se o quadro altamente preocupante que ronda os sistemas de saúde de todo o mundo.

A Epidemiologia vem se sobressaindo como disciplina e ciência, especialmente quando se contemplam programas comunitários. Em certos lugares, ainda predominam varíola e desnutrição; em outros, as doenças não transmissíveis. A Epidemiologia permite mapear regiões e identificar doenças predominantes. Contudo, essa ciência necessita de instrumentos específicos para atingir tais fins. Portanto, a erradicação de endemias depende fundamentalmente dos processos epidemiológicos para que políticas comunitárias e populacionais sejam implantadas.

A Fisioterapia, por sua vez, adquiriu merecido destaque nos últimos tempos, dadas as demonstrações de que pode recuperar inúmeras funções de pessoas idosas ou de outras afetadas por várias doenças. É o caso de recuperações pós-acidente vascular cerebral, traumas gerais, insuficiência cardíaca, neoplasias, disfunções de fala e deglutição e outras.

Já a Psicologia vive momentos especiais. No seu campo específico de doenças da esfera psicológica, sua participação é amplamente reconhecida como notável ramo do conhecimento humano. No entanto, ultimamente, com a percepção mais clara do componente emocional das doenças orgânicas, sua penetração nos campos da Medicina orgânica tornou-se mais evidente. Atualmente, consultas on-line têm sido usadas com grande frequência, resultando em mesma eficiência das presenciais e com certas vantagens, como evitar o deslocamento dos pacientes.

Embora os conceitos da íntima associação mente-corpo tenham sido elaborados desde Hipócrates e ainda que Hans Selye[4] tenha desvendado as conexões do eixo hipotálamo-pituitária-adrenais, descrevendo pela primeira vez justamente a síndrome do estresse, nos tempos atuais, eles vêm se materializando de modo mais concreto e frequente. Para exemplificar, problemas emocionais relacionados ao trabalho podem ser causa importante de impacto negativo sobre doenças cardiovasculares, como demonstrado na Inglaterra pelo Whitehall Study.[5] As técnicas de ressonância magnética funcional cerebral estão colaborando sensivelmente para o entendimento dos processos mentais normais e para o entendimento da fisiopatologia das doenças, como depressão e ansiedade. Assim, amparo psicológico, tal como a terapia cognitiva comportamental, tem-se revelado de significativa importância na prática clínica moderna. A Psicologia Hospitalar é outra área imprescindível nos dias atuais.

Quanto à Inteligência Artificial (IA), com a criação de *chats*, como o GPT4, é forçoso reconhecer seu forte impacto não apenas em medicina, mas também na vida humana em geral. É certo que todos os aspectos da vida humana serão influenciados pela IA. Por exemplo, muitos trabalhos executados hoje pelo homem provavelmente serão feitos por instrumentos de IA, para o bem ou para o mal. Duas questões fundamentais emergem:

a IA substituirá o homem todo? Como ela deve ser regulada? Apenas o tempo dirá.

Em conclusão, a Medicina de hoje é uma profissão abrangente, multifacetada, na qual o homem como um todo precisa ser focalizado, e não apenas sua doença. Isso exige formação científica, humanista, social e até mesmo universal.

5. LIDAR COM PESSOAS, SEUS DRAMAS E EXPECTATIVAS

Esperar que qualquer homem que nasceu livre fique contente em se ver confinado e sem liberdade de ir aonde quiser é como esperar que as águas de um rio corram para trás... Deixem-me ser livre – livre para viajar, livre para parar, livre para trabalhar, livre para negociar onde escolher, livre para escolher meus mestres, livre para escolher a religião de meu país, livre para pensar e andar e agir por mim mesmo – e obedecerei a todas as leis ou me submeterei às penalidades. **Chief Joseph**, dos índios Nez Percé americanos, confinado pelo governo dos EUA. Quando morreu, em 21 de setembro de 1904, o médico da agência atestou como causa do óbito "coração partido"[*]

Pela minha avaliação, 50% do sucesso em Medicina se deve à competência científica; a outra metade, a uma boa relação entre médico e paciente. É por isso que os charlatões adquirem prestígio – eles não sabem Medicina, mas sabem lidar com as pessoas. Há verdadeiros tratados sobre os diversos tipos de personalidades. Dostoiévski, Shakespeare e Freud foram mestres em descrever tipos de personalidade, penetrando na intimidade da alma humana.

A Medicina é centrada nas pessoas e, portanto, estas devem vir antes das doenças. Em toda a natureza, o ser mais fantástico é o homem. Segundo Kant,[1] o homem é único porque possui razão, tem noção de dever e moral. Mas não só isso. O homem tem

---

[*] Citado em Brown D. *Enterrem meu coração na curva do rio*. Porto Alegre: L&PM, 2003, p. 332. (Coleção L&PM Pocket)

sentimentos emocionais que são, na conceituação de Damásio no livro *E o cérebro criou o homem*:[2]

> (...) as percepções compostas daquilo que ocorre em nosso corpo e nossa mente quando uma emoção está em curso. No que diz respeito ao corpo, os sentimentos são imagens de ações, e não ações propriamente ditas; o mundo dos sentimentos é feito de percepções executadas em mapas cerebrais.

Estudos recentes de neurociência identificaram áreas cerebrais específicas ativadas por sentimentos como tristeza ou alegria. Neurocientistas como Damásio[3] sugerem que os sentimentos têm vias específicas de transmissão no cérebro, talvez por fibras não mielinizadas. Acima de tudo, sentimentos influenciam fortemente a homeostasia de todo o organismo. Assim, condições cerebrais determinadas por sentimentos influenciam, por meios complexos, as funções digestória, pulmonar e renal e os sistemas imunológico e circulatório. Portanto, quando hoje olhamos os aspectos humanos da Medicina, mesmo do ponto vista nebuloso e distante do clínico, não é apenas para que nos tornemos simpáticos e compreensivos com os pacientes. É, também, porque esse conhecimento nos dá informações sobre fatores emocionais que influenciam fortemente o aparecimento e o curso de muitas doenças. Trata-se de uma verdadeira anamnese focada nos sentimentos, nas emoções e na personalidade.

Um claro reconhecimento da importância dessa área foi a manifestação do então presidente norte-americano Barack Obama, que lançou um programa para uma década de investigação científica: o *Brain Activity Map*,[4] que visa a fazer para o cérebro o que o Projeto Genoma Humano fez para a genética. Estima-se que o projeto custará bilhões de dólares e deverá trazer progressos no entendimento do ser humano e de inúmeras doenças mentais.

Aliás, penso que, **assim como quando se vai fazer um experimento de laboratório, primeiro estuda-se cuidadosamente o modelo, em Medicina dever-se-ia começar estudando as pessoas;** depois, sim, passaríamos à anatomia, à fisiologia, às patologias. As leis da fisiologia são as mesmas para todos: brancos, pretos, ricos e pobres. Agora, os seres humanos são muito diferentes. Essa é uma das razões da grande complexidade da Medicina. As consultas médicas ilustram isso. Se há um bom lugar pra se conhecer as pessoas, esse é o consultório. Ali a riqueza não esconde os medos; a cultura, a inteligência, as experiências de vida, as tradições familiares não encobrem o sofrimento. **A doença não tem preferências; serviçais e barões carregam as mesmas cruzes, o mesmo carma.**

Durante uma consulta, a fragilidade humana aparece nua e se mostra para um estranho, o médico. E ir ao médico nem sempre é uma escolha voluntária; pode ser uma necessidade que a maioria das pessoas preferiria evitar. No magnífico filme *Antes de partir* (2007), Morgan Freeman e Jack Nicholson protagonizam dois personagens que não podiam ser mais opostos: um branco muito rico e um preto relativamente pobre. Ambos estão com cânceres terminais, no mesmo hospital, e nunca tinham se encontrado. A doença os une e as diversas situações criadas ilustram, de maneira pungente, o sofrimento humano, independentemente da condição social. Embora a prática médica tenha mudado drasticamente nas últimas décadas, sobretudo pela disponibilidade de altas tecnologias e pelas mudanças no regime de trabalho, a relação entre médico e paciente continua sendo importante e delicada.

Competência é tida como inerente à profissão médica; afinal, os médicos estudaram durante anos, praticaram nas residências, receberam diplomas que atestam suas qualificações profissionais. Já humanismo, empatia e compreensão são, de fato, características inatas da pessoa e dependem da índole de cada um. Entretanto, o respeito às pessoas pode ser ensinado. O tratamento atencioso e cortês aos doentes está ao alcance de todos, independentemente do charme pessoal que cada um possa ter. Ultimamente, as escolas médicas têm-se debruçado sobre essas questões na ânsia de buscar equilíbrio entre avanços tecnológicos e o respeito à personalidade humana. Assim, aqui abordarei aspectos da prática médica, procurando salientar alguns pontos básicos das relações humanas na Medicina.

Ao exercer a função médica, pode-se ter duas atitudes: primeiro, agir de modo estritamente profissional, cuidando das doenças e resolvendo os problemas imediatos de saúde; segundo, fazendo isso, mas, também, tornando-se um conselheiro, um confidente, uma pessoa em quem o paciente possa confiar de modo mais amplo. No primeiro caso, o médico atende aos aspectos técnicos do caso, sempre da melhor maneira, mas de modo impessoal. Pode ser muito eficiente, como no caso de um cirurgião que extirpa um tumor e depois não vê mais o doente. Já no segundo caso, pressupõe-se uma relação duradoura entre médico e paciente. É o que se procura no médico de família. Aliás, isso é o que existia no passado e o que muitas escolas e sociedades médicas apregoam hoje. Para quem exerce clínica, essa é a situação mais desejável. Beneficia claramente as famílias, que têm no seu médico não apenas um profissional da área técnica, mas também um amigo e conselheiro. Agora, para isso é preciso que o médico conheça as pessoas. O que apresento neste capítulo são as diversas facetas da relação médico-paciente e estratégias que são úteis na obtenção dessa relação íntima, de mútua confiança, entre médicos, pacientes e suas famílias. Está longe de ser um tratado sobre o assunto. No máximo são observações superficiais relativas aos fatos mais comuns notados em nossa prática, com os vieses pessoais e próprios da nossa cultura e tradições.

Os primeiros contatos são cruciais para se estabelecer um bom relacionamento. Não se trata ainda da anamnese. É apenas a primeira abordagem para conhecer a pessoa. Um paciente de Sorocaba veio me consultar pela primeira vez. Perguntei o que fazia. Era fazendeiro, no Paraguai. Aí começamos a falar de gado: raça, peso, tempo de engorda, porcentagem de carne aproveitável. Eu fui criado no campo; aprendi ordenhar, cortar pasto, fazer queijo, andar a cavalo. Lidei muito com gado. Nossa conversa parecia estranha para a esposa do doente. Afinal, era uma consulta ou uma exposição de gado? Quando, por fim, o coloquei na mesa de exames, ele disse: "Doutor, de boi o senhor entende!". Medicina era outra coisa. Ficamos muito amigos. Ele me trouxe folhetos da fazenda; uma coisa perfeita, e não só de gado, mas de plantação também. Ele me trazia palmitos da fazenda, que produzia para exportação. A fazenda era seu orgulho, com muita razão.

Um casal veio de Curitiba. Notei o nome da esposa, Cherubini, que não é comum. Aí disse: "Lá em Barretos, perto de Lagoa Vermelha, havia um famoso criador de gado Devom, seu Reinaldo Cherubini, que era muito amigo do meu tio Hugo. A senhora por acaso o conhece?". "Muito! Era meu avô!", ela respondeu. Pronto. Dali em diante já éramos velhos conhecidos.

Um dia veio um paciente de Nova Prata, que fica na região da serra do Rio Grande do Sul, não muito longe de Vacaria. Perguntei: "Que houve com a Pratense? Não ouço mais falar". A Pratense é o time de futebol de lá. O camarada abriu um enorme sorriso. "Ah! Doutor, o prefeito está tentando reerguer. Ainda há poucos dias, publicaram uma reportagem comigo no jornal de lá, com a camisa da Pratense. Eu joguei muito lá".

Outra vez, atendi a sra. Elejalde Brandalise, da conceituada família catarinense. Eu perguntei de onde era originalmente. "De Marcelino Ramos", ela respondeu, que é na divisa do Rio

Grande do Sul com Santa Catarina. "Ah! É perto da fazenda do meu avô Theóphilo", eu disse. "Meu avô tinha um grande amigo de Santa Catarina que ia caçar perdiz lá em casa. Era um homem muito interessante: um italiano grandão, moreno, simpático. Era político. Numa época, foi prefeito de dois municípios ao mesmo tempo, Campos Novos e Celso Ramos, no oeste de Santa Catarina. Chamava-se coronel Gasparino Zorzi. A senhora, por acaso, ouviu falar?". "Demais; era casado com minha irmã mais velha", disse ela. "E era meu padrinho", acrescentou Maria Odete, sua filha.

Viagens, países diferentes são assuntos de interesse imediato. Não há quem não goste de contar que esteve no Pantanal, no deserto de Atacama ou no Grand Canyon. Lugares onde moramos sempre deixam lembranças indeléveis que todos gostam de compartilhar. Amigos comuns devem sempre ser lembrados.

Estilos de vida podem ser muito interessantes, assim como as profissões e os modos de lazer. Engenheiros, advogados, professores e empresários têm vivências muito distintas dos médicos. Pode-se aprender muito com eles. Já atividades de lazer são peculiares; há os alpinistas, os corredores de maratona, os pescadores. E, claro, os *gourmets* e os enólogos; hoje conhecer vinhos é uma demonstração de modernidade! Espanhóis, chilenos, italianos, franceses, californianos. As uvas merlot, cabernet, pinot noir, tempranillo. Tintos e brancos. Cada um tem suas preferências.

Outro assunto que rende conversa é esporte, especialmente, futebol, aqui no Brasil. É, talvez, o assunto mais conhecido de todos, desde os meninos até os mais velhos. Todo mundo sabe que eu sou gremista. Quando o Grêmio perde, eu tenho que aguentar a gozação dos meus amigos. Mas o grande time mesmo é o Glória, de Vacaria! Hoje em dia, tênis é sucesso na certa. Alcaraz ou Djokovic?

Literatura é um campo mais restrito, mas ainda assim apreciado por intelectuais, advogados e professores. Quem leu Guimarães Rosa, Umberto Eco, Shakespeare e os clássicos bebeu nas fontes inigualáveis da imaginação humana, encantou-se com a prodigiosa criatividade desses ícones intelectuais, admirou-se com a capacidade descritiva dessas mentes. É impossível resistir ao fascínio dessas inteligências peculiares e privilegiadas. Não me admira que esses criadores de lendas, sonhadores e observadores precisos da natureza humana marquem os séculos e persistam através dos tempos, povoando o inconsciente da humanidade e estabelecendo rumos. E há os filósofos, cujas doutrinas influenciaram a história da humanidade. O que tinham Aristóteles, Descartes, Sócrates ou Platão que até hoje norteiam nosso pensamento e nos obrigam a refletir? Eles apelaram à razão, tentaram compreender o homem e o mundo. E que dizer da música? Quem pode ignorar Mozart, meu preferido, Beethoven ou Bach? Como é possível que tão poucos, dentre toda a humanidade, sejam capazes de tocar o sentimento de tantos com suas criações imortais?

Artes em geral são fascinantes, como mostram os grandes museus Louvre, Prado e o Metropolitan Museum of Art, de Nova York, onde estão obras incríveis de Michelangelo, Da Vinci, Botticelli, Picasso. Como foi possível pintar a Capela Sistina? As grandes esculturas de Pietà, Moisés e David – com seus cinco metros de altura e proporções perfeitas – são temas de alto interesse intelectual porque ilustram a inigualável capacidade humana de criar, sensibilizar os corações dos homens e transmitir o legado do conhecimento e da criação ao longo dos séculos. A arte, que se contrapõe à barbárie, à destruição e à guerra, nos lembra de que o homem tem o seu lado divino. Quem tem a oportunidade de apreciar as artes, sejam pinturas, esculturas ou música, jamais as esquece.

Portanto, cultura geral é um instrumento valioso como meio de aproximação. Não se pode esperar que os doentes discutam assuntos científicos conosco. O médico é quem deve se colocar à altura dos doentes.

Animais de estimação tocam profundamente o coração das pessoas. Há histórias comoventes, reais, como a de *Marley e eu*, sobre um cão maravilhoso, que rendeu um livro e um filme. E a do cão japonês que ficou esperando o dono por anos a fio, mesmo após a sua morte, e mereceu o filme *Sempre a seu lado*, com Richard Gere. Um dia, cometi uma gafe monstruosa. A paciente L.G. me ligou em prantos, dizendo que seu cachorro tinha morrido. Eu, então, sugeri que ela comprasse outro. Ela quase me matou. Eu não sabia que o cachorro era especial, que nada poderia substituí-lo. Como eu era tão insensível? Mas aprendi. Cachorro é alguém da família. Dona Aparecida tinha me contado sobre o Tico, um passarinho que ela cuidava e levava para todos os lados, em todas as viagens, em uma gaiola. Um dia, dona Aparecida apareceu no consultório muito triste; estranhei e perguntei o que havia ocorrido. "O Tico morreu. O senhor sabe, ele cantava pra mim quando eu chegava em casa, e levantava o penacho... Ele me conhecia". Perda irreparável.

Política é outro assunto interessante e que diz respeito a todos; todos têm opinião. Em 2013, o país passou por grande convulsão social, de proporções nunca vistas; praticamente toda a sociedade protestou por meio de redes sociais na internet, passeatas, protestos os mais variados. Foram manifestações pacíficas, felizmente, mas de grande significado. Teve-se a impressão de que o país acordou e de que os políticos ainda não sabem interpretar os sentimentos da população.

Pode-se começar uma conversa, também, por questões mais simples. Cidade natal, de onde o paciente veio, o que tem lá... Não se iniba por não saber onde fica determinada cidade. O paciente terá prazer em lhe informar.

Para as avós, pergunte sobre os netos! É notável a ligação que une esses dois. Já testemunhei muitas desavenças entre pais e filhos, a maioria por causa de heranças. Já vi filhos processando a mãe, pai proibindo a filha de visitá-lo, mesmo no leito de morte. Já vi competições entre mães e filhas. Já vi sogras falando mal das noras (hoje, algo muito comum) e vice-versa. Mas nunca vi avô que não goste dos netos! Filhos, naturalmente, são especiais. Dona V.G. é uma bela senhora que tem seis filhos: cinco moças e um rapaz. As moças são todas lindas e amorosas. Cuidam da mãe com todo o carinho. Agora, "Francisquinho, meu filho, é o preferido!". As moças riem muito disso. Quando ela estava internada, eu lhe disse: "Dona Vera, agora eu entendi: o Francisquinho é o mais inteligente, o mais bonito e o único que lhe compreende". "Acertou", ela respondeu.

As mulheres têm atitudes muito diferentes dos homens em relação à saúde. Elas são naturalmente cuidadoras. Cuidam dos filhos, dos maridos. Observei inúmeros casos em que as mulheres tomaram iniciativas corretas em relação aos maridos, mesmo quando eles não haviam valorizado certos sintomas. Por exemplo, Mariângela Feliciano me telefonou, dizendo: "O Thomaz não está bem... Acho que é depressão. Você precisa vê-lo". Pois não. A queixa do paciente era apenas um ligeiro mal-estar geral. Quando pus o estetoscópio no peito do Thomaz, ouvi um enorme sopro. Era ruptura de cordoalha mitral, aguda. Ele foi levado direto para o Instituto do Coração (InCor-HCFMUSP) e operado em seguida. Pode ter ocorrido certa discordância diagnóstica entre depressão e ruptura de cordoalha mitral, mas, de fato, o doente não estava bem!

Estar estressado é uma queixa muito comum. Fadiga inexplicada, sonolência, cefaleia, irritabilidade e desinteresse pela vida são sintomas comuns nos estressados. Morte de um filho ou cônjuge, separação, negócios, trabalho, crises conjugais, ambições desmedidas e excesso de compromissos são algumas das causas mais frequentes de estresse. Hans Selye[5] foi o primeiro a descrever a síndrome de estresse e suas importantes implicações orgânicas. O Estudo Whitehall,[6] realizado na Inglaterra, documentou que trabalhadores que exercem funções subalternas têm maior risco de morte por doenças cardiovasculares do que os que exercem funções de comando. Portanto, não ter domínio sobre si próprio, ser obrigado a obedecer a ordens e seguir uma hierarquia podem representar formas de estresse com considerável impacto na sobrevida.

Hipertensão arterial e hipertensão do avental branco são achados comuns entre os estressados. A hipertensão do avental branco pode ocorrer mesmo quando o médico já é conhecido. Representa simplesmente a resposta exagerada ao exame clínico e indica exacerbada sensibilidade com a saúde. Mas se o doente responde assim à simples consulta, provavelmente terá hipertensão também nas situações cotidianas que envolvem assuntos mais críticos. O que impressiona é a grande frequência com que encontramos hoje pessoas estressadas; parece ser mesmo uma característica de nossos tempos. A epidemia de Covid-19 representou causa de grandes sequelas neurológicas em pacientes e familiares. Confinamento social, perdas financeiras e ameaça constante de um inimigo invisível, mas potencialmente mortal, foram as causas mais evidentes. Sequelas tardias, neurológicas ou motoras, continuam sendo motivos de preocupação. É preciso, porém, cautela ao atribuir ao estresse os sintomas do paciente. Antes, deve-se cuidadosamente eliminar possíveis causas orgânicas. Por exemplo, distúrbios metabólicos, como insuficiência suprarrenal e outros, podem facilmente ser confundidos com estresse.

Outro aspecto importante é ter cautela ao indagar o paciente sobre as causas do estresse, pois os motivos podem ser de foro íntimo. O médico não precisa saber pormenores da vida pessoal do paciente, a não ser que ele escolha contar. Mas ter uma ideia do grau de estresse da pessoa é importante. Testemunhei inúmeros casos de crises hipertensivas, infartos e angina após estresses emocionais. Portanto, faça perguntas genéricas. Por fim, é de suma importância diagnosticar corretamente o estresse porque algumas causas podem ser removidas. Com frequência, a melhor abordagem inclui psicoterapia. A terapia cognitivo-comportamental, por exemplo, tem hoje considerável aplicação em situações de estresse. Entretanto, a aceitação pelo paciente dessa forma de tratamento depende muito de como ela lhe é apresentada. É preciso uma apresentação clara, mas delicada sobre o problema, visto que os tratamentos psicoterápicos ainda são encarados com desconfiança por muitos.

Aparências pessoais são fatores curiosos na relação entre médico e paciente. Assim, em primeiro lugar, não se deixe enganar pelas aparências. Às vezes, um indivíduo mal-arrumado, de aparência modesta, é um empresário importante ou uma autoridade em alguma área do conhecimento. Professores das áreas básicas do conhecimento, como físicos, matemáticos e químicos, raramente dão importância para o vestuário. Eles costumam estar preocupados com assuntos bem mais profundos. Aliás, a modéstia é uma característica de pessoas de valor e de intelectuais. Por outro lado, prestar atenção na apresentação da pessoa pode dar importantes informações sobre profissão, problemas de pele, problemas ortopédicos e outros dados úteis para o diagnóstico. Conan Doyle, no livro *Um estudo em vermelho*,[7] oferece magníficos exemplos.

Já a aparência do médico tem outro impacto: o médico deve ter pelo menos uma aparência saudável, bem cuidada. Quem não cuida de si mesmo não cuidará do outro: essa é a mensagem que se passa. Lembre-se: "O que é belo à vista chega mais depressa ao coração". Não é exibicionismo, não é afetação. É apenas postura correta, mero asseio. Você não precisa ser um modelo de capa de revista, mas também não ande como um maltrapilho. Quem tomaria uma injeção de um médico com as mãos sujas?

Procure fazer com que a pessoa fale de suas realizações. É surpreendente o quanto se pode aprender. O doente não conta tudo na primeira visita, conta somente o que consegue verbalizar. É natural, pois ninguém se abre com um estranho. Com o tempo, o médico pode até se tornar confidente, mas só depois de adquirir confiança do paciente. "O adulto que vem à consulta traz pela mão a criança que ele foi", como disse um psiquiatra, e com isso seus medos, fantasias e traumas. É dever do médico respeitar esse passado. Muitas verdades estão escondidas atrás do não dito.

Entender as diversas formas de comunicação verbal e não verbal é essencial para o médico. Os livros *A arte da linguagem corporal*, de James Borg,[8] e *Decifrar pessoas*, de Dimitrius e Mazzarella,[9] exploram diversas maneiras de o corpo se expressar. A expressão facial, o modo de se sentar, a posição dos braços, o olhar de esguelha, o olhar direto nos olhos dão pistas sobre o estado emocional da pessoa, se ela está confortável ou não, se está mentindo ou não, se é tímida ou expansiva. Por exemplo, a importância de um leve toque no braço do paciente é mencionada. Esse simples gesto transmite às pessoas uma mensagem de intimidade e confiança, que estreita os laços afetivos entre médico e paciente.

EXPECTATIVAS DOS PACIENTES – FIQUE DO LADO DA ESPERANÇA

"A saúde é uma coroa na cabeça do indivíduo sadio que só o doente percebe", disse alguém poeticamente. Somente quando confrontado com a doença, o indivíduo se dá conta da importância da saúde.

O diagnóstico é uma sentença que o doente aguarda com esperança e medo. Vou sofrer? Vou morrer? Terei restrições?

O que será dos meus sonhos? E se eu não puder mais praticar o esporte de que tanto gosto? Ou comer meu prato predileto? Poderei ter filhos? Tudo isso passa pela cabeça do paciente quando ele é informado que tem uma doença. Sei disso porque vários pacientes me contaram e porque vejo na prática clínica. Entretanto, quando o diagnóstico é normal ou nada grave, que alívio!

O doente sempre espera reconhecimento, compreensão, acolhimento. Nunca ouvi alguém dizer: "Que bom, finalmente vou morrer". O doente quer um aliado, um companheiro de caminhada, não um intruso indiferente ao seu sofrimento.

Muitos se questionam se são culpados pela própria doença. Raramente é o caso. Ninguém se inocula, se inflige uma doença de propósito; exceção feita, naturalmente, aos doentes mentais com tendências suicidas e que se mutilam. Mesmo no caso de doenças ligadas ao estilo de vida – como diabetes e obesidade –, o paciente não adota conscientemente um comportamento destinado a causar-lhe doenças. Ele come muito, não faz exercício ou fuma porque gosta, tem prazer; não espera que isso lhe cause doenças. Não diz: "Como doces porque quero ser diabético!". Não! "Como doces porque é bom e espero que isso não me mate".

Mesmo diante de situações graves, há razões para ter esperança: há centenas, senão milhares, de pesquisas em andamento, em todas as áreas da Medicina. Aquilo que é incurável hoje talvez não o seja amanhã. Aconteceu assim com a Aids, que atualmente é controlável, com a hipertensão arterial, com a disfunção erétil e outras doenças. Novos meios diagnósticos surgem a todo momento. Investem-se milhões de dólares na descoberta de novos medicamentos. Vejam-se as angioplastias, as próteses, as intervenções não invasivas. Basta olhar para o aumento de sobrevida da população no mundo, em geral, nas últimas décadas: hoje, a expectativa de vida ultrapassa os 70 anos de idade. Isso é fruto das pesquisas, do progresso. Portanto, nos tempos atuais, um ano pode fazer muita diferença, e tal expectativa não é sem fundamento. Muito pelo contrário. Além disso, há as variações individuais. Para a mesma doença, a evolução pode ser muito diversa em pessoas distintas, e o prognóstico de um caso individual pode ser bem melhor do que a média. Por exemplo, uma de minhas pacientes foi vista pela dra. Sheila Sherlock, uma grande cientista inglesa, autoridade máxima em doenças do fígado. A dra. Sheila informou-lhe o diagnóstico, cirrose biliar avançada, e também o prognóstico. A paciente teria não mais de um ano de sobrevida. Pois bem, passados mais de doze anos, a paciente continua viva e bem, apenas com algumas enzimas hepáticas ligeiramente alteradas. A dra. Sheila estava errada? Não. Essa doença é mesmo fatal a curto prazo para a maioria das pessoas. Mas a natureza tem seus segredos, e nem todos seguem as estatísticas. Por fim, viver sem esperança é morrer antes da hora. O tempo que resta a alguém não deve ser gasto com as angústias que antecedem a morte, mas, sim, aproveitando as coisas boas que a vida oferece.

TIPOS DE PERSONALIDADE DOS PACIENTES
Existem tantos tipos de personalidades quantos os tipos de pessoas; portanto, infinitos. Introspectivos, falantes, os que interpretam os sintomas, os que trazem um representante, os "mudos", que só trazem os exames e esperam que o médico adivinhe o que eles têm, os muito reservados, que só respondem ao que o médico pergunta, os desconfiados, que são reticentes até que adquiram certa confiança no médico. E, hoje, há também os que pesquisam antes pela internet para saber quem é o médico. Há o hipocondríaco, que vai se expor a situações desnecessárias se o médico não tiver poder de decisão. Há os que esperam ouvir só o que lhes interessa: "tudo menos a verdade". Ninguém gosta de ouvir notícia ruim.

A.C. é um simpático italiano, falante, magrinho e bem-humorado, que passou por uma angioplastia coronária. Sua esposa é uma senhora bonita, nos seus 60 anos de idade; obviamente, era ainda mais bonita quando jovem. Como somos íntimos, uma vez eu lhe perguntei: "A.C., como é que você conseguiu se casar com uma moça linda como essa? Você era magro, pobre e feio!". "Eu não me acho feio!", disparou. É isso: uma questão de atitude!

O doutor José Carlos Monteiro era um procurador muito ligado ao então governador Adhemar de Barros, do qual conhecia muitas histórias. Era uma pessoa extremamente gentil. Uma vez, estando em Itu, onde tinha um sítio, ao cumprimentar um rapaz, percebeu que ele não encontrava a mão que lhe era estendida. Estava quase cego. Doutor Monteiro perguntou por que ele não se tratava, e o moço respondeu que não tinha como, pois era muito pobre e não conhecia ninguém. Então, dr. Monteiro deu-lhe o nome de um amigo de Sorocaba, oftalmologista, e disse que o procurasse. Falou com o amigo, o qual se dispôs a atender o rapaz sem qualquer custo. Passados uns tempos, voltou a Itu e encontrou o rapaz do mesmo jeito. Perguntou por que não havia ido se tratar. "Doutor, meu pai morreu. E eu não tenho dinheiro para ir a Sorocaba. Preciso cuidar da casa e da minha mãe". Monteiro queria ajudar, mas sem ofender. Simplesmente dar dinheiro não era adequado. "Mas você não tem alguma coisa que possa vender?", perguntou. "Olha, doutor, só tenho uma égua que uso para andar". Comprar a égua seria deixar o rapaz ainda pior, e Monteiro também não tinha pasto onde deixar o animal. "Escuta, quem sabe você me vende metade da égua?". Feito. O rapaz recebeu o dinheiro, pôde ir a Sorocaba se tratar e ficou bom. "Cuide bem da nossa égua", recomendou o dr. Monteiro. Tem gente que sabe fazer as coisas.

Os doentes também esperam que os médicos sejam coerentes com o que recomendam. O dr. Amilcar Gigante, meu brilhante professor de propedêutica na Universidade do Paraná, contou que estava consultando uma senhora e sugeriu: "A senhora precisa fazer uma dieta, tomar os remédios, caminhar e não fumar". "Mas o senhor fuma, doutor Gigante!". "Minha senhora, isto é uma consulta; eu lhe dou conselhos. Exemplo é mais caro!".

Capacidade de ouvir e conversar é uma arte quase esquecida. Ouça! Saber ouvir é uma grande virtude do médico. Não interrompa. Deixe a pessoa dizer sua história como quiser, com linguagem própria! E preste atenção ao que lhe é dito: isso é uma cortesia que se deve ao doente. Além do mais, concentrar-se vai lhe permitir elaborar o diagnóstico. Essa atitude também evita um erro comum, que é tirar conclusões antes de obter todos os dados. Lembre-se, essa era uma regra de ouro de Sherlock Holmes: primeiro colha os dados com cuidado; depois, elabore hipóteses. Responda às perguntas do paciente – elas podem parecer ingênuas, descabidas, mas o doente não sabe Medicina! Em meu livro *Nem só de Ciência se faz a cura*,[10] dediquei um capítulo inteiro a essas questões.

É preciso também respeitar a intimidade do doente. Ele pode não querer falar de seus problemas pessoais, casamento, filhos, condição econômica, etc. É essencial que igualmente se respeite suas escolhas: por outros profissionais, por outros procedimentos que não os que você recomendou. A segunda opinião é útil, deve ser estimulada. Não há nada a perder. Se outro profissional concordar com seus diagnósticos, isso dará respaldo a você. Se discordar, o doente poderá ser favorecido. Isso é o que interessa. É para isso que trabalhamos. Além do mais, cercar-se de cuidados ouvindo mais de um profissional é direito do paciente. Afinal, é ele que sofre as consequências de nossas decisões.

Não endosse críticas a seus colegas, você não sabe o que aconteceu antes. Depois poderá ser você o criticado. Está na Bíblia: "Não julgueis para não serdes julgados". Lembre-se do provérbio chinês: "Para cada fato, há sempre três versões: a sua, a dele e a verdadeira".

Para fazer Medicina é preciso gostar de gente. Pessoas sadias já podem ser muito inadequadas, estúpidas, insolentes e arrogantes. Imagine doentes. Muitos agem como se o médico fosse propriedade deles. Querem as coisas na hora, sejam elas importantes ou não, seja dia de semana ou domingo. Agora, existem médicos que gostam de problemas científicos, dos desafios intelectuais da Medicina, de realizar procedimentos novos, ou de simplesmente operar, por exemplo. Mas não gostam de pessoas. Esses não deveriam fazer clínica; deveriam, sim, dedicar-se a pesquisas ou a exames complementares, que são muito importantes, mas não obrigam o médico a assumir responsabilidade pelo paciente. Meu cunhado, Jorge Reali, é professor na Universidade de Passo Fundo, RS. Muito competente, faz ecocardiografia e é considerado excelente mestre em Medicina, respeitado e querido pelos alunos. Mas não gosta de ficar ouvindo pacientes. Quando faz exames e os pacientes ficam falando, falando, ele desliga. Quando a pessoa termina, ele arremata: "Faz sentido!". Ninguém discorda.

Bom humor sempre ajuda; de tristeza já basta a doença. O médico deve demonstrar que exerce seu ofício com prazer, que cada indivíduo lhe oferece a oportunidade de uma interação alegre, enriquecedora para ambos. Se você conseguir que seu paciente ria, já começou a achar o caminho para seu coração. Lincoln foi um exemplo de pessoa bem-humorada e usou isso com grande sucesso em sua vida política. Era um exímio contador de casos e anedotas. Fazia até piadas sobre si mesmo, o que o tornava extremamente agradável. Mesmo seus inimigos mais ferozes reconheciam nessa qualidade uma de suas virtudes mais notáveis. Seu general mais importante, Ulysses Grant, responsável por grandes sucessos na Guerra de Secessão norte--americana, abusava do álcool. Um dia, Lincoln recebeu uma comissão de beatos e conservadores, que foram se queixar dos hábitos do general. Lincoln ouviu com paciência e respondeu: "Se eu soubesse a marca de uísque que Grant bebe, recomendaria para meus outros generais". Churchill também ficou famoso por tiradas de grande humor. Conta-se que, quando estava sendo homenageado pelos seus 89 anos de idade, um jovem jornalista o abordou: "Senhor ministro, espero vê-lo aqui no próximo ano!". "Você me parece muito bem. Acho que estará também aqui no próximo ano", retrucou Churchill. Ou, então, respondendo à dama que em uma recepção lhe dissera que, se ele fosse marido dela, poria veneno no chá dele: "Minha senhora, se eu fosse seu marido, tomaria esse chá", respondeu-lhe o ministro.

Uma outra história engraçada aconteceu com *seu* Henrique Nery, de Vacaria, um parente meu que andava doente. Meu tio, Pedro da Luz, foi visitá-lo na fazenda. Assim que entrou na sala, foi perguntando: "Mas, então, seu Henrique, como tem passado?". "Ói, seu Pedro, eu andei meio maleixo, mas agora arribei. Eu, agora, quando morrer, já morro bem mior."

Meu amigo Bernardo Sukienik, cardiologista em Porto Alegre, contou-me o seguinte: um paciente foi submetido à troca de valva aórtica por cateter e teve um pequeno acidente vascular cerebral (AVC) logo após a intervenção. Estava em recuperação, fazendo fisioterapia, quando Bernardo, para animá-lo, lhe disse: "Seu Olímpio, o senhor não se preocupe: o senhor vai sair aqui do hospital andando". Resposta do doente: "Disso não tenho a menor dúvida, pois tive que vender meu carro para pagar as contas".

Além do bom humor, os elogios também podem ser muito positivos. Dificilmente alguém tem só defeitos. E todos gostam de ser reconhecidos. Ache alguma coisa que possa ser elogiada com sinceridade. Quando se perde peso, quando a glicemia foi controlada, quando os exercícios foram feitos, reconheça e elogie. Cuidado, no entanto, com mulheres, pois elogios podem ser mal interpretados.

Deixar o paciente participar do tratamento é diferente de dar a ele o controle do mesmo. Se for medroso, vai fugir do tratamento e estará na contramão da cura. Mas não é justo deixar na mão do paciente decisões sobre assuntos que ele desconhece. O médico deve dar sua opinião, explicar os prós e os contras para que, só então, o paciente possa tomar uma decisão consciente.

DOZE REGRAS

Quando os residentes de Cardiologia chegam ao InCor-HCFMUSP, recebem um manual de procedimentos. Reuniões são realizadas para apresentar-lhes os membros das equipes com quem trabalharão, explicações detalhadas são fornecidas sobre o funcionamento do hospital e as obrigações de cada um. Quando eu era Diretor da Divisão de Cardiologia Clínica, escrevi 12 regras para esses residentes. A grande maioria dos pacientes do InCor-HCFMUSP é do Sistema Único de Saúde (SUS) e, portanto, geralmente são pessoas simples. Mas há também pacientes conveniados e uns poucos particulares. É política institucional do InCor que todos sejam atendidos com igual eficiência e dignidade.

As doze regras são:

1. Procure conhecer a pessoa. Consulta não é experiência de laboratório.
2. Primeiro, encontre um ponto de interesse comum: esportes, artes, viagens, etc.
3. Estimule a pessoa a falar.
4. Evite linguagem técnica.
5. Não exiba superioridade intelectual. Arrogância é doença ruim.
6. Respeite os sentimentos do doente. Se ele não estivesse sofrendo, não viria a você.

7. Não menospreze as queixas. Para o doente, tudo parece importante.
8. Não trate o paciente como imbecil. Ele pode não saber Medicina, mas não é idiota.
9. Ouça com atenção e não pré-julgue. Primeiro, obtenha os dados.
10. Explique claramente o que deve ser feito e por quê.
11. Lembre-se: você também pode errar. Não seja dogmático. Você é um conselheiro. Quem sofre as consequências de tudo é o doente. Portanto, ele tem o direito de decidir.
12. Cuidado com o que diz. A palavra do médico tem muito peso.

A relação entre médico e paciente é muito delicada, especialmente em situações que envolvem risco de morte. Poder-se-ia imaginar que no ambiente acadêmico essas questões fossem tratadas com mais habilidade. Nem sempre. Exemplo dramático é dado pela dra. Jill Taylor, da Harvard University, no livro *A cientista que curou seu próprio cérebro*.[11] Ela sofreu um acidente vascular cerebral, decorrente de uma malformação vascular, mas não perdeu a consciência; perdeu a fala. Assim, assistiu ao processo de decaimento das funções mentais e, depois, registrou o processo de cura. Ela relata várias situações relacionadas ao comportamento das equipes médicas durante sua internação. Em certa passagem, ela diz:

> Não conseguia entender as palavras... Mas podia ler muita coisa na expressão de um rosto ou linguagem corporal de algumas pessoas que me levavam energia, enquanto outras a drenavam de mim. Uma enfermeira nunca estabelecia contato visual, arrastava os pés como se sentisse dor... Ela erguia a voz quando falava comigo, sem se dar conta de que eu não era surda... Sua indisponibilidade para estabelecer contato comigo me apavorava.

Como os médicos pensam, de Jerome Groopman,[12] é um livro notável sobre o raciocínio clínico. O médico erra, como todo ser humano. Inúmeras pesquisas, inclusive, com necropsias, indicam que de 10 a 15% dos diagnósticos estão errados. Segundo Groopman, os tipos mais comuns de erros são, em primeiro lugar, erros de representatividade, isto é, quando o raciocínio do médico é orientado por um protótipo. O médico deixa de considerar possibilidades que contrariem o protótipo; por exemplo, um indivíduo atleta, relativamente jovem, com dor atípica no peito não deve ter infarto. Mas pode ter! É preciso estar preparado para o atípico! Em segundo lugar, erros de atribuição, ou seja, quando os pacientes se encaixam em um estereótipo negativo. Por exemplo, um indivíduo sujo, com cheiro de álcool, longa história de alcoolismo e abdome distendido deve ter cirrose alcoólica. Mas nem sempre. Terceiro: erro afetivo. Ocorre quando queremos que aconteça aquilo que esperamos. O médico, às vezes, enamora-se do próprio diagnóstico e não enxerga outras alternativas.

Além disso, o estado emocional do médico pode influenciar no seu desempenho. Problemas familiares, nos negócios ou na carreira distraem o médico. Portanto, é preciso esforço para se concentrar na consulta. Não tenha pressa. Por fim, evite isolamento. Consiga associados que tenham liberdade para trocar ideias, discutir os casos, sugerir condutas, trazer coisas novas da literatura e fazer perguntas. **Uma virtude decisiva para o médico é precisamente se cercar de associados competentes.**

COMO ADQUIRIR A CONFIANÇA DO PACIENTE

Duas coisas levam os pacientes a confiar no médico: competência e boas relações humanas. O paciente está lhe confiando o que tem de mais precioso – a sua vida. Seja digno dessa confiança. Não minta, não iluda, não abuse dessa confiança, não difunda o que ouviu em particular, não assuste, não prometa o que não pode oferecer, não se valha do conhecimento técnico que tem para parecer superior. Ajude, não se aproveite. Não espalhe maledicência. Procure ver o lado bom das coisas. Assim, se um procedimento tiver 5% de possibilidade de dar errado, dizer que tem 95% de chance de dar certo soa melhor ao paciente. É a mesma coisa, claro, mas a mensagem positiva soa melhor. **Não infunda medo; pregue esperança.**

Outros pormenores da comunicação e procedimentos também ajudam para o bom relacionamento. É fundamental, por exemplo, explicar claramente as vantagens, os riscos e as razões de todos os procedimentos. Isso inclui exames de tomografias, ressonância magnética, ecocardiograma, transesofágico, cateterismos e similares. Manter os horários das consultas também é um sinal de respeito. Afinal, as pessoas têm compromissos outros além de ir ao médico. Faça anotações nas fichas: nome do paciente e familiares, alguma característica particular que diferencia cada pessoa, entre outros.

A consulta é também uma oportunidade de aprendizado para o médico. Tenho grande respeito pelas pessoas com competência nos negócios, pelos empreendedores, aqueles que fazem as coisas acontecerem, criam empresas, geram empregos, são desbravadores. Esses talentos nada têm a ver com instrução acadêmica, com letramento, mas, sim, com visão do futuro. São pessoas que sabem identificar necessidades da sociedade, e, portanto, vislumbram oportunidades. Pessoas como Jorge Gerdau, os Grendene, Raul Randon, Francisco Schio, Antônio Ermírio de Moraes são responsáveis por grandes desenvolvimentos no país. O convívio com essas pessoas é muito enriquecedor.

Em conclusão, o exercício da profissão médica exige, ao mesmo tempo, profundo conhecimento científico e respeito integral ao ser humano. Durante séculos, a Medicina experimentou pouco progresso científico e a "arte" médica predominou. Nos últimos tempos, especialmente no século XX, o progresso científico foi fantástico, a ponto de as inovações tecnológicas, em suas diversas formas, tomarem conta do campo médico, em detrimento do cuidado intrínseco ao homem. Nas últimas décadas, observa-se entre as escolas médicas uma tendência a recuperar o cuidado ao homem doente, mas agora com outra perspectiva. Ou seja, a de incorporar os progressos tecnológicos ao cuidado humanizado do doente. Como mostra a Figura 5.1, essa é a visão que

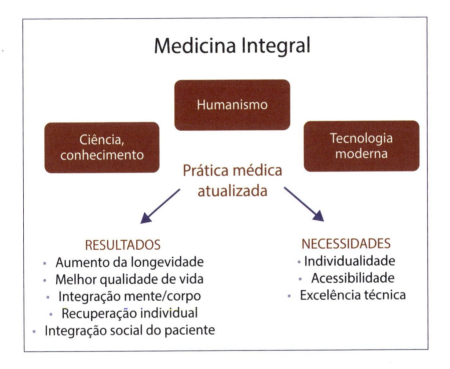

Figura 5.1 Ciência e conhecimento, em sua maior parte, advêm de pesquisas em instituições acadêmicas e devem nortear toda a conduta médica. Tecnologia moderna e eficiente deve ser criteriosamente incorporada à prática. Esses dois grandes alicerces do conhecimento moderno devem sempre ser aplicados sob a égide do humanismo, pois são pilares que têm como resultado a recuperação e a reintegração social do doente.

tenho da Medicina atual. No que diz respeito aos aspectos humanos da profissão, cabe ao médico atuar sempre com humildade, compreendendo as limitações do conhecimento médico e as imperfeições pessoais, erros ocasionais inerentes a qualquer atitude humana. Evidentemente, é muito mais grave errar na indicação de uma operação de risco e colocar em perigo a vida do paciente do que errar em uma transação comercial e perder dinheiro. O dinheiro pode ser recuperado, a saúde, talvez, não!

6. AVANÇOS CIENTÍFICOS – PROGRESSOS E DILEMAS

O respeito cego pela autoridade é o maior inimigo da verdade. **Albert Einstein**

É melhor sempre falar a verdade para não precisar ficar se lembrando do que falou. **Mark Twain**

Os antigos se apropriaram de nossas melhores novas ideias. **Mark Twain**

Durante séculos, o progresso da ciência médica foi lento. Antes de Cristo, os gregos agiam baseados em simples observações da natureza, deduções e crenças. A revolução científica começou por volta de 1500 d.C., com Kepler, Galileu e Copérnico na Cosmologia. Descartes, que viveu de 1596 a 1649, sistematizou o pensamento científico no seu imortal *Discurso do método*. A ciência médica também passou a florescer. Em 1543, Andreas Vesalius publicou *De humani corporis fabrica libri septem*, no qual descreveu o esqueleto humano. No último século, sobretudo nas últimas décadas, registraram-se significativas descobertas que mudaram radicalmente o modo como se pratica Medicina. Por conta disso, a mortalidade por cânceres diminuiu significativamente. Nos Estados Unidos, a mortalidade por cânceres está diminuindo, com exceção do câncer de mama, próstata e do corpo uterino.[1] No Brasil, esses resultados variam conforme os tipos de câncer e o gênero, como mostrado nas Tabelas 6.1 e 6.2.[2]

Houve redução de mortalidade em cânceres de estômago em homens e mulheres e em cânceres de colo de útero, porém, aumento em cânceres de próstata e mama.

Tabela 6.1 Incidência estimada de câncer conforme a localização primária do tumor e gênero.

	Localização primária	Casos Novos	%
Em homens, Brasil, 2023	Próstata	71.730	30,0
	Cólon e reto	21.970	9,2
	Traqueia, brônquio e pulmão	18.020	7,5
	Estômago	13.340	5,6
	Cavidade oral	10.900	4,6
	Esôfago	8.200	3,4
	Bexiga	7.870	3,3
	Laringe	6.570	2,7
	Linfoma não Hodgkin	6.420	2,7
	Fígado	6.390	2,7
	Todas as neoplasias, exceto pele não melanoma	**239.430**	**100,0**
	Todas as neoplasias	**341.350**	
	Localização primária	**Casos Novos**	**%**
Em mulheres, Brasil, 2023	Mama feminina	73.610	30,1
	Cólon e reto	23.660	9,7
	Colo do útero	17.010	7,0
	Traqueia, brônquio e pulmão	14.540	6,0
	Glândula tireoide	14.160	5,4
	Estômago	8.140	3,3
	Corpo do útero	7.840	3,2
	Ovário	7.310	3,0
	Pâncreas	5.690	2,3
	Linfoma não Hodgkin	5.620	2,3
	Todas as neoplasias, exceto pele não melanoma	**244.160**	**100,0**
	Todas as neoplasias	**362.730**	

Fonte: Inca, 2022.[2]

Espera-se que a mortalidade continue caindo nos próximos anos, pela aplicação de conceitos modernos de diagnóstico e tratamento, sobretudo nas populações de menor posição socioeconômica.

Tabela 6.2 Mortalidade por câncer conforme a localização primária do tumor e gênero.

	Localização primária	Óbitos	%
Em homens, Brasil, 2021	Próstata	16.300	13,5
	Traqueia, brônquios e pulmões	15.987	13,2
	Cólon e reto	10.662	8,8
	Estômago	9.007	7,5
	Esôfago	6.612	5,5
	Fígado e vias biliares intra-hepáticas	6.061	5,0
	Pâncreas	5.949	4,9
	Cavidade oral	4.878	4,0
	Sistema nervoso central	4.787	4,0
	Laringe	3.957	3,3
	Todas as neoplasias	**120.784**	**100,0**
	Localização primária	Óbitos	%
Em mulheres, Brasil, 2021	Mama	18.139	16,4
	Traqueia, brônquios e pulmões	12.977	11,7
	Cólon e reto	10.598	9,6
	Colo do útero	6.606	6,0
	Pâncreas	6.022	5,4
	Estômago	5.252	4,7
	Sistema nervoso central	4.567	4,1
	Fígado e vias biliares intra-hepáticas	4.535	4,1
	Ovário	4.037	3,6
	Leucemias	3.123	2,8
	Todas neoplasias	**110.910**	**100,0**

Fonte: Inca, 2022.[2]

O mesmo ocorreu com a mortalidade por doenças cardiovasculares. Por outro lado, a expectativa de vida aumentou significativamente, graças ao controle de fatores de risco, como tabagismo e hipertensão, disponibilidade de tecnologias avançadas e maior acesso aos serviços de saúde. Por exemplo, no Brasil, a expectativa de vida passou de 70,7 anos em 2001 para 77 anos em 2022.[3] Neste capítulo, será feita uma análise sucinta das descobertas científicas mais importantes na área médica, inclusive, as mais recentes, bem como do impacto delas na prática. Paradoxalmente, esses avanços trouxeram consigo dilemas antes não enfrentados.

Os historiadores Friedman e Friedland[4] publicaram um notável livro, em 2001, intitulado *As dez maiores descobertas da Medicina*, no qual, após extensa e cuidadosa análise, listam o que consideram mais significativo. Evidentemente nem todos concordaram com a classificação, mas não há dúvida de que as descobertas enumeradas mudaram o curso da Medicina ao longo dos anos. São elas:

1. Andreas Vesalius e a moderna anatomia humana.
2. William Harvey e a circulação do sangue.
3. Antonie van Leeuwenhoek e as bactérias.
4. Edward Jenner e a vacinação.
5. Crawford Long e a anestesia cirúrgica.
6. Wilhelm Röntgen e os raios X.
7. Ross Harrison e a cultura de tecidos.
8. Nikolai Anichkov e o colesterol.
9. Alexander Fleming e os antibióticos.
10. Maurice Wilkins e o DNA.

A seguir, há um resumo dessa publicação com alguns comentários pessoais.

78

1. ANDREAS VESALIUS E A ANATOMIA HUMANA

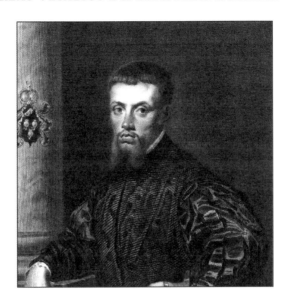

Andreas Vesalius descreveu nada menos que o esqueleto humano. Isso pode parecer banal hoje em dia, mas nem sempre foi assim; e sem esse conhecimento não teríamos a Medicina atual. Não haveria, por exemplo, a ortopedia nem o conhecimento dos cânceres ósseos. Em 1543, com apenas 29 anos de idade, Vesalius publicou *De humani corporis fabrica libri septem*, conhecido simplesmente como *Fabrica*, que revolucionou o conhecimento da anatomia humana – até então baseado em informações de dissecções de animais ou de meras teorias sem comprovação prática. Isso se devia ao fato de que, mesmo nos tempos do império romano, a dissecção humana era proibida. Vesalius começou bem cedo sua busca para elucidar a composição óssea do organismo. Era fanático pelo aprendizado e não conhecia fronteiras nessa empreitada. Procurava corpos no Cemitério dos Inocentes, de Paris, onde teria sido até ameaçado por cães selvagens. Tirava ossos de cadafalsos para preparar esqueletos. Mantinha em seu próprio quarto, durante semanas, corpos que retirava de túmulos.

Dissecava, ele mesmo, os corpos, ensanguentando as mãos e manipulando órgãos em decomposição.

Trabalhou em Paris e na Universidade de Louvain, na Bélgica. Logo depois de formado em Medicina, foi para Pádua, na Itália, onde, por sua reconhecida capacidade em anatomia, foi nomeado chefe do Departamento de Cirurgia e Anatomia. Quando publicou *Fabrica*, o livro foi um sucesso espetacular, não só pelas informações científicas inéditas, mas também pela primorosa apresentação. Em suas 700 páginas, continha ilustrações impecáveis, coloridas à mão por John Oporinus. *Epitome*, uma síntese da *Fabrica*, foi publicado semanas depois. As Figuras 6.1 e 6.2 são exemplos dessas ilustrações. O livro foi apresentado, em uma edição especial, ao Imperador Carlos V, que convidou Vesalius para ser médico da corte. Vesalius, então, deixou Pádua e também abandonou suas pesquisas. No entanto, sua contribuição é inesquecível. Ele explicou como os ossos protegem os órgãos frágeis, como o cérebro e a medula. Vesalius foi um cirurgião muito conceituado em toda Europa, sendo chamado inúmeras vezes para atender príncipes e imperadores. William Osler chegou a dizer que "*Fabrica* foi o maior livro de Medicina jamais editado".

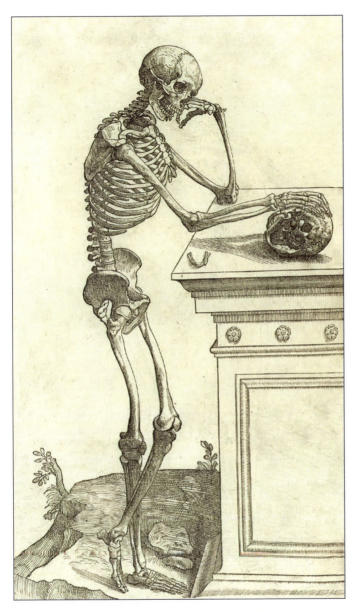

Figura 6.1 Esta perfeita apresentação artística do trabalho de Vesalius parece indicar que o esqueleto estuda o crânio.[4]

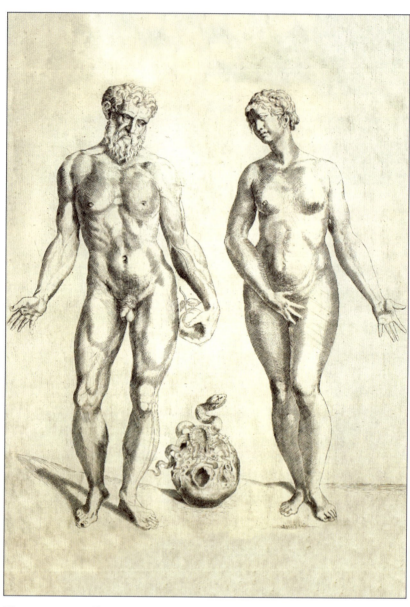

Figura 6.2 Adão e Eva representados em *Epitome* de Vesalius. A ilustração, perfeita, é de Franz Von Calcar.[4]

2. William Harvey e a circulação do sangue

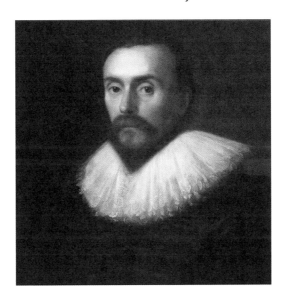

Hoje, o conhecimento da circulação do sangue, da função de bomba do coração, do transporte de oxigênio pelo sangue e da nutrição dos tecidos é corriqueiro e ensinado não apenas nas escolas de Medicina, mas também no ensino médio. Parece óbvio. No entanto, nem sempre foi assim. Durante séculos, não se sabia como o sangue circulava e qual o propósito desse movimento contínuo. Quando Harvey descreveu corretamente esse fenômeno, fez uma contribuição ímpar, revolucionária. Em homenagem a William Harvey, transcrevo suas palavras originais publicadas na revista *Journal of Angiogenesis Research*, em 2009.[5]

> *In Chapter 8 of* De Motu Cordis, *Harvey wrote how he hypothesized that the blood circulates: "In truth, when, from a variety of investigators through dissection of the living in order to experiment and through the opening of arteries, from the symmetry and magnitude of the ventricles of the heart and of the vessels entering and leaving (since Nature, who does nothing in vain, would not have needlessly given these vessels such relatively large size), from the skillful and careful craftsmanship of the valves and fibres and the rest of*

83

the fabric of the heart, and from many other things, I had very often and seriously thought about, and had long turned over in my mind, how great an amount there was, that is to say how great the amount of transmitted blood would be [and] in how short a time that transmission would be effected...I began privately to think that it might rather have a certain movement, as it were, in a circle..." In Chapter 13, Harvey summarized the substance of his findings: "It has been shown by reason and experiment that blood by the beat of the ventricles flows through the lungs and heart and is pumped to the whole body. There it passes through pores in the flesh into the veins through which it returns from the periphery everywhere to the centre, from the smaller veins into the larger ones, finally coming to the vena cava and right atrium. This occurs in such an amount, with such an outflow through the arteries and such a reflux through the veins, that it cannot be supplied by the food consumed. It is also much more than is needed for nutrition. It must therefore be concluded that the blood in the animal body moves around in a circle continuously and that the action or function of the heart is to accomplish this by pumping. This is only reason for the motion and beat of the heart. Finally, Harvey postulated the existence of small capillary anastomoses between arteries and veins, but these were not discovered until 1661 by Marcello Malpighi.

Não se pode deixar de admirar a simplicidade e a elegância com que Harvey apresentou suas ideias, que o tempo confirmou serem verdadeiras.

3. Antonie van Leeuwenhoek e as bactérias

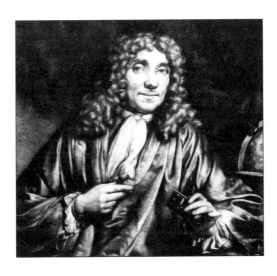

Antonie van Leeuwenhoek não era médico. Era homem de negócios, político e construtor de lentes, na Holanda, mas se tornou um cientista correspondente e membro da British Royal Society por suas descobertas do reino invisível das bactérias. Usando um microscópio feito a mão, passou a examinar fezes, urina, esperma, água, escarro, fibras musculares e sangue. Foi o primeiro a descrever organismos unicelulares, e, por isso, é considerado o "Pai da Microbiologia". É também reconhecido por ter aperfeiçoado o microscópio. Depois disso, Koch provou que a tuberculose era produzida por um bacilo; Pasteur mostrou que o antraz se devia a estreptococos; Pasteur também desenvolveu o método de pasteurização para preservar alimentos e fez outras tantas descobertas. Leeuwenhoek jamais publicou um trabalho científico, *stricto sensu;* sua correspondência com a Royal Society foi feita por cartas, nas quais dava conta de suas observações de modo coloquial. O conhecimento do mundo bacteriano microscópico mudou a história da humanidade. Ele se tornou famoso e recebeu inúmeros visitantes ilustres, como Leibniz e o Czar Pedro, o Grande, da Rússia.

4. Edward Jenner e a vacinação

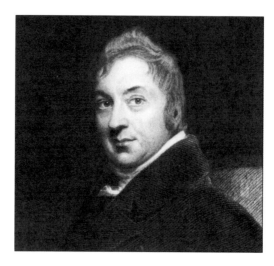

Edward Jenner era médico no interior da Inglaterra, em uma época em que a varíola devastava o mundo, matando e desfigurando os doentes. As epidemias de varíola matavam de 20 a 40% das pessoas afetadas, e os sobreviventes ficavam desfigurados ou cegos. Ele observou que as moças que tiravam leite das vacas e sofriam de varíola bovina nunca tinham a varíola humana. Jenner achou que, de algum modo, a exposição das moças à varíola bovina as protegia contra a varíola humana. Por meio de experimentos engenhosos e perigosos para a época, desenvolveu um método de imunização que eliminou a varíola do mundo. Seu primeiro e corajoso experimento foi realizado em 14 de maio de 1796, ao inocular James Phipps, um menino de oito anos de idade, com fluido obtido das lesões de uma senhora infectada com varíola bovina. James teve apenas ligeira febre, sem consequências, como sempre acontecia com pessoas infectadas com varíola bovina. Quinze dias depois, Jenner variolou o menino, ou seja, injetou-lhe varíola humana, e o menino nada apresentou. Chegou a inocular o próprio filho, também de oito anos, com o vírus da varíola, depois de o ter imunizado. Por meio dessa e de outras observações, demonstrou que a contaminação prévia com varíola suína ou bovina produzia uma leve febre nas pessoas, mas as imunizava contra a varíola humana. Seu método passou a ser adotado universalmente. Graças a Edward Jenner, a varíola foi erradicada do mundo.[6] Jenner é um dos raros casos de contribuição imortal à ciência por um indivíduo fora da universidade e sem formação acadêmica, mas que tinha espírito de observação e buscava a verdade. Além da vacinação, Jenner fez importantes observações sobre a migração de pássaros, um trabalho apresentado à Royal Society quando já tinha 71 anos, em 1820. Além disso, constatou que a angina do peito se associava à calcificação das artérias coronárias. Esse homem extraordinário, a quem o mundo tanto deve, morreu em 26 de janeiro de 1823.

5. Crawford Long e a anestesia cirúrgica

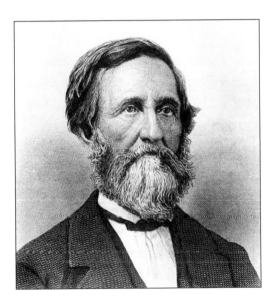

Em 7 de abril de 1853, Simpson, um renomado obstetra de Edimburgo, foi chamado para assistir a rainha Vitória, da Inglaterra, em seu oitavo parto, do qual nasceu o príncipe Leopoldo.

Simpson embebeu o lenço da rainha com clorofórmio. Além de um parto bem-sucedido, a rainha manteve-se acordada e não sentiu nenhuma dor. Esse foi mais um lance dramático na longa história da anestesia, e sua enorme repercussão, evidentemente, deveu-se tanto pela importância da paciente quanto pelo feito em si. Claro, Simpson havia experimentado clorofórmio antes, inclusive, no parto de uma sobrinha, com o mesmo sucesso.

Durante muitos séculos, a dor foi considerada natural, um desígnio de Deus. Em 1591, Eufane MacAyane, uma jovem mãe de Edimburgo, foi enterrada viva porque ousara pedir socorro pelas dores que sofrera durante o parto de seus gêmeos.[7] Amputações e extrações dentárias eram causas de imensas dores. Nessa época, uma grande virtude dos cirurgiões era a rapidez. O cirurgião de Napoleão, por exemplo, era capaz de realizar qualquer amputação em menos de um minuto.

Até hoje existem controvérsias sobre quem ou quais foram os descobridores da anestesia cirúrgica. Em 1921, o Colégio Americano de Cirurgiões declarou Crawford Long o merecedor dessa honraria, posição adotada por Friedman e Friedland em seu livro *As dez maiores descobertas da Medicina*.[4] Mas isso está longe de ser unanimidade. A saga da anestesia consumiu séculos. Primeiro, observou-se que o óxido nitroso – o gás hilariante – tinha efeitos anestésicos: pessoas se machucavam durante as festas e nada sentiam. Depois, observou-se que éter e clorofórmio tinham efeitos anestésicos. Foi utilizando éter em seus inúmeros pacientes tratados em Jefferson, no interior da Geórgia, que Long introduziu a anestesia cirúrgica. Em 30 de março de 1842, Long colocou um pouco de éter em uma toalha, deu a seu paciente James Venable para cheirar e lhe extraiu um cisto do pescoço. Venable nada sentiu. O médico continuou usando éter como anestésico, mas só publicou suas experiências em 1849.[8] Com o tempo, a anestesia foi sendo usada para extrações dentárias e na obstetrícia. Por volta de 1847, o éter já era usado sistematicamente como anestésico na Europa, América do Sul e África do Sul.

Com o passar do tempo, percebeu-se que o éter tinha efeitos colaterais importantes, como náuseas e vômitos. Clorofórmio produzia lesões hepáticas fatais. Surgiram, então, o ciclopropano e, sobretudo, o halotano, em 1956. Este último não era inflamável, o que o diferenciava dos anteriores.

Um acréscimo importante foi o uso do curare. Sabia-se que indígenas sul-americanos utilizavam sucos venenosos de plantas tropicais para envenenar suas flechas, causando paralisia nas caças e facilitando a apreensão. À substância pura deu-se o nome de curare. Por fim, por volta de 1940, o curare passou a ser incorporado à anestesia, facilitando muito o trabalho dos cirurgiões, que podiam operar em músculos imóveis. A anestesia local também representou um avanço: cocaína foi inicialmente usada para esse fim pelo grande cirurgião William Halsted, do Hospital Jonhs Hopkins, nos EUA, que acabou se tornando viciado na substância.[9] Halsted tem seu nome ligado à cirurgia radical do tratamento do câncer de mama e também foi o introdutor das luvas cirúrgicas, criadas por ele para proteger as mãos da esposa, que era sua assistente. Depois veio novocaína, eficiente e não causadora de dependência, usada até hoje.

Olhando, hoje, para os diversos e longos procedimentos cirúrgicos e intervenções, é difícil imaginá-los sem anestesia. No entanto, séculos se passaram até que essa técnica fundamental fosse implantada.

6. Wilhelm Conrad Röntgen e os raios X

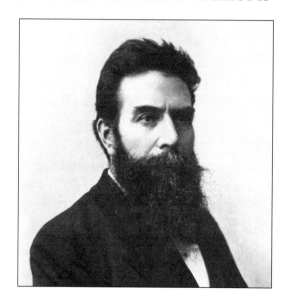

Uma das mais incríveis descobertas médicas ocorreu por acaso e, na verdade, não foi imediatamente interpretada pelo autor como um grande avanço diagnóstico.[10] Mas os fatos que precederam a descoberta de Röntgen não são menos notáveis. William Crookes, famoso físico inglês que descobriu o tálio, em 1861, investigava efeitos de descargas elétricas em gases raros e, para tanto, necessitava de uma atmosfera que tivesse apenas o gás que queria estudar. Por isso, construiu o que se chama tubo de Crookes: um cilindro de vidro do qual se retirava o ar, criando um vácuo. O cilindro continha também eletrodos para a descarga de corrente elétrica produzida por uma bateria – corrente que ia do cátodo ao ânodo, ambos selados no cilindro. A passagem da corrente se dava pela emissão de raios catódicos, como ficaram desde então conhecidos. Crookes derrubou acidentalmente umas chapas fotográficas virgens na mesa em que mantinha o tubo; mais tarde observou que elas continham algumas sombras, embora estivessem protegidas por cartuchos de madeira. Nunca lhe ocorreu que as chapas tivessem sido expostas a raios diferentes dos catódicos. Também não ocorreu ao físico Philipp Lenard investigar por que algumas tiras de papel com bário ficavam fluorescentes quando ele passava corrente elétrica pelo seu tubo de Crookes. No seu discurso, ao receber o Prêmio Nobel de Física, ele disse, depois, que Röntgen já tinha descoberto os raios X: "Na realidade, eu havia feito diversas observações inexplicáveis, as quais deviam ser efeitos de traços de uma radiação de onda, que guardei com muito cuidado para futuras investigações, infelizmente não iniciadas a tempo". É um consolo saber que mesmo cientistas do calibre de Crookes e Lenard cruzaram com fenômenos naturais incríveis sem os reconhecer! Isso confirma o velho dito: só se acha o que se procura!

Coisa semelhante aconteceu conosco no caso do miocárdio hibernado, no início da década de 1970. Quando eu estava no Cedars-Sinai Medical Center, em Los Angeles, George Diamond, James Forrester e eu fizemos observações em cães, demonstrando que, após uma oclusão coronária, a viabilidade miocárdica diminuía progressivamente com o passar do tempo, até que, após três horas de oclusão arterial, o músculo não era mais viável. Entretanto, durante mais de uma hora, o músculo não contrátil reagia a um estímulo como extrassístoles, produzindo contrações que diminuíam progressivamente de intensidade. Nós chegamos a sugerir que o músculo não contrátil não estava necessariamente morto, mas, sim, em um estado de hibernação.[11] Entretanto, não chegamos a compreender inteiramente o fenômeno e não o ligamos a situações clínicas, sobretudo suas implicações na revascularização miocárdica. Na verdade, outros investigadores, como Braunwald[12] e Rahimtoola[13], interpretaram corretamente o fenômeno e receberam o crédito pela descrição do miocárdio hibernado.

Voltando ao caso de Röntgen, ele confirmou as experiências de Lenard, mas foi além. Prosseguindo em sua pesquisa, acabou notando jatos de luz amarelo-esverdeada quando estimulava o tubo com eletricidade e que representavam um novo tipo de onda, eletromagnética, que não eram os raios catódicos. Logo percebeu que a nova onda, que chamou de raios X, não passava através do chumbo e era absorvida por outros materiais, dependendo da densidade deles. Os raios, porém, não eram absorvidos por papel, madeira e muito pouco pela carne. Ele colocou uma caixa de madeira com pesos de metal em cima de uma chapa fotográfica e projetou seus raios X sobre a caixa. O resultado foi notável: a chapa revelou claramente os pesos, mas apenas uma sombra da caixa de madeira. Ele também usou um cachimbo e obteve a mesma imagem. Ele teria dito: "O que estou vendo não é um fenômeno científico, é do outro mundo, é definitivamente místico". Era o ano de 1895. Röntgen decidiu compartilhar seus achados com a esposa Bertha. Quando expôs a mão esquerda dela aos raios X, apareceram os ossos e o anel! Tendo enviado essa fotografia a vários colegas, produziu-se uma onda imediata de divulgação na imprensa leiga. Em 5 de janeiro de 1896, o *Die Presse*, prestigioso jornal de Viena, dava a notícia da notável descoberta. O *London Chronicle*, de Londres, publicou a notícia no dia 6. Em aproximadamente um mês, o mundo todo sabia da descoberta, e os raios X estavam sendo usados não só em Medicina, mas também nos tribunais para indicar a localização de projéteis responsáveis por mortes. Röntgen foi o primeiro cientista a receber um Prêmio Nobel de Física, em 1901.

A descoberta de Röntgen teve desdobramentos. Em 1972, Hounsfield e um colega neurocientista empregaram, pela primeira vez, a tomografia axial transversa computadorizada para analisar porções internas do cérebro,[14] baseada nos raios X. Foi uma sensação que continua sendo indispensável até hoje! Pela criação da tomografia computadorizada, Godfrey Hounsfield e Allan Cormack receberam o Prêmio Nobel de Fisiologia ou Medicina, em 1979.[15,16] E tudo começou com Röntgen!

7. Ross Granville Harrison e a cultura de tecidos

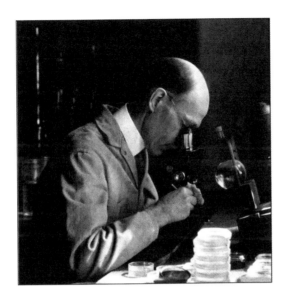

Ross Granville Harrison foi um brilhante histologista e embriologista norte-americano que, em 1907, demonstrou pela primeira vez que era possível estudar células de organismos vivos em cultura.[17] Ele usou um tubo medular de embrião de sapo, em caldo de linfa fresca de sapo, para demonstrar que fibras neurais nasciam das próprias células nervosas. Ele escreveu: "Quando se tomam as precauções assépticas adequadas, os tecidos sobrevivem nessas condições por uma semana, e, em alguns casos, foram mantidos espécimes vivos durante aproximadamente quatro semanas". Essa questão era crucial na ocasião. No entanto, inicialmente ele deu pouca importância ao método que permitia cultivar as células e que, na realidade, se tornou bem mais importante que o achado embriológico em si. Mais tarde, demonstrou-se que plasma de galinha era um meio ainda melhor para cultivar células. Alexis Carrel adquiriu fama mundial por propagar que era possível tornar células de galinha "imortais".[18] Depois, comprovou-se que seus achados se originaram de erros metodológicos na preparação experimental. Leonard Hayflick, por fim, demonstrou de modo cabal que células vivas têm um limite de replicação e, portanto, não são imortais. O método de Harrison teve importância decisiva na cultura de muitos vírus que só se desenvolvem dentro de células. Foi a partir disso que foram criadas vacinas para doenças incapacitantes, como poliomielite, sarampo, raiva e caxumba.[19]

O método de Harrison é amplamente utilizado hoje em dia nos estudos de biologia molecular, biologia de sistemas, estudos de genética e muitos outros, nos quais marcadores específicos de proteínas ou moléculas intracelulares são usados para desvendar mecanismos de sinalização e processos fisiopatológicos de inúmeras doenças. É também o precursor dos estudos modernos de células-tronco. Sua contribuição é, com justiça, considerada uma das grandes descobertas da ciência.

8. Nikolai Anichkov e o colesterol

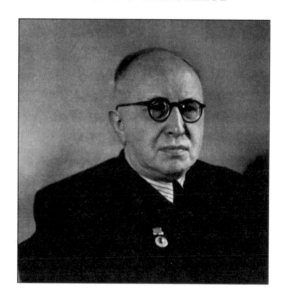

Em 1961, no *Annals of Internal Medicine*, Kannel et al.[20] publicaram os primeiros resultados da avaliação de fatores de risco coronário no pioneiro Estudo de Framingham, no qual documentavam que o colesterol elevado coincidia com o aumento da mortalidade humana ao longo de seis anos de observação. E mais: quando a hipercolesterolemia se associava com hipertensão arterial, o risco era ainda maior. Entretanto, havia se passado aproximadamente 48 anos desde as descobertas pioneiras da equipe russa liderada por Nikolai Anichkov.

Orientados por ele, Ignatowski, Stuckey e Chalatow demonstraram que coelhos alimentados com ovos e leite desenvolviam aterosclerose. Eliminando cuidadosamente os diversos componentes do leite e do ovo, eles, por fim, concluíram que era a gema do ovo que produzia aterosclerose. Anichkov, que era patologista, pediu a Chalatow que examinasse, por técnicas anatomopatológicas, as placas de aterosclerose dos coelhos. Tais placas continham gotículas de gordura, que eles identificaram como sendo colesterol e fosfolipídios. Compreenderam, então, que o colesterol é que causava a aterosclerose. Tinham feito uma grande descoberta. Entretanto, fracassaram ao tentar induzir aterosclerose em ratos e cães. Hoje, sabemos que esses animais são onívoros, como o homem, enquanto os coelhos são herbívoros. Anichkov admitia que o colesterol não era a única causa de aterosclerose, já que 10% de seus coelhos não desenvolviam a doença nem apresentavam aumento de colesterol no plasma, mesmo alimentados com grandes quantidades de colesterol. Ele achava que hipertensão e inflamação também contribuíam para o processo. Embora publicasse bastante nos anos de 1950, seus achados permaneceram virtualmente ignorados pelos europeus e norte-americanos por vários anos. Talvez por ter publicado em russo e pelo fato de a escola de Leningrado, onde trabalhava, ser pouco conhecida fora da Rússia, essa notável descoberta foi ignorada por tanto tempo.

Em 1950, porém, Gofman et al.,[21] nos EUA, utilizando uma centrífuga de alta rotação, demonstraram a existência de partículas de colesterol de alta e baixa densidade no plasma humano.

Além disso, observaram que havia considerável aumento das partículas de baixa densidade em indivíduos sobreviventes de infarto do miocárdio, o que não ocorria nos indivíduos controle, sem infarto prévio. Em 1952, Lawrence Kinsell,[22] também nos EUA, observou que dieta rica em vegetais e pobre em gorduras saturadas reduzia o colesterol no sangue humano.

Seguiram-se várias ações na Europa e nos EUA, incluindo o Estudo de Framingham mencionado, que estabeleceram o papel central do colesterol no desenvolvimento da aterosclerose humana. Em 1985, Brown e Goldstein[23] ganharam o Prêmio Nobel de Medicina pela descoberta dos receptores que internalizam as partículas de LDL, permitindo a formação das células gordurosas. Em 1977, Endo et al.[24] descobriram os inibidores competitivos da 3-hidróxi-3-metilglutaril-coenzima A redutase, que bloqueiam a produção de colesterol pelo fígado, e as estatinas foram criadas. Hoje, inúmeros estudos comprovaram que a redução do colesterol plasmático diminui todas as complicações da aterosclerose humana, que é a maior causa de mortalidade no mundo. E tudo isso se deve aos estudos pioneiros de Anichkov.

9. Alexander Fleming e os antibióticos

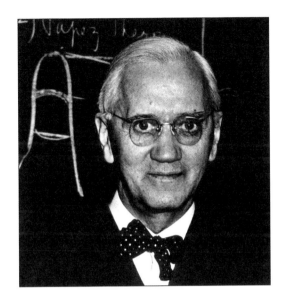

Atualmente, os médicos estão muito preocupados com a resistência das bactérias aos antibióticos, com toda a razão. A esterilização da flora intestinal com antibióticos de amplo espectro pode diminuir a ocorrência de aterosclerose experimental.[25] Claro que essa não é uma medida prática, mas os achados demonstram a importância da flora intestinal na aterosclerose, bem como a importância dos antibióticos. Esses fatos simplesmente refletem o imenso significado da relação bactérias/antibióticos. Mas é preciso lembrar que, antes dos antibióticos, milhares de pessoas morriam sistematicamente por causa de infecções de feridas de guerra, epidemias de diversas origens, endocardite bacteriana e tuberculose. O combate efetivo às infecções, uma conquista que mudou a história da humanidade, deve se essencialmente aos estudos de Alexander Fleming.

Fleming, o descobridor da penicilina, chegou a seus achados por caminhos impensáveis, fortuitos. Ele estudava culturas de estafilococos. No andar abaixo ao seu laboratório, outro investigador estudava fungos. Em uma ocasião, Fleming saiu de férias por quinze dias e deixou placas de suco de carne semeadas com estafilococos no ar ambiente de seu laboratório; normalmente, ele colocaria essas culturas em uma incubadora com temperatura adequada ao crescimento das bactérias. Quando voltou, percebeu que havia mofo em certas áreas de suas placas e, onde havia mofo, os estafilococos não cresceram. O mofo provavelmente veio do laboratório de baixo, pelo elevador, e penetrou no laboratório de Fleming, cuja porta ficava sempre aberta. Intrigado, Fleming fez vários testes e comprovou que o fungo em questão, *Penicillium notatum*, tinha, de fato, o poder de inibir o crescimento de várias bactérias, incluindo estreptococos, meningococos e pneumococos. Outras bactérias eram insensíveis. Fleming publicou seus achados em 1929,[26] dando o nome de penicilina à substância que causava a inibição do crescimento, e que não tinha sido ainda identificada. Curiosamente, Fleming interrompeu suas pesquisas sobre penicilina e sugeriu que ela seria útil como unguento para tratar lesões externas. Não imaginou que a substância pudesse ser usada como remédio, em pessoas.

Não se sabe por que Fleming não testou a penicilina contra o treponema, embora cuidasse de muitos pacientes sifilíticos. Se tivesse testado, teria descoberto também que o novo produto seria muito eficiente na sífilis. Fleming também não fez um experimento fundamental, que seria testar a penicilina em animais vivos, infectados. Isso só foi feito mais tarde pela equipe de Florey, quando esses pesquisadores infectaram oito camundongos com estafilococos, usando quatro como controle e aplicando penicilina nos outros quatro. No dia seguinte, todos os controles estavam mortos, e todos os tratados, vivos. Era a prova incontestável de que a penicilina poderia ser usada como remédio em seres vivos. Mas se não fossem os trabalhos complementares de Chain e Florey,[27] a penicilina não teria se tornado o instrumento maravilhoso que salvou milhares de vidas. Com toda a justiça, Fleming, Florey e Chain dividiram o Prêmio Nobel de Medicina.

É preciso lembrar que, antes dos antibióticos, doenças como endocardite infecciosa, febre tifoide, tuberculose e pneumonia eram frequentemente fatais. Isso mudou radicalmente depois dos achados de Fleming e outros. Hoje, não podemos imaginar a Medicina sem os antibióticos.

10. Maurice Wilkins e o DNA

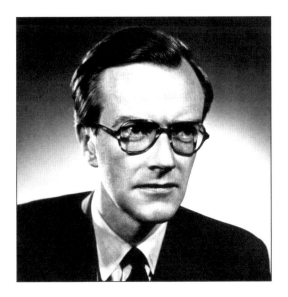

Ler um livro pode mudar a vida de uma pessoa. Foi o que aconteceu com Maurice Wilkins, quando, ainda bem jovem, leu *What is life,* de Erwin Schrödinger,[28] em que o autor propôs o conceito de código genético. Wilkins decidiu estudar o DNA, já acreditando que era o elemento-chave do código genético. Mas a história do DNA é longa.[29,30] Começou com Miescher, na Alemanha, por volta de 1868, que queria saber quais as substâncias químicas do núcleo da célula e conseguiu isolar o que chamou de "nucleína". Ele descobriu que o núcleo continha proteínas, grande quantidade de fosfato e peso molecular alto, e até sugeriu que esses componentes poderiam ser elementos de transmissão gênica.

Em 1927, o médico Fred Griffith[31] infectou alguns camundongos com uma cepa virulenta de pneumococos mortos e, outros, com uma cepa viva, não virulenta, de pneumococos. Portanto, ambas as cepas eram inofensivas. Os camundongos morreram, inesperadamente. Griffith, então, examinou as bactérias que se proliferaram nos animais mortos e descobriu que elas eram descendentes do tipo antes não virulento. Essa descendência tinha se transformado na mesma espécie letal morta no dia anterior e que continuava se reproduzindo sempre na forma virulenta. Portanto, os pneumococos não virulentos haviam adquirido características de virulência. Que elementos seriam responsáveis por essa transformação?

A descoberta de Griffith foi de imensa importância. De fato, Oswald Avery, que havia descoberto a natureza química da cápsula de quatro tipos de pneumococos, empenhou-se em identificar a natureza da substância que transformava pneumococos inofensivos em letais. Ele e sua equipe escolheram a fração de DNA e empregaram todos os meios para isolar o DNA puro. Excluíram meticulosamente vários elementos químicos, confirmaram os achados de Griffith e concluíram que, de fato, o DNA era o princípio "transformador".[32] Essa notável publicação saiu no *Journal of Experimental Medicine* em 1944. Como reconhecido por J. Watson em *The double helix*, esse achado foi o que levou Watson e Crick a estudar a estrutura molecular do DNA. Como visto antes, isso também estimulou Wilkins a estudar o DNA, tanto quanto sua leitura do *What is life* de Schrödinger.

Wilkins trabalhou com afinco para entender o DNA, usando cristalografia por raios X. Ele contou com a ajuda de Rudolf Signer, que lhe ofereceu amostra de DNA absolutamente puro, meticulosamente extraído nos estudos de cristalografia. Rosalind Franklin colaborou significativamente nos estudos de cristalografia, embora não se relacionasse bem com Wilkins. Este também recebeu importante ajuda de Werner Ehrenberg, que, com outro colega, havia desenvolvido o tubo gerador de microfoco, uma máquina de raios X que permitia concentrá-los em uma projeção muito restrita. Eles deram essa máquina de presente a Wilkins. Wilkins e Rosalind conseguiram caracterizar os componentes do DNA com a técnica de cristalografia por raios X.

James Watson, um jovem norte-americano, um dia viu um *slide* de difração de DNA que Wilkins mostrou em uma palestra. Watson também lera os trabalhos de Avery e estava seguro de que o DNA era a substância que permitia transmitir as mensagens hereditárias do homem a seus descendentes. Em 1951, ele obteve um lugar no renomado Laboratório Cavendish, de Cambridge, na Inglaterra. Lá, conseguiu interessar Francis Crick, brilhante cientista, mais velho que ele, no estudo do DNA. Eles sabiam dos componentes essenciais do DNA e eram informados por Wilkins, amigo íntimo de Crick, sobre os estudos deste e de Rosalind Franklin sobre difração do DNA por raios X. Por exemplo, Franklin conseguiu demonstrar que a estrutura do DNA tinha forma helicoidal. Foi quando Wilkins exibiu a Watson e Crick a famosa fotografia 51, que mostrava a forma helicoidal, e eles dois puderam finalmente conceber toda a estrutura do DNA. Depois de muito modelar e pensar, eles construíram a dupla hélice (Figura 6.3), na qual 4 bases – guanina, citosina, adenina e timina – se juntam, sempre na sequência guanina/citosina e adenina/timina, ou seja, purina com pirimidina, sempre, e não purina/purina ou timidina/timidina. A dupla hélice é formada por fosfato e açúcar. No seu magnífico trabalho de uma página, publicado em 25 de abril de 1953,[33] na revista *Nature*, eles, por fim, haviam elucidado a estrutura molecular do DNA. Na introdução, em que sugerem uma estrutura para o sal de *deoxyribonucleic acid*, modestamente escreveram: "Esta estrutura tem novos aspectos que são de considerável interesse biológico". Esse *considerável interesse* é tipicamente britânico e reflete o cuidado de Crick para não superdimensionar o significado de sua hipótese. Foram além e escreveram: "Não deixamos de observar que o emparelhamento específico que postulamos sugere imediatamente um possível mecanismo de cópia para material genético". Em um segundo artigo, também da *Nature*, no mesmo ano, eles exploraram amplamente essa implicação.[33]

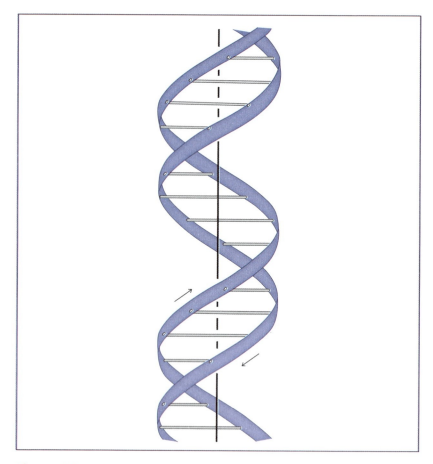

Figura 6.3   "Esta figura é apenas um diagrama. As duras tiras simbolizam as duas cadeias fosfato/açúcar, e as hastes horizontais representam os pares de bases que sustentam as cadeias. A linha vertical marca o eixo fibroso".[33]

Fonte: adaptada de Watson e Crick, 1953, com permissão.[33]

Trabalhos complementares de Wilkins, Gosling e Franklin também apareceram na mesma edição de 25 de abril de 1953 da *Nature*, mas a glória ficou com os que realmente explicaram como o código genético contido no DNA permite a transmissão de caracteres genéticos de pai para filho. Estudos posteriores em bactérias comprovaram a hipótese de Watson e Crick. Por fim, a elegante, ousada e original proposta desses pesquisadores foi admitida por todos. A contribuição fundamental de Wilkins foi também reconhecida, e os três receberam o Prêmio Nobel de Medicina ou Fisiologia em 1962. No Brasil, nesse ano, estávamos muito ocupados com a seleção brasileira de futebol, que ganhou a segunda Copa do Mundo, no Chile, de modo que os feitos de Wilkins, Watson e Crick foram ofuscados.

Curiosamente, Watson e Crick não fizeram nenhum experimento com DNA especificamente. Eles sintetizaram e compreenderam como conhecimentos anteriores, de química e cristalografia, podiam ser conectados para explicar o fenômeno da transmissão hereditária de caracteres de seres vivos. Portanto, foi um trabalho essencialmente intelectual.

Nas suas conclusões, em *As dez maiores descobertas da Medicina*, Friedman e Friedland[4] salientam alguns fatos. A verdade é que várias dessas descobertas foram frutos de outras, ou seja, o conhecimento médico é fruto de várias contribuições de maior ou menor vulto que, quando somadas, levam ao desenvolvimento de conceitos e métodos fundamentais. A história do DNA é um típico exemplo. Como disse Ramón y Cajal: "O campo arado por um pesquisador é fértil para outro".

Dessas descobertas, quatro ocorreram na Grã-Bretanha, duas nos EUA, duas na Holanda, uma na Alemanha e uma na Rússia, e nenhuma delas teve qualquer relação com os regimes políticos. No entanto, 70% delas ocorreram em universidades ou escolas de Medicina; somente Leewenhoek, Jenner e Long trabalhavam em ambientes não acadêmicos. Portanto, isso mostra a importância do ambiente intelectual para a pesquisa. Finalmente, os autores notam que os descobridores não poderiam ser classificados como gênios no sentido estrito. Eles tinham, no entanto, muito talento, intensa curiosidade e capacidade de investigação metódica daquilo que lhes despertava curiosidade. Essa é uma constatação fundamental, sobretudo para o investigador jovem. Não é preciso ter nascido com uma mente rara para realizar coisas novas.

Outro relato significativo no campo dos descobrimentos médicos é o de Comroe e Dripps: *10 avanços na área cardiopulmonar em 30 anos*, citado por Kornberg.[34] Eles constataram que, das grandes contribuições na área cardiopulmonar até aquela data, 62% foram de pesquisa básica, 37% não eram clinicamente orientadas e só 25% eram clinicamente orientadas. A maioria foi feita em escolas médicas e outras divisões universitárias. Portanto, o padrão se repete: as universidades são os locais mais apropriados para novos descobrimentos, e a ciência básica sempre está na raiz dos avanços.

GRANDES AVANÇOS RECENTES

Com base apenas em observações pessoais, ouso sugerir que os tópicos abaixo representam avanços fundamentais na Medicina atual:

1. Diagnósticos por imagem.
2. Tratamentos minimamente invasivos.
3. Tecnologia da informação, internet, inteligência artificial.
4. Genética: do genoma humano, causas das doenças e promessa da terapia gênica.
5. Biologia molecular, celular e a ciência ômica.
6. Suporte artificial de vida.
7. Novos medicamentos: vacinas, antibióticos, anticorpos monoclonais.

8. Próteses, marca-passos, ressincronizadores e outras intervenções.
9. Nanotecnologia.
10. Medicina regenerativa. Engenharia de tecidos. Órgãos inteiros.
11. Inovações conceituais.

1. Diagnósticos por imagem

As diversas técnicas de imagem hoje disponíveis mudaram totalmente os recursos diagnósticos. No passado, o exame clínico baseado em percussão, palpação, ausculta e exames de reflexos neurológicos eram fundamentos básicos, e únicos, para o aprendizado e a prática da Medicina.

Em passado recente, consumiam-se horas à beira do leito para adquirir maestria nessas técnicas, que serviram notavelmente ao processo diagnóstico durante séculos. Embora válidas ainda hoje, sobretudo na triagem de doentes vistos em primeira instância, essas técnicas foram, em grande parte, sobrepujadas pelos adventos mais modernos: ultrassonografia, tomografias, ressonância magnética e radioisótopos. A precisão diagnóstica aumentou muito. Outra característica fundamental: essas técnicas são praticamente não invasivas, evitando sofrimentos e riscos aos pacientes. Além disso, graças aos recursos de informática, fornecem resultados rápidos, o que permite serem utilizados em serviços de emergência, bem como em rotinas diagnósticas. E mais: essas técnicas permitem diagnósticos precoces, frequentemente antes das primeiras manifestações clínicas, o que pode ser muito vantajoso. Todas as áreas da Medicina se beneficiaram dessas inovações. Assim, a identificação e caracterização de massas abdominais (como aneurismas), a análise precisa das estruturas cardíacas (como as valvas e placas ateroscleróticas), a caracterização de lesões cerebrais, a diferenciação entre músculo cardíaco viável e fibroses, e a identificação de metástases em qualquer parte do organismo são apenas alguns exemplos desses notáveis progressos.[35] As Figuras 6.4 a 6.16 ilustram algumas dessas técnicas nas áreas de cardiologia, gastroenterologia, doenças vasculares, oftalmologia e doenças cerebrais.

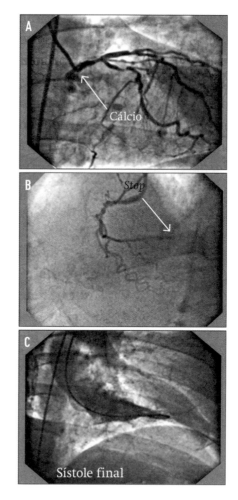

Figura 6.4 Cinecoronariografia clássica mostrando lesões no tronco da coronária esquerda e de seus ramos (A), oclusão da artéria coronária direita (B) e função ventricular esquerda normal (C). O paciente foi submetido à cirurgia de revascularização miocárdica, com sucesso.

Fonte: acervo pessoal do autor.

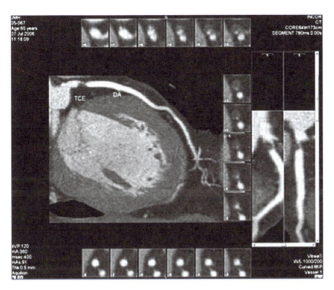

Figura 6.5 Angiotomografia coronária computadorizada mostrando simultaneamente lesão no tronco da coronária esquerda, as paredes ventriculares e volume ventricular (à esquerda). À direita, imagem de lesão coronária.

Fonte: contribuição do Dr. Carlos Rochitte (InCor-HCFMUSP).

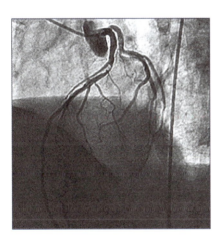 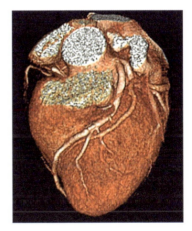

Figura 6.6 Comparação de lesão coronária na artéria descendente anterior pela cinecoronariografia convencional (à esquerda) e pela angiotomografia computadorizada.

Fonte: contribuição do Dr. Carlos Rochitte (InCor-HCFMUSP).

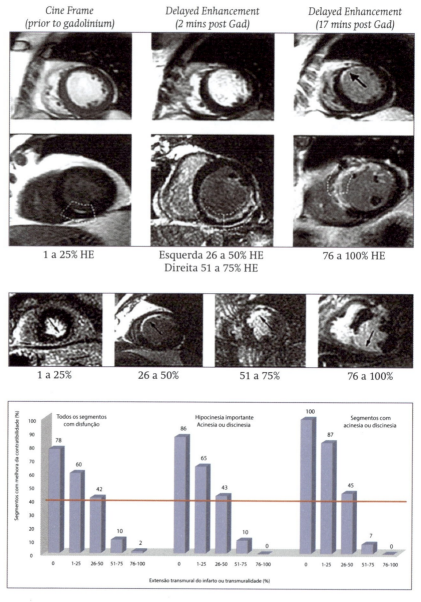

Figura 6.7 Análise de viabilidade miocárdica por ressonância magnética. Áreas em branco representam fibrose e, portanto, áreas não viáveis. Nota-se que, quanto maior a fibrose, menor a possibilidade de recuperação após revascularização. Técnica de realce tardio com gadolínio.
Fonte: contribuição do Dr. Carlos Rochitte (InCor-HCFMUSP).

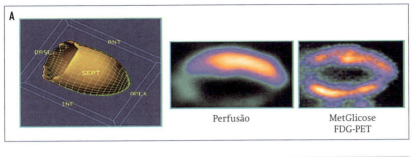

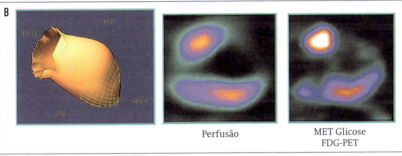

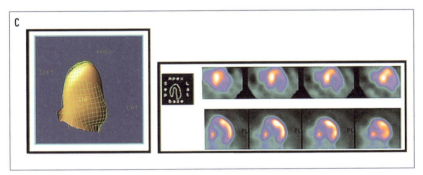

Figura 6.8 Exemplos de pacientes com estudos de perfusão e viabilidade miocárdicas. A: estudo de perfusão miocárdica com ausência de perfusão sanguínea na parede inferior do ventrículo esquerdo (VE) e presença de metabolismo miocárdico de glicose. Isso reflete viabilidade miocárdica inferior do VE. B: as paredes anterior e apical do VE não apresentam perfusão miocárdica ou metabolismo de glicose – isso identifica miocárdico não viável. C: parede lateral do VE com ausência de perfusão (imagem superior) e presença de metabolismo de glicose. O paciente apresenta parede lateral do VE totalmente viável.

Fonte: contribuição do Dr. Claudio Meneguetti (InCor-HCFMUSP).

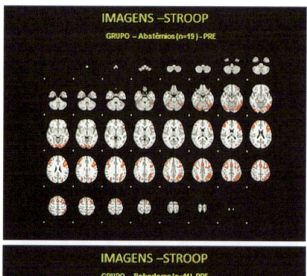

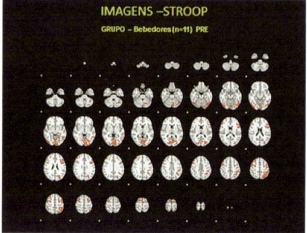

Figura 6.9 Análise compactada de estimulação cerebral por ressonância magnética cerebral funcional durante teste "StroopColor" em indivíduos abstêmios (n = 19) e consumidores habituais de vinho tinto (n = 11); imagens obtidas antes de qualquer intervenção terapêutica. Notam-se diferenças nas áreas estimuladas entre os dois grupos (pontos vermelhos). As imagens fazem parte do estudo "Efeitos do treinamento físico e ingestão de vinho tinto na função cognitiva de indivíduos sadios",[36] realizado no InCor-HCFMUSP e no Instituto de Radiologia da FMUSP, coordenado pelo autor.

Fonte: contribuição do Dr. Edson Amaro.

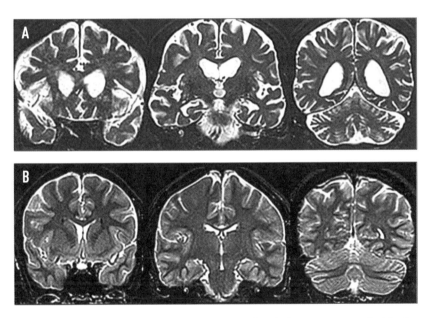

Figura 6.10 A: paciente F.E.O., gênero feminino, 82 anos de idade, com declínio cognitivo leve. A ressonância magnética cerebral (T2) mostra atrofia cerebral significativa e ventrículos muito aumentados; B: paciente F.N.C.L.O, gênero masculino, 23 anos de idade, assintomático. A imagem de ressonância magnética cerebral mostra sulcos presumivelmente normais e ventrículos de tamanhos normais.

Fonte: contribuição do Dr. Lucas Campane (Instituto de Radiologia, FMUSP).

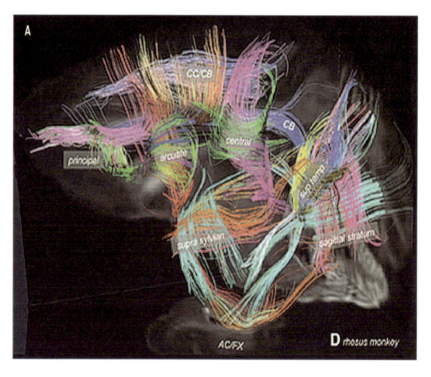

Figura 6.11A Estrutura cerebral do macaco rhesus. (*continua*)

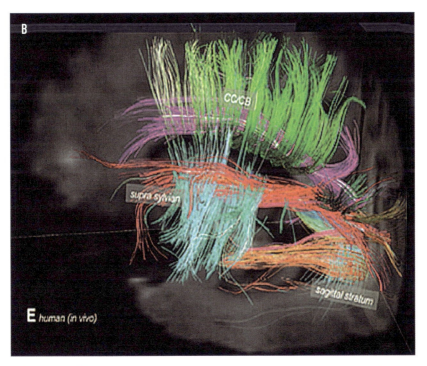

Figura 6.11B (*continuação*) Estrutura cerebral do homem, incluindo corpo caloso/feixe singular (CC/CB), região suprassilviana, estrato sagital e outras estruturas estudadas por ressonância magnética; obtida com traçadores, os quais são compostos injetados no cérebro vivo e dispersos por transporte axonal, marcando axons individuais em longas distâncias. Essas estruturas fibrosas foram comparadas com as de primatas não humanos. As vias fibrosas cerebrais formam estruturas tridimensionais contínuas e há considerável homologia entre as quatro espécies estudadas (homens e primatas). Essa arquitetura suporta certa coerência funcional, espacial/temporal e se correlaciona com a evolução e a plasticidade cerebrais.[35]

Fonte: Wedeen et al., reproduzida com permissão.

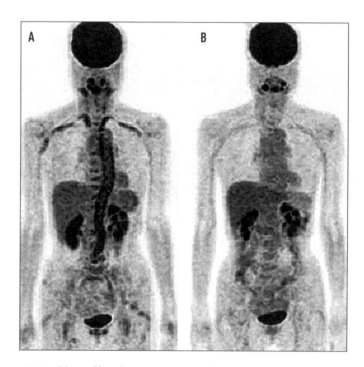

Figura 6.12 Vasculite da aorta e artérias subclávias em paciente do gênero feminino de 72 anos de idade. A: diagnóstico estabelecido por [18F]*Fluoro-deoxy-glucose positron emission tomography* ([18F] FDG-PET). B: resolução após tratamento com esteroides.

Fonte: contribuição do Dr. Cláudio Meneghetti (InCor-HCFMUSP).

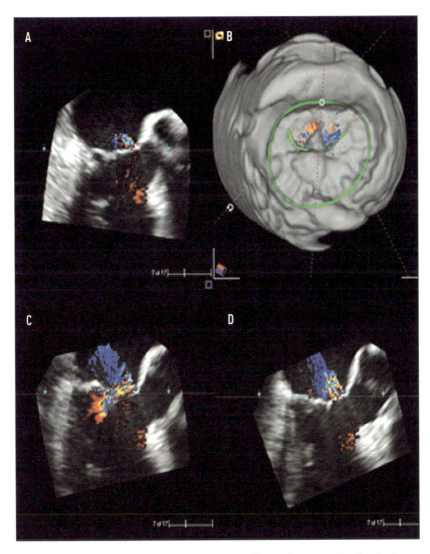

Figura 6.13 Relação espacial com aparelho valvar; avaliação da insuficiência mitral pelo ecocardiograma tridimensional. A, C e D: imagens obtidas para a quantificação do anel mitral e posterior planejamento cirúrgico. B: imagem de reconstrução do anel mitral e das comissuras demonstrando os pontos de origem do ponto regurgitante. C: plano esofágico médio a 120°, utilizado para o ajuste e a localização do ponto de origem do orifício regurgitante.

Fonte: contribuição do Dr. Wilson Mathias (InCor-HCFMUSP).

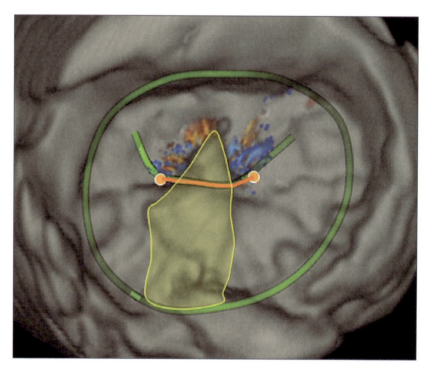

Figura 6.14 Avaliação da insuficiência mitral (IM), pelo ecocardiograma tridimensional. Em detalhe, a distância comissural da cúspide posterior a ser ressecada (laranja) e a área da cúspide posterior a ser ressecada (amarelo).

Fonte: contribuição do Dr. Wilson Mathias (InCor-HCFMUSP).

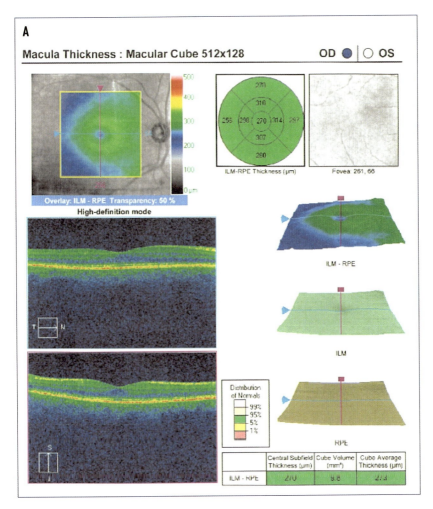

Figura 6.15A Tomografia de coerência óptica a cores dentro dos padrões de normalidade mostrando as diversas camadas da retina e a depressão fisiológica central da mácula.

Fonte: contribuição do Dr. Roberto Abucham. (*continua*)

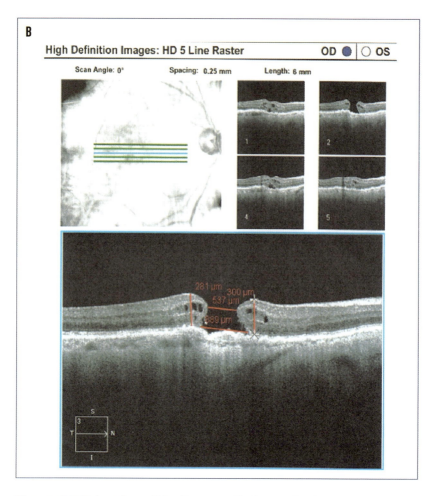

Figura 6.15B (*continuação*)   Tomografia de coerência óptica (TCO) em preto e branco evidenciado buraco macular com medidas de suas dimensões. A TCO é um dos mais importantes recursos semiológicos para o diagnóstico e o seguimento clínico das doenças oculares; não se trata de um exame não invasivo. Os resultados baseiam-se na obtenção de imagens pela técnica de interferometria de baixa coerência, na qual um interferômetro óptico compara diferentes feixes de luz para permitir a medição de alta resolução das estruturas. A TCO tem como vantagem fornecer uma imagem direta decodificada em uma escala de cores, que nada mais é do que a arquitetura histológica da retina.

Fonte: contribuição do Dr. Roberto Abucham   (*continua*)

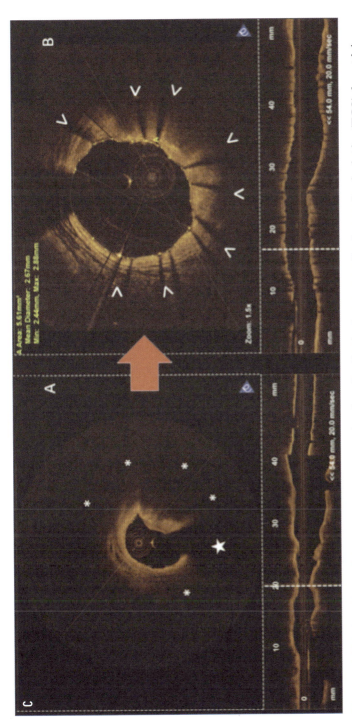

Figura 6.15C (*continuação*) Cortes transversais e longitudinais de tomografia de coerência óptica (TCO) da artéria coronária evidenciando, na imagem A, a placa aterosclerótica de predomínio lipídico (asteriscos) no ponto de maior estenose, com a sombra do fio-guia (estrela) e, na imagem B, o resultado imediato após o implante do *stent*, sendo possível a

(*continua*)

Figura 6.15C (*continuação*) identificação de suas hastes (e de suas respectivas sombras) bem apostas à luz do vaso (setas) e o cálculo da área luminal (em amarelo).

A TCO possibilita analisar a luz arterial e a parede vascular com resolução submilimétrica (resolução espacial 20 µm). É possível investigar *in vivo* as dimensões da luz vascular, bem como a presença e a composição da placa aterosclerótica ao longo dos vasos coronários epicárdicos. Estudos recentes demonstram que o método é capaz de discriminar com alta acurácia os componentes fibróticos, calcificados e lipídicos. Também, pela alta resolução espacial é possível diagnosticar acidentes de placa (rotura) e presença de trombo intraluminal, sendo utilizado com frequência crescente para identificação de lesão culpada em pacientes com síndrome coronariana aguda. Em pacientes submetidos a tratamento percutâneo, a TCO tem se demonstrado uma poderosa auxiliar na otimização do implante de *stent*, avaliando a aposição e a expansão das hastes, bem como a eventual dissecção em bordas.

Fonte: contribuição do Dr. Pedro Lemos e da Dra. Micheli Galon (Serviço de Hemodinâmica do InCor-HCFMUSP).

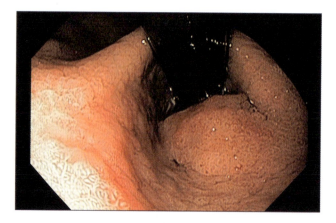

Figura 6.16 Câncer precoce da cárdia, lesão elevada de 20 mm. Exame endoscópio sob luz branca e alta definição.

Fonte: contribuição do Dr. Fauze Maluf Filho (Instituto do Câncer, FMUSP).

2. Tratamentos minimamente invasivos

No passado, grandes intervenções cirúrgicas, torácicas ou abdominais eram a regra para o tratamento de tumores. Colecistectomias, por exemplo, eram feitas com grandes incisões e com pós-operatórios longos, dolorosos e sujeitos a sérias complicações. O mesmo se pode dizer de inúmeras outras condições. Atualmente, intervenções por cateteres permitem soluções perfeitas, em tempo mínimo, quase sem trauma e com riscos mínimos. Temos as angioplastias coronárias, que mudaram radicalmente o tratamento da insuficiência coronária; contamos com as angioplastias de carótidas e de vasos intracerebrais; são feitas ressecções de inúmeros tumores e correções de inúmeras anomalias por cateteres; artroscopias são rotineiramente executadas para correções de vários problemas ortopédicos.

Catarata, um mal que aflige milhões e que, há pouco tempo, era tratada com ressecção do cristalino, seguida de meses de adaptação penosa a óculos, hoje é tratada em questão de minutos pela reposição de uma nova lente que permite, em muitos casos, a recuperação praticamente imediata da visão. Surgiram as "clínicas de um dia", amplamente utilizadas em várias situações.

As Figuras 6.17 a 6.22 ilustram algumas das intervenções por métodos percutâneos em cardiologia e em doenças vasculares sistêmicas e neurológicas que mudaram a prática médica nas últimas décadas.[37]

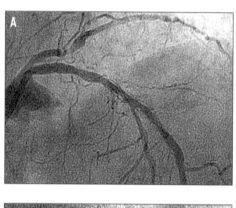
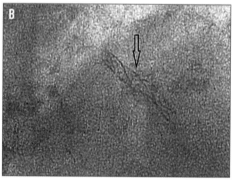

Figura 6.17 A: cinecoronariografia mostrando artéria descendente anterior prévia em paciente tratado com *stent* há 17 anos. B: imagem do *stent* intracoronário.

Fonte: contribuição do Dr. Expedito Ribeiro (InCor-HCFMUSP).

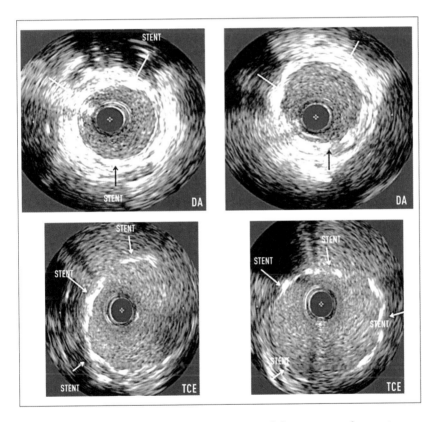

Figura 6.18 Ultrassonografia intracoronária mostrando *stent*, que mantém luz arterial ampla.

Fonte: contribuição do Dr. Expedito Ribeiro (InCor-HCFMUSP).

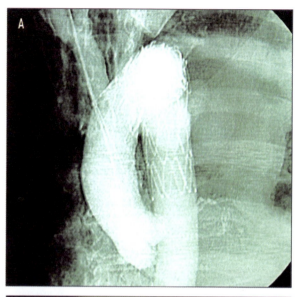

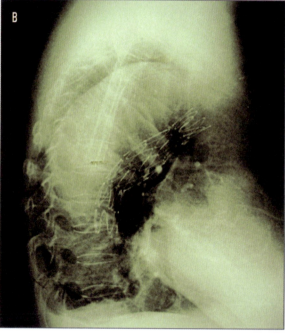

Figura 6.19 A: endoprótese na porção ascendente da aorta para a correção de aneurisma, colocada com sucesso por acesso transfemoral. B: prótese endovascular na aorta ascendente.

Fonte: contribuição do Dr. Ricardo Dias (InCor-HCFMUSP).

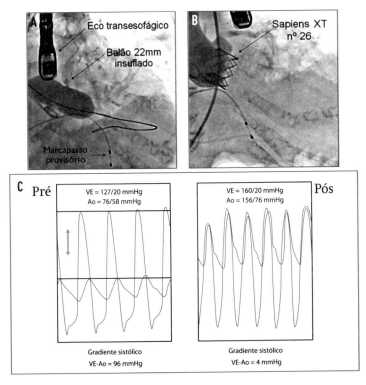

Figura 6.20 Implantação de prótese aórtica por cateter pela via transfemoral. Paciente A.M.A.C., gênero feminino, 91 anos de idade, com insuficiência cardíaca congestiva, classe funcional IV, com antecedentes pessoais de bócio tireoidiano. A valva aórtica é tricúspide com importante fibrocalcificação do anel e folhetos com mobilidade e abertura muito reduzidas. No pré-operatório, o gradiente sistólico máximo era de 129 mmHg, o gradiente médio, de 81 mmHg e o orifício de fluxo, de 0,6 cm². A troca de valva aórtica por cateter é indicada para pacientes com alto risco cirúrgico, sendo realizado com frequência crescente em todo o mundo. Os resultados a curto/médio prazo são melhores que o tratamento clínico. Persistem ainda dúvidas sobre a durabilidade da prótese a longo prazo. No entanto, as indicações tendem a ser expandidas. Estudos recentes mostram indicações cada vez mais frequentes dessa técnica na estenose aórtica. A: pré-colocação de prótese. B: prótese instalada. C: comparação dos gradientes VE-aorta.

Fonte: contribuição do Dr. José Eduardo Sousa (Hcor, SP).

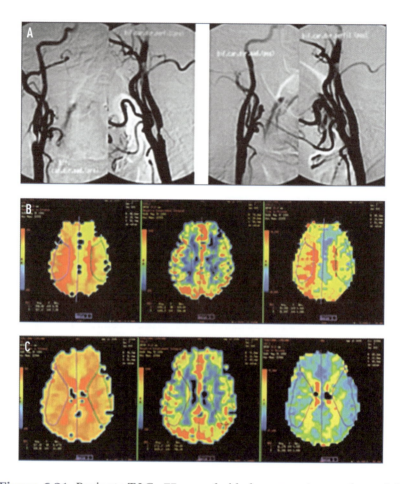

Figura 6.21 Paciente T.J.C., 75 anos de idade, com estenose da carótida direita. A: o volume sanguíneo cerebral (CBV) do território da artéria carótida (ACM) direita foi reduzido em 4% (imagem esquerda) em relação ao contralateral, o tempo médio de trânsito (MTT) retardado em 3% (imagem centro) e o tempo para o pico (TTP) com atraso de 3% (imagem direita). B: após angioplastia da artéria carótida com *stent* (ACS), houve melhora nos três parâmetros de perfusão por ressonância magnética (RM). C: o CBV do lado direito tornou-se 5% maior que o contralateral (esquerda) e o MTT passou a ser 1% mais rápido (centro) e TTP não mostrou retardo.

Fonte: adaptada de Tavares, 2009.[37]

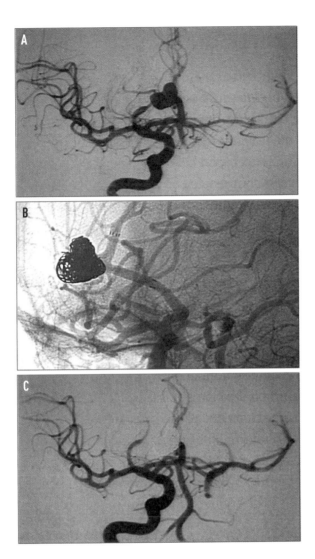

Figura 6.22 Paciente A.A., gênero feminino, 75 anos de idade: descoberta incidental de aneurisma cerebral em um quadro de investigação de cefaleia e hipertensão arterial. A. aneurisma de aproximadamente 8 mm, lobulado na artéria cerebral anterior, que tem padrão ázigo (único para os dois hemisférios). B: embolização – observam-se as molas e o *stent* cobrindo o colo do aneurisma. C: controle tardio (1 ano), demonstrando ausência de opacificação do aneurisma.

Fonte: contribuição do Dr. Guilherme Caldas.

3. Tecnologia da informação, internet, inteligência artificial

Como mencionado anteriormente, a informática permeia toda a nossa vida, desde atividades políticas a inter-relações pessoais. Não é exagero dizer que é um dos fenômenos mais importantes dos últimos séculos. No livro *O mundo é plano*, Thomas Friedman[38] ilustra como a Medicina se beneficiou extraordinariamente desse fato. Aquisição de conhecimentos, transmissões de informações técnico-científicas, ensino, métodos diagnósticos, administração hospitalar; tudo depende dos conhecimentos de informática. Os sistemas de prontuários eletrônicos, já em uso em muitos países e em pleno desenvolvimento no Brasil, são essenciais para a agilização de transmissões de informações médicas, que melhoram a eficiência do atendimento médico. O prontuário individual médico tende a ser disponibilizado para todos os médicos envolvidos no tratamento de um determinado paciente, de modo que exames não precisem ser repetidos e que condutas possam ser coordenadas. No Brasil, estamos atrasados nesse particular, mas certamente é uma área que veio para ficar, e os médicos precisam de instrução a esse respeito. A internet, as redes sociais Facebook e X (antigo) Twitter e outros canais de comunicação são instrumentos que contribuem para a disseminação de conhecimentos entre pacientes, com reflexos na profissão médica.

Uma das contribuições mais significativas é a formação de consórcios internacionais para execução de grandes estudos clínicos. Os Genome-Wide Association Studies (GWAS) – estudos de marcadores genéticos de doença coronária – têm contribuído extraordinariamente para a elucidação dos componentes genéticos dessa doença. O mesmo tem ocorrido em outras áreas, como a biologia de sistemas, que tem grande interesse em pesquisa. A biologia de sistemas busca o entendimento em nível de sistemas para examinar estruturas e a dinâmica de células e organismos, em vez de características isoladas de partes de uma célula ou organismo. O conhecimento de genes e proteínas continua sendo importante, mas o foco passa a ser o entendimento da estrutura e dinâmica dos sistemas biológicos. Uma analogia pode ser feita aqui, com fins didáticos. Identificar genes e proteínas seria como identificar as partes de um avião. Mas, como essas partes são conectadas, assim como a dinâmica de seu funcionamento, seus controles, métodos de conserto e reposições seriam objeto de biologia de sistemas. Resumidamente, segundo Kitano,[39] sistemas biológicos podem ser vistos como compostos por quatro elementos fundamentais:

1. Estrutura dos sistemas: redes de interações gênicas e vias bioquímicas de sinalização que modulam essas interações.
2. Dinâmica dos sistemas: comportamento dos sistemas ao longo do tempo, o que pode ser visto por meio de análises metabólicas e da identificação dos mecanismos que regulam comportamentos.
3. Métodos de controle: mecanismos que sistematicamente controlam o estado das células e minimizam disfunções.
4. Métodos de desenho: estratégias para modificar e reparar sistemas biológicos, baseada em princípios e simulações, em vez de simples tentativas e erros. A Figura 6.23 ilustra os vários componentes de geração de hipóteses de pesquisa em sistemas biológicos.[40] Como se vê na figura, várias camadas ômicas interagem com fatores ambientais para produzir determinado fenótipo.[40]

Bancos de dados, construídos com registros de experiências de vários grupos de pesquisa, são de grande utilidade. Consultando tais bancos, é possível buscar associações de inúmeras moléculas, genes ou proteínas e desvendar possíveis interações entre moléculas para depois as testar em experimentos apropriados.

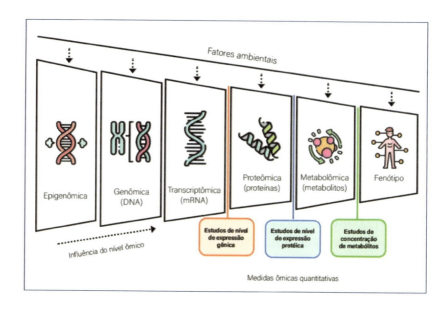

Figura 6.23 O fenótipo observável de uma célula é resultado de interações complexas e loops de *feedback* entre várias camadas ômicas, cada uma influenciada por perturbações ambientais. Em ordem de "distância" do fenótipo celular, são epigenômica (marcadores epigenéticos que afetam a atividade e expressão gênica), genômica (DNA contendo o código genético da célula), transcriptômica (o RNA codificado pelo genoma), proteômica (o conjunto de proteínas produzidas como resultado da expressão gênica e subsequentes modificações pós-traducionais) e metabolômica (o conjunto de metabólitos e reações metabólicas que ocorrem na célula).

Fonte: originalmente publicada em: Miguel L. Biologia de sistemas: ferramenta integrativa sobre o sistema biológico. Varsomics, 10 mar. 2022. Disponível em: t.ly/yJUnh. Acesso em: 22 ago. 2023. Adaptada de Angione, 2019.[40]

Aqui não cabe nenhuma consideração maior sobre inteligência artificial. Cabe apenas registrar a extrema velocidade do avanço desse instrumento que impactará profundamente toda atividade humana. Por exemplo, com o ChaptGPT4, é possível simular obras de arte, obter textos "científicos" ou similar, em qualquer área humana. Até onde esse instrumento substituirá o homem é uma pergunta intrigante.

Na realidade, a contribuição da informática é imprescindível para os estudos de fisiologia e fisiopatologia dos incontáveis elementos intracelulares que controlam o funcionamento de todo o organismo; não só isso, mas também a busca de novos alvos terapêuticos depende fundamentalmente do conhecimento das interações desses alvos e de como eles são regulados. É o que chamamos de ciência ômica, que tem aplicação em pesquisa, como é a proteômica plasmática, em diversos cenários.

4. Genética: do genoma humano, causas das doenças e promessa da terapia gênica

Desde a publicação do Projeto Genoma Humano, em 2000,[41] surgiram grandes expectativas sobre a aplicação do conhecimento genético à prática clínica. Esperava-se que o conhecimento genético explicasse as doenças, permitisse estratificação de risco e guiasse a terapêutica, bem como permitisse orientar programas de prevenção. A experiência tem demonstrado que essa é uma tarefa extremamente complexa, e grandes frustrações, em geral, têm-se registrado. Por um lado, múltiplos genes participam da regulação de praticamente todos os sistemas orgânicos, de modo que cada gene em particular influencia um processo em proporções muito pequenas. De outro lado, a expressão de um determinado gene depende de condições outras além do gene em si, como sua regulação, ativação e desativação e exposição a fatores ambientais, como mostra a Figura 6.24. Em contraposição, situações mais raras são claramente associadas a uma ou poucas mutações, como é o caso de síndrome de Marfan, cardiopatia hipertrófica, síndrome de Brugada e QT longo (Figura 6.25) ou da enzima PCSK9.[42] Assim, o conhecimento de um ou mais genes por si só não permite entender suas ações e, menos ainda, prevê-las. No entanto, o conhecimento genético vem sendo rapidamente incorporado à clínica com o propósito de identificar causas específicas, estratificar riscos e guiar terapias.[43] *Polygenic risk scores* (PRS) têm sido construídos com base nas estatísticas de múltiplos genes para determinado fenótipo. Embora com alguns aumentos na capacidade de prover eventos, ainda não são de ampla aplicação clínica.[44] Grandes consórcios internacionais, como o ENCODE e o CARDIoGRAMplusC4D,[45] oferecem preciosas informações sobre a contribuição causal

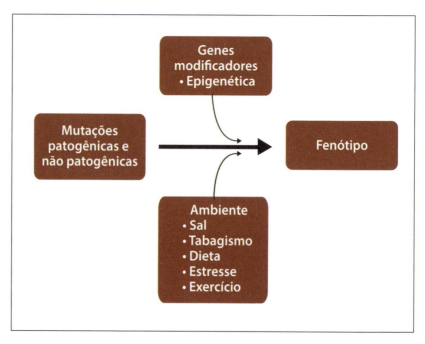

Figura 6.24 Fatores determinantes do fenótipo. Fica claro que apenas os genes não são suficientes para determinar uma expressão clínica.

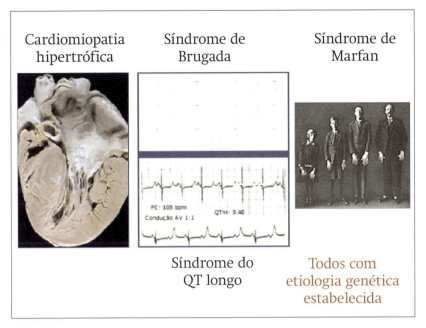

Figura 6.25 Exemplos de doenças com causa gênica conhecida.
CMH: cardiomiopatia hipertrófica; S: síndrome.

de genes e variantes em situações como a doença arterial coronária e a funcionalidade do genoma. Por exemplo, Cardiogram identificou 15 *loci* com *genome-wide significance*, elevando para 46 o número de *loci* com suscetibilidade para doença coronária. Especialmente, constatou-se que as quatro vias mais importantes estão ligadas aos lipídios e à inflamação, salientando a importância causal desses processos na etiologia gênica da doença coronária.

Uma das áreas em que tal conhecimento revelou-se de indiscutível peso clínico é o de arritmias cardíacas. As chamadas cardiopatias de canais ou canalopatias[46] constituem, hoje em dia, entidades clínicas bem definidas, cujos genes foram identificados: incluem QT longo, taquicardias ventriculares polimórficas

133

catecolaminérgicas (TVPC) e a síndrome de Brugada. Conforme se observa na Figura 6.26, cada tipo – LQT1, LQT2 e LQT3 – se associa com fatores desencadeantes de arritmias específicas e é dependente de mutações gênicas próprias em até 75% dos casos. No caso de TVPC, 50% dos casos são causados por uma mutação em RYR2, gene que codifica o receptor rianodina. Já na síndrome de Brugada, testes genéticos identificam mutações em 25% dos casos.[46] Mais ainda, o conhecimento gênico poderia determinar a resposta terapêutica. Dependendo dos achados clínicos, tornou-se mandatória a análise dos familiares, dada a possibilidade da ocorrência de morte súbita, mesmo em indivíduos assintomáticos.

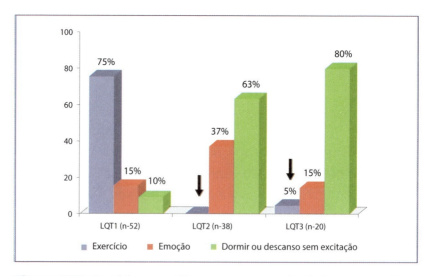

Figura 6.26 Genótipo e gatilhos para eventos fatais (parada cardíaca ou morte súbita) em 110 pacientes com síndrome do QT longo (LQT). Setas indicam ocorrências raras desses eventos em pacientes sem mutações que afetam correntes IKs.

Fonte: adaptada de Schwartz et al., 2013.[46]

Um aspecto mais recente da genética e que representa verdadeira revolução conceitual diz respeito ao componente não codificador do genoma.[47] Os genes representam, aproximadamente, apenas 1% do genoma. O dogma clássico da genética era gene-proteína-função. O que não codificava proteínas era considerado "lixo". Ultimamente, surgiram dados indicando que essas porções não codificadoras podem ter funções importantes, inclusive, na regulação da expressão gênica. Assim, a maioria das variantes responsáveis por doenças cardiovasculares está em porções não codificadoras. Por exemplo, microRNAs são pequenos RNAs não codificantes que regulam a expressão gênica por meio da degradação ou repressão de moléculas-alvo do RNA mensageiro.[48]

Outra área de grande importância é a terapia gênica, cercada de enorme interesse dado seu imenso potencial terapêutico.[49] As doenças mais atacadas são cânceres, doenças cardiovasculares e doenças monogênicas; cânceres são motivos de estudos na maioria dos casos. Entre problemas cardiovasculares, proteção miocárdica, angiogênese, restenoses pós-angioplastia e fatores de risco são motivos de investigação. Em geral, sucessos parciais foram registrados em diferentes estudos, mas complicações sérias, como leucemias, infecções e mortes atribuídas ao tratamento, abalaram muito as expectativas iniciais. De particular interesse são as variantes gênicas que influenciam o curso de certas doenças. Por exemplo, variantes da PCSK9 que regulam a expressão de receptores LDL na membrana celular, com perda de função, se associam à menor prevalência de doença coronária.[50] Essa observação levou ao desenvolvimento de anticorpos monoclonais contra PCSK9, o que resultou em agentes terapêuticos, como o evolocumabe, altamente eficientes no tratamento de hipercolesterolemia.[50]

Tem-se a impressão de que os conhecimentos sobre a regulação dos diversos sistemas orgânicos pelo conjunto gênico são extremamente complexos e não bem compreendidos pelos investigadores. O surgimento da tecnologia CRISP-R, que permite a interferência externa em pontos específicos do DNA, representa uma evolução alvissareira. Xenotransplantes cardíacos estão nos seus primórdios. Vários investigadores têm procurado viabilizá-los. Sua validade clínica é ainda difícil de entender, dada a complexidade dos fatores envolvidos (Figura 6.27).[51] No entanto, a esperança de que tais entendimentos sejam atingidos permanece, e a expectativa de que a terapia gênica, por fim, alcance a arena clínica ainda permanece viva.

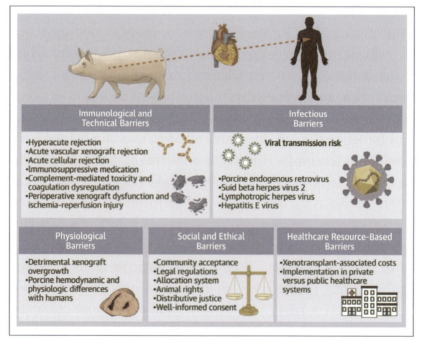

Figura 6.27 Barreiras do xenotransplante para o domínio clínico.
Fonte: Boulet et al., 2022.[51]

5. Biologia molecular, celular e a ciência ômica

Em direta ligação com os estudos de genética, surgiram os conhecimentos das estruturas e da formação dos incontáveis elementos subcelulares. Do estudo macroscópico dos órgãos e tecidos, que definiu grande parte de suas estruturas e funções, como a função de bomba do coração, do pulmão e do sangue, constituindo o sistema cardiorrespiratório que alimenta todo o corpo com oxigênio, passamos ao desvendamento das estruturas e funções subcelulares. Inicialmente, convém salientar que estruturas celulares como genes, moléculas, receptores e sistemas enigmáticos não são sequer visíveis a olho nu. Enquanto Vesalius viu o esqueleto, o investigador moderno simplesmente marca proteínas e as identifica por etiquetas químicas, que se lhes impõem por técnicas específicas. No entanto, é o conhecimento desses minúsculos elementos que nos permite entender melhor os mecanismos pelos quais os estímulos internos e externos acionam componentes cerebrais para exercer as funções. A Figura 6.28 dá uma ideia geral sobre como as informações contidas em genes são transmitidas e como essas diversas funções se entrelaçam, representando o que se chama ciência ômica, ou seja, genômica, transcriptômica, proteômica, que compõe o que poderíamos chamar metabolômica.[51] As Figuras 6.29 e 6.30 ilustram os processos de sinalização intracelular, que modulam fenômenos biológicos básicos como apoptose e proliferação celular.[53,54] Estima-se que o aprofundamento de pesquisas básicas levem a um maior conhecimento da fisiologia e fisiopatologia subcelulares e, por fim, conduzam a armas terapêuticas mais potentes e seguras.

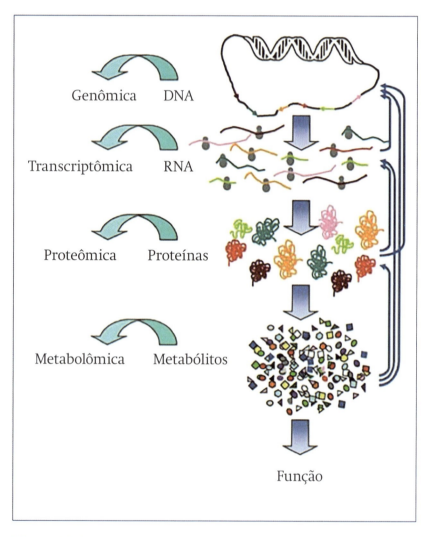

Figura 6.28 Moléculas-alvo de estudo da tecnologia ômica.
Fonte: adaptada de Vaidyanathan et al., 2005.[52]

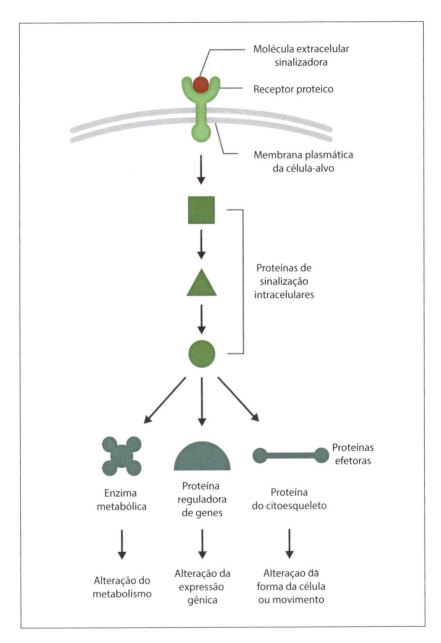

Figura 6.29 Síntese dos processos de sinalização celular.

Fonte: adaptada de Bruce et al., 2002, com permissão.[53]

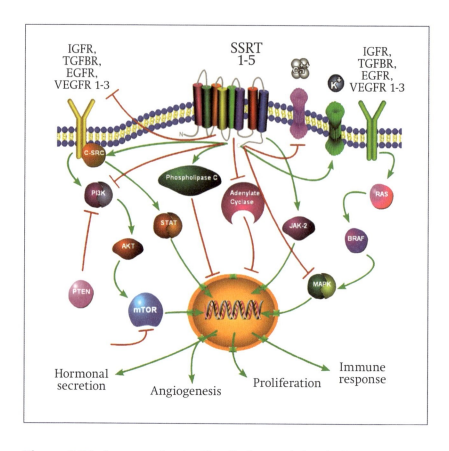

Figura 6.30 Aspectos da sinalização intracelular, indicando intrincados caminhos bioquímicos que levam a fenômenos biológicos essenciais.

Legenda das siglas: *EGFR: epidermal growth factor receptor; IGFR: insulin-like growth factor receptor; MAPK: mitogen-activated protein kinase; mTOR: mammalian target of rapamycin; PDGFR: placental-derived growth factor receptor; PI3K: phosphoinositol-3-kinase; PTEN: phosphatase and tensin homolog deleted; SSTR 1-5: somatostatin receptors 1-5; STAT: signal transducers and activators of transcription; TGFBR: transforming growth factor beta receptor; VEGFR: vascular endothelial growth factor receptor.*

Fonte: adaptada de Capdevila et al., 2011.[54]

Proteômica e lipidômica já têm sido propostas como instrumentos úteis na avaliação de risco de eventos, com resultados promissores. No entanto, dadas as complexidades técnicas para a identificação de elementos químicos específicos, seu emprego ainda é restrito a pesquisas (Figura 6.31).[55]

A Figura 6.32 ilustra a identificação de estruturas intracelulares por técnicas de biologia molecular, realizada no Laboratório de Biologia Vascular do InCor-HCFMUSP, dirigido pelo Dr. Francisco Rafael Laurindo.[56]

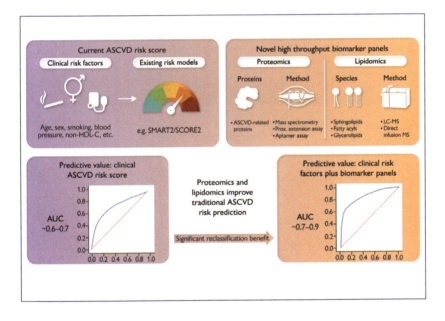

Figura 6.31 Proteômica e lipidômica já têm sido propostas como instrumentos úteis na avaliação de risco de eventos.

Fonte: Nurmohamed et al., 2023.[56]

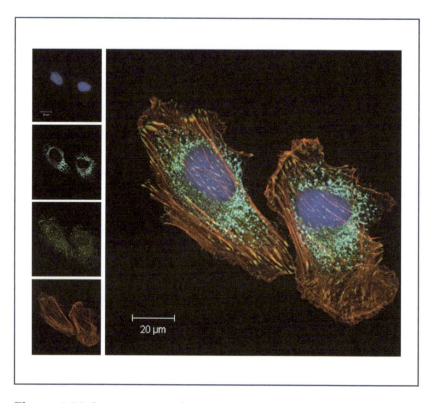

Figura 6.32 Imagem por microscopia confocal em células musculares lisas vasculares após reação de imunofluorescência; representa células imunomarcadas e adquiridas por escaneamento a *laser*: verde (argônio 488 nm) – células marcadas com anticorpo antipaxilina, seguido por marcação com anticorpo secundário alexa 488; azul-claro (hélio-neônio 546 nm) – células marcadas com anticorpo anti-PDI, seguido por marcação com anticorpo secundário alexa 546; vermelho (hélio-neônio 546 nm) – células marcadas com faloidina (para marcação da F-actina) conjugada a alexa 633; azul-escuro (UV 350 nm) – células marcadas com DAPI (para marcação do núcleo celular). Os painéis menores (à esquerda) representam a marcação isolada de cada proteína e o painel maior (à direita), a sobreposição de todos os marcadores.

Fonte: contribuição da Dra. Luciana A. Pescatore (Laboratório de Biologia Vascular, InCor-HCFMUSP), com permissão.[56]

6. Suporte artificial de vida

Um dos grandes avanços médicos das últimas décadas é a evolução dos cuidados de pacientes críticos. O advento das unidades de terapia intensiva, das monitorações elétrica, hemodinâmica, respiratória, metabólica e cerebral, do balanço hidroeletrolítico e do equilíbrio acidobásico, associado ao uso de técnicas de imagem à beira de leito (como ultrassom e tomografias), permitiu um entendimento do funcionamento orgânico em situações críticas como nunca ocorrera na história dos cuidados intensivos. O poder diagnóstico do médico clínico foi substancialmente aumentado pelo auxílio desses potentes métodos de avaliação fisiopatológica. Assim, complicações potencialmente fatais, como arritmias complexas ou acidose metabólica, passaram a ser reconhecidas imediatamente. Por outro lado, os meios terapêuticos também evoluíram de modo exponencial. Novos antibióticos, diálises, cirurgias de emergência (inclusive, não invasivas), assistência respiratória, reposição volêmica, tratamentos de arritmias, revascularização miocárdica e cerebral, suporte artificial da circulação, comas induzidos, entre outros avanços, foram incorporados aos cuidados intensivos de inúmeros hospitais. Muitos protocolos baseados em evidências derivadas de múltiplos estudos contribuíram para uniformizar tratamentos, eliminando, em grande parte, os vieses das experiências pessoais e tornando os tratamentos mais uniformes, mesmo quando aplicados por pessoas de experiência relativa. Assim, a eficiência das equipes de terapia intensiva aumentou e alcançou muitos serviços. O reconhecimento da importância das equipes de apoio e seu treinamento especializado, como enfermeiros, fisioterapeutas, nutricionistas, fonoaudiólogos, psicólogos e outros, também contribuiu notavelmente para a melhoria do sistema de cuidados emergenciais. A disponibilidade da informática possibilitou atualizações imediatas sobre praticamente tudo. Resultado final: ficou difícil morrer. E o que parece à primeira vista uma grande vitória pode também gerar dilemas profundos. As unidades de terapia intensiva ficaram superlotadas de pacientes, alguns sem nenhuma perspectiva de sobrevida útil. Até quando se deve investir? A vida não tem um ciclo natural? Quem deve ser tratado? Quais os critérios para tomar decisões? Quem paga as contas hospitalares? Onde entra a religião? O sofrimento do paciente e das famílias deve ser prolongado quando não há perspectiva de cura? A cultura brasileira clama pela manutenção da vida a qualquer preço. Mas, na verdade, o médico e a família do doente precisam encarar o que significa vida no contexto de cuidados médicos intensivos.

Não pretendo, evidentemente, entrar nessa infindável discussão sobre o que é a vida. Poetas, religiosos e filósofos já o fizeram, sem consenso. Mesmo quando o doente está desconectado de todos e do ambiente que o cerca, muitas famílias têm dificuldade em aceitar sua morte. Às vezes, fica difícil saber se a questão é o bem-estar do paciente ou se é estrito egoísmo de quem não consegue se despedir de alguém querido. A legislação brasileira proíbe eutanásia, mas, nos casos em que o prognóstico é fatal, permite que se deixe seguir o curso da natureza, sem que seja obrigatório utilizar meios artificiais para manutenção da vida. Como essa definição nem sempre é fácil, com frequência vivemos o dilema de até onde prosseguir com cuidados em casos de doentes terminais. Também há o problema da culpa: muitos familiares buscam explicações para evoluções desfavoráveis nas supostas atitudes médicas erradas. Isso é especialmente comum nos casos de acidentes ou doenças agudas de pacientes relativamente jovens. Aí, então, o médico precisa tomar cuidados especiais, usar diplomacia e sensibilidade para abordar as questões inerentes ao caso. Frequentemente, o próprio paciente não tem condições de tomar decisões, visto que está com entubação endotraqueal, sedado ou em coma. Nessas situações, o médico precisa compreender as dificuldades enfrentadas por aqueles que têm de tomar decisões, pois são situações extremamente delicadas em que esposas, irmãos ou filhos são obrigados a tomar decisões irreversíveis diante das incertezas da própria ciência médica. Muitos se sentem impotentes e aterrorizados diante da possibilidade de cometer um erro, da sensação de que não fizeram tudo que era possível. Mães de crianças com cardiopatias graves frequentemente sofrem com essa impotência. O instinto protetor materno e a sensação de onipotência da mãe ofuscam a realidade, impedindo a aceitação do fato de que a criança pode ter uma doença incurável. A doença fatal de uma criança contraria a natureza. Da criança se espera que cresça, brinque, seja feliz, viva muitos anos, e não que morra. A morte do inocente soa como uma injustiça e, portanto, é incompreensível. Afinal, parece uma punição a um ser que ainda nem viveu e, portanto, não tem culpas nem pecados. Ou soa como uma punição aos pais, que nem imaginam porque estão sendo castigados. Muitos, diante de tanto sofrimento, chegam a perder a fé em Deus, questionando a benevolência divina, para mais tarde se conformarem. É uma reação natural. Mesmo Cristo, no seu último momento, perguntou: "Senhor, por que me abandonaste?". Outros se perguntam: "Mesmo com tanto progresso da ciência, ainda não acharam cura para isso?". Ou "o que fiz de errado para merecer isso?". E, no entanto, essa é a verdade: a Medicina, assim como a vida, tem limites que o homem não consegue prolongar.

Em suma, estamos enfrentando esse paradoxo na Medicina moderna: pacientes que não morrem porque são sustentados por meios artificiais, mas que também não mais conseguem viver por seus próprios meios. O bom senso indica que uma atitude final seja tomada por uma equipe médica (não apenas por um único médico) e pela família, respeitando-se crenças religiosas ou, até mesmo, determinações que possam ter sido expressas pelo paciente, quando ainda consciente. Aliás, são cada vez mais frequentes as escolhas de pacientes que declaram explicitamente não querer meios artificiais de suporte de vida (entubação endotraqueal, diálise e outros) quando estiverem no fim da vida.

Einstein deu exemplo pessoal. Aos 75 anos de idade, sofreu ruptura de um aneurisma abdominal. Recusou cirurgia, e disse: "Não é de bom gosto prolongar a vida artificialmente". Morreu tranquilamente logo depois.[57] Outros simplesmente preferem morrer em casa, com dignidade. Evidentemente, quando tais escolhas são possíveis, entram condições filosóficas e religiosas. De modo geral, pessoas religiosas enfrentam com maior tranquilidade o fim da vida. Preces e apoio familiar sempre trazem paz.

Minha visão sobre essa questão é que a vida útil deve ser preservada e o sofrimento desnecessário, evitado. Por vida útil entendo a situação em que a pessoa tem a consciência intacta e, portanto, pode se conectar com o mundo e com as pessoas. Ela pode depender, por exemplo, de cadeira de rodas, sondas vesicais, assistência de um cuidador ou medicações, mas participa da vida familiar e está ligada ao mundo sem sofrimento intolerável.

7. Novos medicamentos: vacinas, antibióticos e anticorpos monoclonais

Houve, nos últimos tempos, um considerável aumento no arsenal terapêutico médico, o que transformou radicalmente a história natural de muitas enfermidades. Basta olhar as publicações de grandes revistas como o *New England Journal of Medicine* para constatar os relatos de estudos testando novos medicamentos em praticamente todas as especialidades. Assim, surgiram novos antibióticos, antineoplásicos e vacinas. Projetos para desenvolvimento de vacinas contra doenças reumáticas, doença de Chagas e Aids estão em andamento no Brasil. Vacinas contra febre amarela, meningite, entre outras, já são produzidas aqui. Na área cardiológica, um dos avanços mais importantes foi o desenvolvimento das estatinas para o tratamento da aterosclerose. Igualmente significativo foi o avanço no tratamento da hipertensão arterial. Nesse particular, os trabalhos pioneiros de Maurício Rocha e Silva, Sérgio Ferreira e Eduardo M. Krieger,[58-60] em Ribeirão

Preto, foram fundamentais. Maurício Rocha e Silva[58] descobriu a bradicinina, substância hipotensora de efeito fugaz, do veneno da jararaca. Seu discípulo, Sérgio Ferreira,[59] e Eduardo M. Krieger[60] descobriram os potenciadores da bradicinina, que foram identificados como inibidores da enzima de conversão da angiotensina. Como se sabe, a enzima conversora da angiotensina simultaneamente destrói a bradicinina e produz angiotensina II; e assim forneceram as bases experimentais para a criação dos inibidores da enzima conversora de angiotensina – hoje um dos pilares no tratamento da hipertensão e da insuficiência cardíaca (Tabela 6.3).

Ao mesmo tempo, grandes problemas envolvem a produção de novos medicamentos: altos custos, dificuldades na condução de ensaios clínicos e aplicabilidade dos achados à população geral.

Com relação ao diabetes tipo 2, inibidores de SGLT2 e agonistas do GLP-1 foram recentemente incorporados aos agentes clássicos, visto que se mostraram eficientes não apenas em pacientes diabéticos, mas também reduziram eventos clínicos em DAC e insuficiência cardíaca.[61]

Entre as grandes promessas, está o desenvolvimento de anticorpos monoclonais (MAB) que podem bloquear especificamente certos componentes celulares, como receptores ou enzimas, e, assim, potencialmente, alterar o curso de certas doenças. Os anticorpos monoclonais bloqueadores da enzima PCSK9 estão sendo testados em estudos clínicos como agentes redutores do LDL plasmático, com resultados iniciais excelentes. A enzima PCSK9 causa degradação dos receptores de LDL celulares, dificulta a internalização das partículas de LDL e aumenta a concentração de LDL no plasma. Em função desses resultados, essas drogas estão sendo chamadas de "novas estatinas".[42] Menções especiais merecem o evolocumabe e o alirocumabe, contra PCSK9 e ANGPTL3/8, e o inclisiran (silenciador gênico pós-transcricional por RNA de interferência), que se mostraram altamente eficientes e bem tolerados em pacientes já em uso de estatinas[62-65] (Figuras 6.33 e 6.34).

Tabela 6.3 Exemplos de avanços em medicamentos em Cardiologia.

		Indicações
1	Estatinas	Aterosclerose
		Dislipidemia
2	Fibratos	Hipertrigliceridemia
3	Ácido nicotínico	Dislipidemia, HDL baixo
4	Ezetimiba	Dislipidemia
5	Bloqueadores alfadrenérgicos	Hipertensão arterial
6	Agonista parassimpático	Insuficiência cardíaca
7	Resinas de troca	Dislipidemia
8	Inibidores da enzima conversora de angiotensina	Hipertensão arterial
		Insuficiência cardíaca
9	Bloqueadores de receptores da angiotensina	Hipertensão arterial
		Insuficiência cardíaca
10	Betabloqueadores adrenérgicos	Angina, insuficiência cardíaca
		Hipertensão arterial
11	Diuréticos	Hipertensão arterial
		Insuficiência cardíaca
12	Bloqueadores dos canais de cálcio	Hipertensão arterial
		Angina
13	Antiagregantes plaquetários	Antitrombóticos
14	Anticoagulantes	Antitrombóticos
15	Antiarrítmicos	Arritmias cardíacas
16	Agentes inotrópicos positivos	Insuficiência cardíaca
17	Bloqueadores de fosfodiesterase-5 (PDE-5)	Insuficiência cardíaca
		Hipertensão pulmonar
18	Nitratos	Angina
		Insuficiência cardíaca
19	Vasodilatadores arteriais	Hipertensão arterial
		Insuficiência cardíaca
20	Anticorpos monoclonais	Aterosclerose
21	siRNA	Aterosclerose
22	Inibidores de SGLT-2	Diabetes tipo 2
22	Inibidores da DPP-4	Diabetes tipo 2
23	Agonistas do GLP-1	Diabetes
		Obesidade

- Estatinas: sinvastatina, atorvastatina, lovastatina, pravastatina, rosuvastatina, pitavastatina.
- Anticorpos monoclonais (MAB) (anti-PCSK9): evolocumabe e alirocumabe.[61,64]
- Inclisiran: RNA de interferência que bloqueia a síntese de PCSK9 no fígado.[62]
- Bloqueadores de canais de cálcio: amlodipina, felodipina, isradipina, lercanidipina, manidipina, nicardipina, nifedipina, nitrendipina, nimodipina, nisoldipina, verapamil, diltiazem.
- Inibidores da ECA: captopril, zofenopril, enalapril, ramipril, quinapril, perindopril, lisinopril, benazepril, fosinopril.
- Antagonistas do receptor da angiotensina II: saralasina, azilsartan, candesartan, eprosartan, irbesartan, losartan, olmesartan, telmisartan, tasosartan.
- Diuréticos: furosemida, hidroclorotiazida, clortalidona, indapamida, espironolactona, amilorida, triantereno.
- Betabloqueadores adrenérgicos: atenolol, bisoprolol, carvedilol, labetalol, metropolol, nadolol, nebivolol, pindolol, propranolol.
- Anticoagulantes: heparina, varfarina, acenocoumarol, rivaroxabana, dabigatrana, apixabana.
- Antiarrítmicos: quinidina, mexiletina, propafenona, betabloqueadores, amiodarona, cloridrato de sotalol, verapanil, diltiazem, digoxina, adenosina.
- Antiagregantes plaquetários: aspirina, clopidogrel, abciximab, dipiridamol, cilostazol, eptifibatida, ticlopidina, tirofiban, ticagrelor, prasugrel.
- Nitratos: nitroglicerina, mononitrato de isossorbida, dinitrato de isossorbida, propatilnitrato.
- Bloqueadores alfadrenérgicos: doxazosina, terazosina, tansulozina, alfuzosina.
- Inibidores PDE-5: avanafil, sildenafil, tadalafil, vardenafil.
- Agentes inotrópicos positivos: digital, isoproterenol, dopamina, dobutamina, adrenalina, noradrenalina.
- Ácido nicotínico: niacina.
- Agonista parassimpático: ivabradina.
- Vasodilatadores arteriais: nitroprussiato de sódio, fentolamina, dobutamina.
- Inibidores de SGLT-2 (inibidores dos receptores de sódio e glicose): empagliflozina, dapagliflozina.[60]
- Agonistas do GLP-1 (peptídeo semelhante ao glucagon): semaglutida, liraglutida.[60]
- Inibidores da DPP-4: sitagliptina, saxagliptina, linagliptina e alogliptina.

Obs.: a maioria dos medicamentos acima não era usada, na prática, décadas atrás.

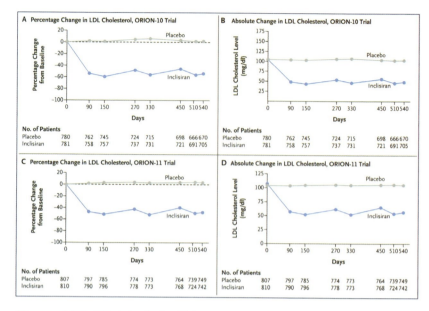

Figura 6.33 Eficácia de inclisiran ou placebo na redução do colesterol LDL durante o período experimental de 540 dias (população com intenção de tratar).

Fonte: Ray et al., 2020.[63]

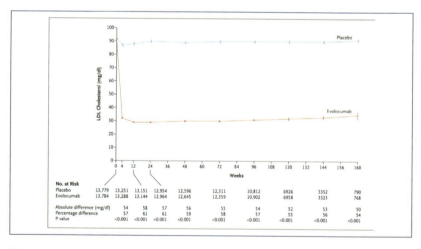

Figura 6.34 Níveis de colesterol de lipoproteína de baixa densidade (LDL), sob ação de evelocumabe, ao longo do tempo.

Fonte: Sabatine et al., 2017.[64]

8. Próteses, marca-passos, ressincronizadores e outras intervenções

Há até pouco tempo, a perda de uma estrutura corporal, como o joelho, por exemplo, era considerada um fato irreversível. No entanto, nas últimas décadas, praticamente todas as estruturas ósseas são substituíveis por próteses, como ilustram as Figuras 6.35 a 6.41. Por outro lado, ressincronizadores cardíacos, aparelhos de suporte cardíaco da função cardíaca, marca-passos, próteses penianas, válvulas cardíacas artificiais, cirurgia plástica restauradora e revascularização miocárdica são rotineiramente empregados com grande sucesso, restaurando as funções orgânicas. As Figuras 6.42 e 6.43 apresentam técnicas de ablação cardíaca para tratamento de arritmias. As Figuras 6.44 e 6.45 ilustram revascularização miocárdica de longa duração e transplante pulmonar, respectivamente. Da mesma forma, transplantes de vários órgãos são realizados regularmente no Brasil (Figura 6.46).[66] No caso de transplantes cardíacos, a idade avançada já não representa mais uma contraindicação absoluta. Em 2012, ficamos sabendo, pela imprensa, que o ex-vice-presidente norte-americano Dick Cheney recebeu, com sucesso, um transplante cardíaco aos 72 anos.[67]

Esses avanços ocorreram em poucas décadas e causariam espanto a um médico do século XIX, se ele ressuscitasse!

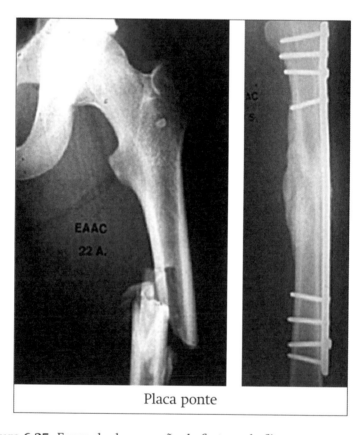

Figura 6.35 Exemplo de correção de fratura de fêmur.

Fonte: contribuição do Prof. Olavo Pires de Camargo (Instituto de Ortopedia, HCFMUSP).

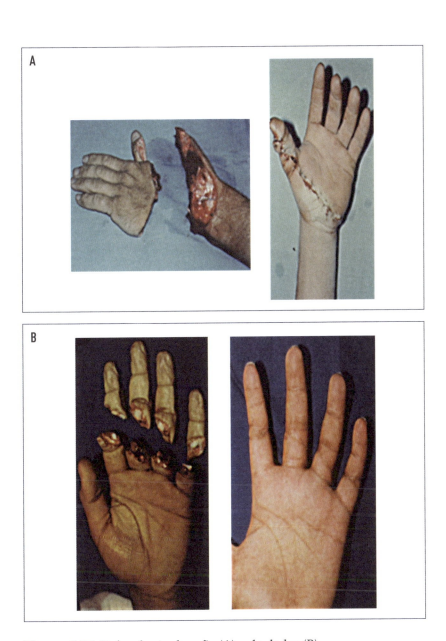

Figura 6.36 Reimplante da mão (A) e de dedos (B).

Fonte: contribuição do Prof. Olavo Pires de Camargo (Instituto de Ortopedia, HCFMUSP).

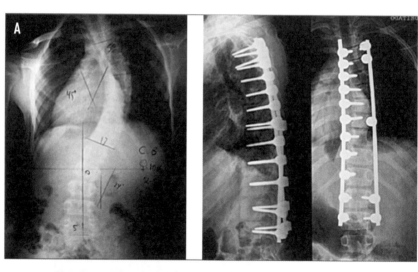

Artroplastia total bilateral

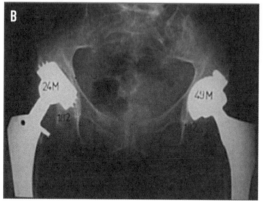

Figura 6.37 A: correção de cifoescoliose. B: próteses bilaterais femorais.
Fonte: contribuição do Prof. Olavo Pires de Camargo (Instituto de Ortopedia, HCFMUSP).

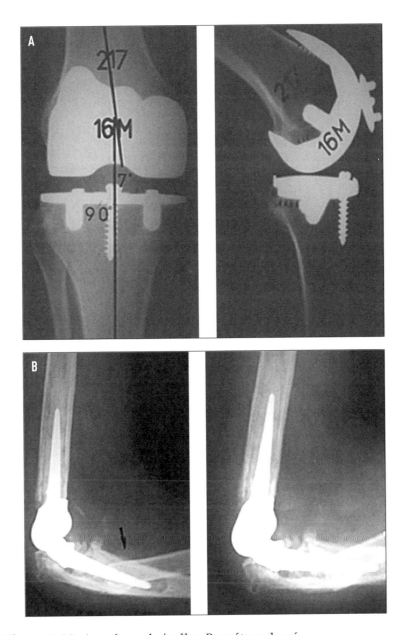

Figura 6.38 A: prótese de joelho. B: prótese de pé.

Fonte: contribuição do Prof. Olavo Pires de Camargo (Instituto de Ortopedia, HCFMUSP).

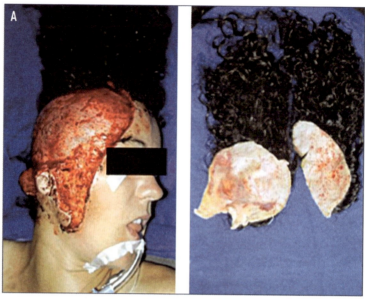

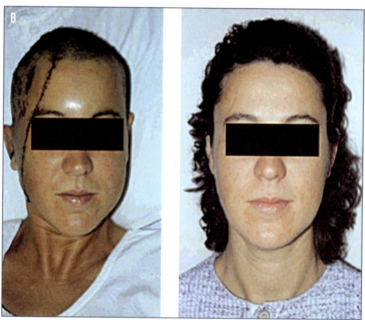

Figura 6.39 A: avulsão de couro cabeludo – reimplante após 6 horas. B: reimplante de couro cabeludo – resultado imediato e tardio.

Fonte: contribuição do Dr. Marcus Castro Ferreira (Cirurgia Plástica, FMUSP).

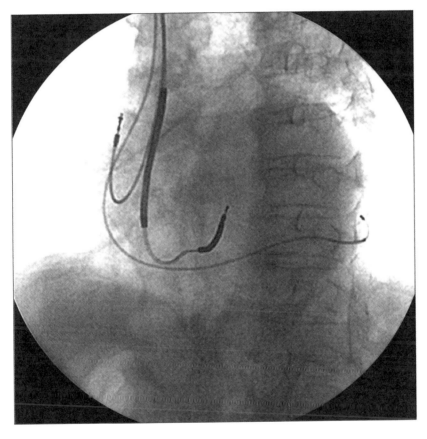

Figura 6.40 Marca-passo átrio-biventricular transvenoso; cardiodesfibrilador implantável, átrio-biventricular transverso, em posição oblíqua anterior esquerda.

Fonte: contribuição do Dr. Roberto Costa (InCor-HCFMUSP).

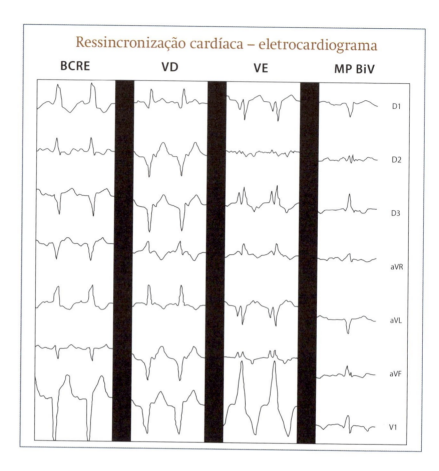

Figura 6.41 ECG de paciente portador de ritmo sinusal com bloqueio completo do ramo esquerdo submetido a implante de. Na coluna BCRE, nota-se o aspecto do eletrocardiograma basal, antes do implante do dispositivo. Na coluna VD, a morfologia do QRS, quando realizada estimulação exclusiva do ventrículo direito. Na coluna VE, a morfologia do QRS, se realizada estimulação exclusiva do ventrículo esquerdo. Finalmente, na coluna MP BiV, é possível verificar a morfologia resultante da fusão da estimulação de ambos os ventrículos sincronizados ao batimento gerado pela condução espontânea pelo ramo direito. A redução da duração do complexo QRS foi de aproximadamente 20%, passando de 160 para 130 ms.

Fonte: contribuição do Dr. Roberto Costa (InCor-HCFMUSP).

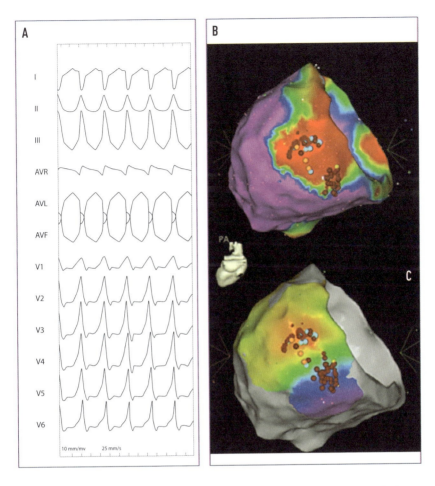

Figura 6.42 A: ECG de paciente com cardiopatia chagásica crônica e taquicardia ventricular sustentada (TVS) recorrente. B: mapa eletroanatômico de voltagem (Carto 3) do VE. As cores representam a amplitude dos eletrogramas locais. Nota-se a área de cicatriz localizada (área vermelha) na região inferior, lateral e basal do VE. O tecido saudável é representado pela área purpura. C: sequência de ativação durante a TVS. As cores representam o tempo de ativação da superfície do VE. As áreas mais precocemente ativadas apresentam a cor vermelha e as mais tardias, púrpura. Os pontos em vermelho são locais em que foi realizada a ablação da origem da TVS.

Fonte: contribuição do Dr. Maurício Scanavaca (InCor-HCFMUSP).

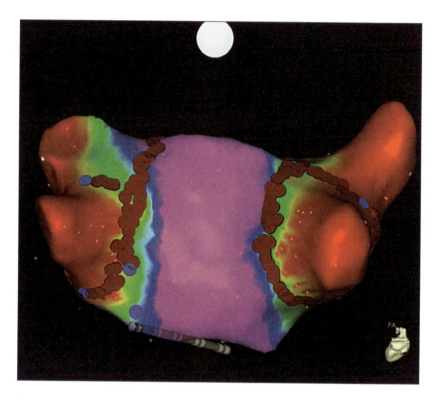

Figura 6.43 Visão posterior de mapa eletroanatômico do átrio e das veias pulmonares de um paciente com fibrilação atrial paroxística submetido à ablação com radiofrequência. Os pontos vermelhos representam o local da aplicação de radiofrequência, e os azuis, o local em que houve desconexão das veias pulmonares. As cores do mapa representam a voltagem atrial após a ablação, sendo a púrpura o tecido normal e a vermelha a área de baixa voltagem que corrobora o isolamento das quatro veias pulmonares.

Fonte: contribuição do Dr. Maurício Scanavaca (InCor-HCFMUSP).

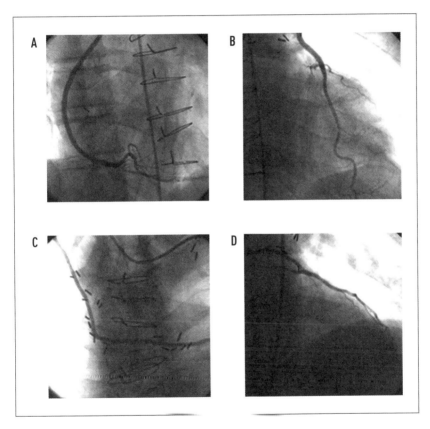

Figura 6.44 Paciente operado há 27 anos; observam-se anastomoses em perfeito estado. A: PS para CD. B: mamária esquerda para ATI. C: mamária direita para marginal. D: mamária direita para marginal.

PS: ponte de safena; CD: coronária direita; AIT: artéria torácica interna.

Fonte: contribuição do Prof. Sérgio Almeida de Oliveira (InCor-HCFMUSP).

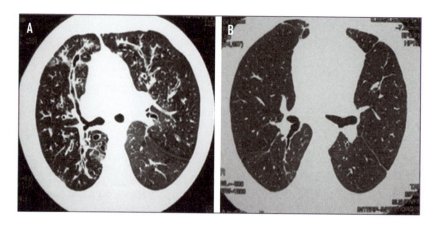

Figura 6.45 Tomografia de tórax antes (A) e depois (B) de transplante pulmonar bilateral de paciente com fibrose cística.

Fonte: contribuição do Prof. Dr. Paulo Manuel Pêgo Fernandes (Disciplina de Cirurgia Torácica, InCor-HCFMUSP).

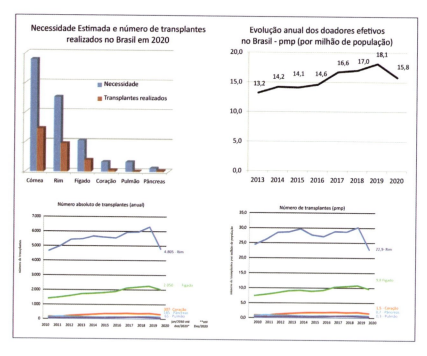

Figura 6.46 Dados do Registro Brasileiro de Transplantes (2020), da Associação Brasileira de Transplantes de Órgãos (ABTO).[65]

9. Nanotecnologia

Nanômetro (1 nm) é a bilionésima parte de 1 metro, um valor difícil de imaginar de tão pequeno. *Nano*, do grego, significa anão. Nanociência e nanotecnologia referem-se "ao estudo e aplicações tecnológicas de objetos e dispositivos que tenham ao menos uma de suas dimensões físicas menores que, ou da ordem de, algumas dezenas de nanômetros"[68] e fazem parte do ensino de ciências modernas hoje em dia. Técnicas diversas usando microestruturas têm sido empregadas em diversas áreas – como materiais de engenharia, por exemplo – para construir equipamentos de propriedades especiais com alta resistência e condutibilidade. Em Medicina, uma aplicação importante tem sido a de nanopartículas para fins terapêuticos. Áreas como resistência bacteriana, cânceres e doenças genéticas estão entre as de maior interesse.[68,69] Recentemente, RNA de interferência (RNAsi), um mecanismo celular endógeno, foi usado em pacientes com polineuropatia amiloidótica para controlar a expressão gênica responsável pela formação de partículas de amiloide transtiretina pelo fígado.[70] Foram identificados dois pequenos e potentes RNAsi – ALN-TTR1 e ALN-TTR2 –, que foram encapsulados em nanopartículas lipídicas e injetados intravenosamente em 32 pacientes. Pequenas partículas de RNAsi colam-se ao RNA mensageiro, induzindo o silenciamento dele. A capacidade de tornar RNAsi em medicamento depende de processos químicos que conferem propriedades terapêuticas ao RNAsi e facilitam a oferta segura e efetiva aos órgãos-alvo. No estudo em questão, essa técnica foi usada inicialmente em primatas não humanos. Destinou-se a diminuir a produção de amiloide transtiretina por hepatócitos; níveis plasmáticos elevados de transtiretina causam depósitos de partículas amiloide nos nervos periféricos e no coração. Os pacientes eram principalmente de Portugal e Suécia, onde a doença é endêmica. Essa terapia diminuiu em até 70% a produção das formas mutantes e não mutantes de transtiretina, estabelecendo, portanto, a prova conceitual de que a terapia com RNAsi, tendo como alvo o RNA mensageiro, é efetiva. Embora o seguimento tenha sido curto – 28 dias –, não houve qualquer alteração hematológica, renal, hepática ou clínica entre os receptores. Segundo os autores, essa forma de terapia teria vantagens sobre o transplante hepático, pois ele elimina apenas as formas mutantes de transtiretina. Mais recentemente, essa técnica foi empregada com sucesso nos estudos ORION-10 e ORION-11, nos quais foi demonstrado que inclisiran, um bloqueador da formação de PCSK9 no fígado, reduziu o LDL em, aproximadamente, 50%, com o uso de uma injeção a cada seis meses.[63]

Nanotecnologia tem sido proposta também como instrumento para combater a resistência bacteriana aos antibióticos.[69] A resistência bacteriana é um problema importante em todo o mundo. Estima-se que 40 a 60% dos *S. aureus* nos hospitais norte-americanos são resistentes a múltiplos antibióticos. No Brasil, a cifra é aproximadamente igual em hospitais. Diversas nanopartículas, como as que liberam oxido nítrico, as que contêm quitosana ou as que contêm metais como cobre, zinco ou magnésio, são utilizadas. Além disso, agentes antimicrobianos múltiplos podem ser agregados em uma mesma partícula, tornando a resistência aos antibióticos altamente improvável. Lipossomas podem ser usados mesmo para combater bactérias intracelulares, como as clamídias. Além disso, nanopartículas podem ser dirigidas especificamente ao local da infecção, permitindo, portanto, a liberação de altas doses de antimicrobianos.

No tratamento do câncer, os lipossomas, vesículas esféricas formadas por bicamadas de fosfolipídios com meio aquoso no interior, foram os veículos mais utilizados inicialmente em estudos de *drug-targeting*. Além deles, micelas, dendrímeros, partículas lipídicas sólidas ou nanoemulsões lipídicas, nanopartículas metálicas ou semicondutoras e poliméricas e nanotubos de carbono também têm sido testados. Assim, flavonoides[71] e drogas anticancerígenas específicas (p.ex., carmustina), derivados de paclitaxel etoposídeo, metotrexato e daunorrubicina, foram empregados.[72,73] Em pacientes com carcinoma de mama e de ovário, observou-se aumento de captação da LDE, respectivamente, 5 e 10 vezes maior do que o tecido normal correspondente. As nanopartículas são produzidas sem proteína, por meio de tecnologias baseadas em ultrassom, ultracentrifugação ou microfluidização sob alta pressão. A estrutura e a composição lipídica das nanopartículas são parecidas com as das lipoproteínas de baixa densidade (LDL). Isso permite que, em contato com a corrente circulatória, elas adquiram várias apolipoproteínas (apo) presentes nas lipoproteínas plasmáticas. Uma dessas apo, a apo E, é reconhecida pelos receptores da LDL, o que enseja que a nanoemulsão seja captada pelas células pelo mesmo processo de captação da LDL, a endocitose mediada pelo receptor da LDL. A expressão dos receptores da LDL fica muito aumentada nas células neoplásicas.

Essas técnicas têm vantagens, incluindo: a) o tratamento de pacientes muito idosos ou debilitados, para os quais não haveria a alternativa dos quimioterápicos; b) quimioterapia por tempo prolongado e indeterminado, já que a toxicidade cumulativa, que obriga a interrupção dos tratamentos, passa a não existir; c) aumento das doses dos quimioterápicos, o que aumentaria a eficácia do tratamento.

No Instituto do Coração (Incor) da Faculdade de Medicina da Universidade de São Paulo (HCFMUSP), outra área na qual a aplicação de nanotecnologia vem sendo testada é a aterosclerose.[74] O tratamento de coelhos com aterosclerose com a LDE-paclitaxel resultou em redução das lesões ateroscleróticas da ordem de 60 a 70%, o que foi conseguido também com LDE-etoposídeo e LDE-metotrexato.

Outras doenças degenerativas crônicas, como artrite reumatoide em coelhos e doença do enxerto do transplante cardíaco, também têm sido estudadas. As possibilidades diagnósticas também existem. Marcando a LDE com tecnécio-99m foi possível adquirir imagens de câncer de mama. Assim, pode-se concluir que a nanociência e a nanotecnologia são ramos do conhecimento moderno que devem ser incorporados em definitivo à prática médica dentro de curto/médio prazo.

10. Medicina regenerativa. Engenharia de tecidos. Órgãos inteiros

Em 2001, o grupo liderado por Piero Anversa publicou, na revista *Nature*,[75] um trabalho inédito, de grande repercussão, no qual indicava que células oriundas da medula óssea eram capazes de regenerar o miocárdio infartado em animais de experimentação. Eles também identificaram que havia células progenitoras residentes no miocárdio, cuja implicação seria a capacidade miocárdica de se regenerar. Desde então, inúmeros estudos experimentais e clínicos vêm explorando a possibilidade de regenerar tecido miocárdico após infarto do miocárdio ou mesmo em cicatrizes de outra origem, como em miocardiopatias. Os resultados têm sido inconclusivos no ser humano, mas os estudos prosseguem, dada a importância clínica potencial dessa tecnologia. Vários problemas são inerentes a essa estratégia, como tipos de células transplantadas, sua fixação no tecido cardíaco, tecnologia de implantação celular e a possibilidade de que as células-tronco causem arritmias, tumores ou tecidos não desejados, como osso. Recentemente, Bolli et al.[76] relataram a redução significativa de áreas de fibrose miocárdica em pacientes que haviam sofrido infarto do miocárdio, pelo emprego de células-tronco da aurícula direita dos próprios pacientes. Trata-se de um achado de grande importância. Outra contribuição fundamental foi dada por Takahashi e Yamanaka[77] (Figura 6.47), que demonstraram a indução de células-tronco pluripotentes a partir de fibroblastos de

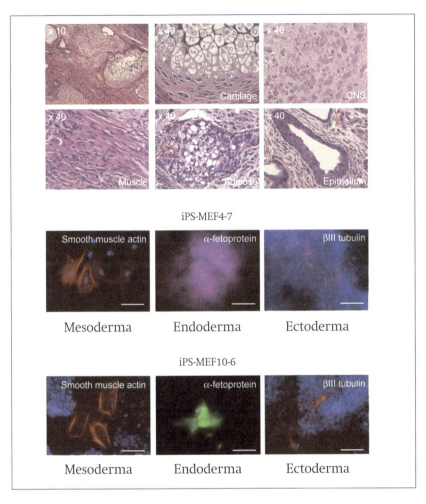

Figura 6.47 Indução de células-tronco pluripotentes a partir de fibroblastos de camundongos embrionários e adultos. A: vários tecidos presentes em teratomas oriundos de células iPS-MEF4-7: cartilagem, sistema nervoso central (SNC), músculo, tecido adiposo e epitélio. B. imuno-histoquímica confirmando a diferenciação, in vitro, das três camadas germinativas (mesoderma, endoderma e ectoderma).[64]

iPS: *inducible pluripotent stem cells*; MEF: *mouse embryonic fibroblasts*; actina identifica músculo liso; α-fetoproteína: marcador de endoderma; βIII-tubulina: ectoderma.

Fonte: Takahashi e Yamanaka, 2006, com permissão.[77]

camundongos adultos ou embrionários, por meio da introdução de apenas quatro fatores (Oct3/4, Sox2, cMyc e Klf4) em culturas de células embrionárias. Tais células exibem a morfologia e as propriedades de crescimento das células embrionárias e expressam genes marcadores de células embrionárias. Além disso, são capazes de gerar todos os tecidos das três linhas germinativas – mesoderma, endoderma e ectoderma – de onde derivam, por exemplo, tecido neural e muscular, cartilagem e epitélio colunar. Portanto, células embrionárias pluripotentes podem ser geradas a partir de fibroblastos em cultura pela adição de poucos fatores de transcrição. As implicações desse achado extraordinário são enormes, pois, entre outras coisas, elimina questões éticas relativas ao uso de células embrionárias humanas. Estas não precisariam mais ser a fonte única de células-tronco. Células pluripotentes podem ser geradas a partir de células do próprio paciente, o que também evitaria o problema da rejeição.

Em outra linha de investigação, pesquisadores têm construído modelos preliminares em que as células cardíacas são estirpadas, deixando apenas o esqueleto cardíaco, e, depois, células pluripotentes são injetadas nas artérias coronárias, com a finalidade de reconstruir o coração.[78] Como mostram as Figuras 6.48 e 6.49, trata-se de uma proposta incrivelmente atraente que também está sendo testada em outros órgãos, como o rim. Até agora, o sucesso é apenas parcial, mas trata-se de iniciativas pioneiras, cujo potencial é grande.[79]

Em suma, a ideia de regenerar órgãos humanos a partir de células-tronco embrionárias ou pluripotentes induzidas seduz nossa imaginação e abre perspectivas inéditas para a substituição de órgãos e tecidos.

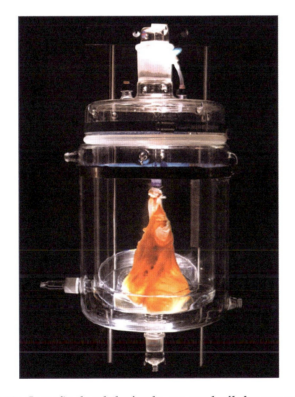

Figura 6.48 Coração decelularizado, no qual células precursoras seriam implantadas com a finalidade de reconstruir o órgão.

Fonte: Maher, 2013, com permissão.[78]

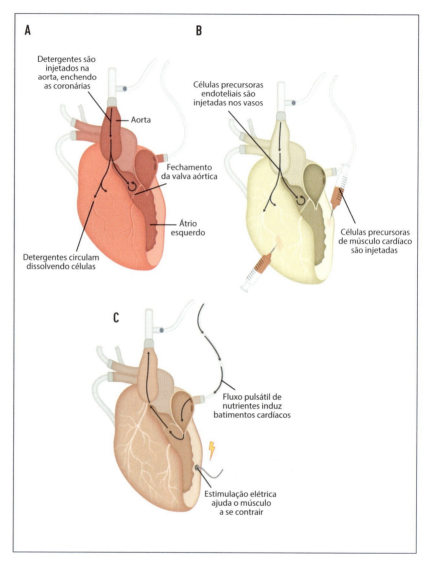

Figura 6.49 A: um detergente é injetado na aorta, enchendo as coronárias; o detergente circula nos vasos existentes, dissolvendo as células. B: células precursoras endoteliais são infundidas nas coronárias, assim como as células precursoras de músculo cardíaco. C: fluxo pulsátil leva os nutrientes ao coração; estimulação elétrica ajuda o batimento cardíaco.

Fonte: adaptada de Maher, 2013, com permissão.[78]

11. Inovações conceituais

Como consequência direta dos avanços tecnológicos e científicos mencionados, bem como de outros, ocorreram mudanças conceituais que tendem a pautar a prática médica contemporânea. Dentre elas, incluem-se:

Conceito de prevenção

Grandes estudos clínicos mostraram que muitas doenças de adultos são decorrentes de estilos de vida inadequados. Globalmente, as doenças crônicas não transmissíveis (DCNT) – doenças cardiovasculares (DCV), doenças respiratórias crônicas, diabetes e cânceres – são responsáveis por cerca de 75% das mortes no mundo. Sabe-se também que a obesidade e a hipertensão vêm aumentando, tanto no mundo como na população brasileira. No Brasil, as DCV são a principal causa de morte; dentre as quais, a primeira é a doença arterial coronariana.[80]

Um ponto significativo: as DCNT acometem países pobres e ricos igualmente e os fatores de risco são os mesmos. Por outro lado, essas alterações ocorrem precocemente, boa parte delas na infância e adolescência. Com essas características, elas são potencialmente evitáveis. Portanto, o foco principal deve ser a prevenção precoce.

Evidentemente, a implementação de programas de prevenção é complexa. Requer a participação de especialistas médicos, educadores e convencimento social. No Brasil, a Sociedade Brasileira de Cardiologia (SBC) tem desenvolvido o programa "SBC vai à escola".[81] Também o dr. Valentin Fuster tem promovido programas similares em diferentes países. Tais iniciativas merecem todo o apoio e devem ser incentivadas.

Métodos não invasivos

Maneiras seguras e sem risco de detectar alterações anatômicas e metabólicas estão surgindo e devem predominar na Medicina do futuro. Os métodos de imagem representam um grande avanço nesse sentido. Métodos não invasivos para avaliar saturação de oxigênio do sangue, pH e glicemia já existem. Recentemente, cientistas norte-americanos desenvolveram um analisador fluorescente que pode ser adaptado à câmera de um *smartphone*.[82] Esse analisador, chamado *albumin tester*, converte o sinal de fluorescência de pequenas amostras de urina em concentrações de albumina em 1 segundo. Com isso, pacientes renais crônicos podem deixar de ir ao hospital para avaliar sua condição renal. Esse aparelho faz parte de projetos de sistemas óticos microeletromecânicos da Universidade de Stanford, dos Estados Unidos. Espera-se que, em um futuro próximo, biomarcadores de função renal, como a creatinina, possam também ser medidos de modo semelhante. É bem possível que, a médio prazo, a maioria das medidas que se fazem hoje no sangue por punção venosa possa ser feita por meio de sensores transcutâneos, amostras de urina, saliva e outros.

Cuidados globais

Não apenas cuidar da doença, mas também cuidar do doente em seus aspectos familiares, educacionais, ocupacionais e psicológicos é uma mudança conceitual na prática médica que tende a se consolidar. Na verdade, o objetivo maior da Medicina é reintegrar a pessoa enferma ao núcleo social de modo integral. Isso exige, dos serviços médicos, uma capacitação que vai além dos recursos técnicos usados para tratar doenças de modo convencional.

Medicina personalizada

Médias não são pacientes, mas os dados estatísticos dos estudos clínicos são os guias principais de nossas prescrições. Hoje, medicamos por tentativa e erro, para acertar as doses dos remédios. O sucesso dessa estratégia depende muito da capacidade do médico em identificar as peculiaridades individuais, o que pode ser melhorado pelo conhecimento das características genéticas do indivíduo. Nisso se baseia a farmacogenética, que vem sendo aperfeiçoada rapidamente e deve contribuir de modo decisivo para o aperfeiçoamento da prática médica.

Medicina populacional

A saúde da população tem grande impacto no bem-estar, na segurança e na economia das nações. Portanto, cuidar da saúde das pessoas é como cuidar da saúde do país. No entanto, até pouco tempo atrás, o cuidado médico era centrado no indivíduo. A tendência moderna é que essa visão se amplie e que cuidados populacionais mereçam maior destaque. A população está envelhecendo, e a taxa de doenças cardiovasculares aumentam exponencialmente com a idade, assim como os custos. Para tanto, é necessário que políticas conjuntas governamentais, de ensino e de saúde pública, sejam implementadas. Dentro ainda deste tópico, convém destacar a importância de se otimizar o conhecimento já existente. Se considerarmos, apenas como ilustração, a porcentagem de pacientes que tomam medicamentos sabidamente benéficos para doenças cardiovasculares, incluindo betabloqueadores, aspirina, anti-hipertensivos e hipolipemiantes, notamos que inúmeros estudos, no mundo todo, documentaram que grande número de pacientes não são adequadamente tratados. A mesma constatação se faz para estilos de vida saudáveis; a minoria os segue. Em ambas as situações, não falta o conhecimento; falta, sim, sua aplicação. Mas esse não é um problema apenas médico; é educacional e envolve políticas governamentais e ações globais.

PROBLEMAS ASSOCIADOS A NOVAS TECNOLOGIAS

Excessos de diagnósticos

Como sempre, quando surgem novas tecnologias diagnósticas ou terapêuticas, não apenas evoluem o armamentário exploratório e os tratamentos, mas também emergem novos problemas e desafios, como os excessos de diagnósticos.[82,83]

Por excessos de diagnósticos entende-se a detecção de pequenas anomalias sem relevância clínica, que só são percebidas pela alta sensibilidade de alguns métodos. Por exemplo, o encontro de calcificações ósseas, sobretudo na coluna vertebral de pessoas idosas, não necessariamente indica doença, representando, muitas vezes, apenas o processo natural de envelhecimento. O mesmo pode ser dito do encontro de pequenos nódulos tireoidianos, que muitas vezes não têm significado patológico e cuja evolução é benigna. O caso de pequenos tumores prostáticos também é ilustrativo. Há casos, e não poucos, em que tais tumores se associam a uma longa sobrevida, não causando qualquer distúrbio funcional. O mesmo se pode dizer de discretas esteatoses hepáticas de cistos benignos de rim e outros órgãos, nódulos de pulmões, prolapsos mitrais pequenos, entre outros. Esses diagnósticos de alterações mínimas em pacientes assintomáticos são especialmente frequentes com as novas técnicas de imagem. Cabe ao médico exercer julgamento clínico criterioso, correlacionando esses achados com o quadro clínico geral para, assim, atribuir o peso correto a eles.

A rigor, se analisarmos as pessoas a partir da meia-idade, tudo deve estar um pouco desgastado. Portanto, urge saber distinguir o envelhecimento natural de outras questões. Por outro lado, deve-se considerar que os índices biológicos em pessoas normais não são uma cifra, mas, sim, um espectro de valores. Assim, alguns achados podem ser apenas variações do normal, e não, necessariamente, uma anomalia.

Intervenções excessivas

As intervenções excessivas são consequência direta dos diagnósticos excessivos. O caso mais ilustrativo talvez seja o das operações de próstata. Como relatado por Esserman et al.,[83] quando foram implementados os métodos para o diagnóstico de câncer de próstata, o número de cânceres diagnosticados aumentou significativamente, assim como também cresceram as intervenções cirúrgicas. No entanto, a mortalidade não diminuiu. A conclusão mais plausível é que se fizeram intervenções desnecessárias. O mesmo raciocínio aplica-se à ressecção de nódulos tireoidianos e, certamente, a outras situações clínicas.

Em resumo, a simples detecção de uma pequena anomalia por técnicas sofisticadas não deve, necessariamente, ser seguida de procedimento terapêutico. Antes, é preciso certificar-se de que essa anomalia é responsável por alguma queixa, implica restrições à qualidade de vida ou representa um risco à vida.

Tais situações são claramente ilustradas pelos achados de cinecoronariografia em pacientes com doenças das artérias coronárias. No início da experiência com esse método, muitos pacientes foram operados apenas por apresentarem lesões coronárias obstrutivas, muitas vezes com obstruções ≤ 70%, pois pensava-se, na época, que era preciso prevenir complicações. Nos casos de angioplastia, cunhou-se até o termo "reflexo ótico/ estenótico": qualquer lesão deveria ser tratada. Décadas depois, concluiu-se que a informação anatômica em si não é suficiente para determinar intervenções mecânicas, como cirurgia ou angioplastia. Aprendeu-se que é preciso determinar se aquela lesão é responsável por isquemia e estabelecer a extensão e o grau de isquemia. Nesse aprendizado, os doentes passaram a morrer mais? Não, pelo contrário: tratamentos clínicos melhoraram a evolução, pacientes sofreram menos e economias substanciais puderam ser feitas. Esse exemplo serve para todas as áreas da Medicina.

Altos custos

Inovações tecnológicas frequentemente implicam custos significativos. É o caso de tomografia computadorizada e ressonância magnética, por exemplo. O custo não é apenas dos aparelhos em si, mas de instalações apropriadas, pessoal técnico, manutenção e outras facilidades específicas. Evidentemente, esses custos são repassados aos consumidores: hospitais, pacientes e planos de saúde. Em 2011, a revista *Lancet* lançou uma edição especial sobre saúde no Brasil.[84] Vários dados então levantados são e continuam sendo pertinentes. Em 2007, apenas 8,4% do PIB brasileiro foi destinado à saúde, e o governo contribuiu com apenas 41% dos gastos totais, valor bem menor do que o observado nos Estados Unidos (82%), na Itália (77,2%) e no México (46,9%).[85] Nominalmente, os gastos com saúde aumentaram desde 2003, mas, quando corrigidos para a inflação, houve evidente queda. Os gastos com saúde aumentam exponencialmente com o aumento da idade. Como a população brasileira está envelhecendo, esse é um problema crescente. E esse cenário não mudou atualmente, em 2022, mesmo após a pandemia de Covid-19.[86]

Logicamente, inovações tecnológicas aumentam demandas por serviços sofisticados. Os investimentos em saúde pública no Brasil caíram 64% e perderam 10 bilhões entre 2013 e 2023, segundo uma pesquisa do Instituto de Estudos para Políticas de Saúde (IEPS).[87] Materiais (equipamentos médicos e insumos (vacinas, medicamentos e *kits* diagnósticos), em geral, são importados e correspondem a uma crescente parcela da balança comercial brasileira. Os gastos com diálise renal crônica eram cerca de 600 milhões de reais em 2000, e subiram para 1,7 bilhões em 2009.[88] E esse aporte ainda se mantém nesse patamar até hoje, 2022. O Sistema Único de Saúde (SUS) depende, em grande parte, de contratos com entidades privadas para diagnósticos e terapias. No entanto, estima-se que apenas 20% das tomografias computadorizadas e 12% das ressonâncias magnéticas são públicas. Ainda mais, o acesso é restrito.

Nesse particular, o Brasil tem reagido, fazendo consideráveis investimentos na capacitação científico-tecnológica do país. Em 2023, cerca de 80% da população brasileira tinha recebido a primeira e a segunda doses da vacina contra Covid-19.[89] A indústria e as sociedades médicas exercem pressão constante para a incorporação de inovações de alto custo, cuja relação custo-efetividade é incerta ou questionável.

No entanto, há dados animadores sobre o Brasil. Nos últimos 20 anos, a expectativa de vida ao nascer aumentou cerca de sete anos (de 70 para 77), e a mortalidade infantil reduziu 5% por ano nas últimas duas décadas.[3] O Sistema Nacional de Transplantes (SNT) é um dos maiores do mundo. Foram realizados, em 2021, 7.471 transplantes de órgãos sólidos, representando aumento de 111% desde 2001.[90]

Portanto, no Brasil, país com notórias deficiências de recursos na área da saúde, cabe aos médicos, ao governo, às faculdades de Medicina e às sociedades médicas atuar criteriosamente para disciplinar o emprego das novas tecnologias, considerando sempre a sua relação custo-benefício.

Confusão entre o "novo" e o "melhor"
Este é um problema recorrente em Medicina. Médicos, sobretudo os mais jovens e com menor experiência, sofrem da tendência de achar que o que é mais novo é melhor. Um exemplo bem ilustrativo é o caso do diagnóstico de angina do peito e doença coronária. Atualmente, existem inúmeros meios de se diagnosticar insuficiência coronária: eletrocardiograma, teste de esforço, cintilografia miocárdica e ecocardiograma de estresse. A sensibilidade e a especificidade desses métodos não diferem muito; há falsos positivos e falsos negativos em cerca de 10 a 15% dos casos.

Dependem também do operador, da interpretação, que é subjetiva, da experiência do próprio serviço e da qualidade dos aparelhos. No entanto, como bem demonstrado por Diamond et al.,[91] a história clínica, quando típica de angina de esforço e inserida no contexto clínico, tem igual poder diagnóstico. É a aplicação clínica do teorema de Bayes que, em suma, diz que o resultado de qualquer teste não invasivo deve ser interpretado levando em consideração as condições clínicas do paciente estudado, como idade e gênero. Outra situação clara: o eletrocardiograma de repouso com alterações típicas de isquemia, como depressão do segmento ST ou sinais de infarto, quando associado a quadro clínico compatível, não requer nenhum outro teste não invasivo para fechar o diagnóstico de insuficiência coronária.

Um exemplo recente foi o estudo da ressincronização miocárdica para tratamento de insuficiência cardíaca em pacientes com QRS estreito. A indicação de ressincronização foi baseada na evidência de dissincronia miocárdica pelo ecocardiograma em pacientes com duração de QRS menor do que 130 ms.[92] O estudo foi interrompido por causa da ausência de resultados significativos. Na realidade, a conclusão final dos autores foi que "em pacientes com insuficiência cardíaca sistólica e duração de QRS menor que 130 ms, a ressincronização cardíaca não reduz mortalidade ou hospitalização por insuficiência cardíaca e pode aumentar mortalidade". Um editorial que acompanha o estudo salienta que duração de QRS maior do que 130 ms no eletrocardiograma ainda é o método preferível para indicação, e que o ecocardiograma não apresenta vantagens.[93]

O que está por trás dessa falácia da primazia do novo é a falta de entendimento de como o progresso científico/tecnológico solidifica e aprimora a prática. **A boa prática não consiste em substituir o tradicional bom pelo novo incerto, mas em incorporar "o novo bom" para que tudo fique ainda melhor.**

CONCLUSÕES

Em vista do exposto, algumas considerações sobre o exercício da profissão médica na atual conjuntura devem ser feitas:

a. a finalidade da Medicina é o bem-estar das pessoas e o prolongamento da vida útil;

b. o uso indiscriminado da tecnologia encarece o serviço médico sem necessariamente aumentar a eficiência. Portanto, o uso seletivo da tecnologia é recomendado;

c. a relação custo-benefício deve também guiar atitudes médicas;

d. alta qualidade do cuidado médico deve ser requisito primordial;

e. benefícios reais dos avanços tecnológicos devem ser estendidos a todos os cidadãos, e não ficar restritos apenas aos que podem pagar. Um sistema universal de acesso aos recursos humanos e tecnológicos para promoção da saúde é essencial para o bem-estar individual e a justiça social do país;

f. os recursos tecnológicos não devem substituir uma boa relação entre médico e paciente. A pessoa é que adoece e sofre, não apenas um órgão. Medicina humanizada é eterna;

g. a tecnologia deve ser um facilitador de diagnósticos e tratamento, mas não a base da Medicina.

Para consecução desses objetivos, são necessárias ações conjuntas do governo, das universidades, associações médicas e dos profissionais de saúde.

7. INTERNET E PRÁTICA CLÍNICA – O PERFIL DOS PACIENTES MUDOU

A simplicidade é o que há de mais difícil no mundo; é o último resultado da experiência, a derradeira força do gênio. **Bernard Shaw**

Deus não joga dados com o universo. **Albert Einstein**

A mediocridade consiste em não causar escândalos e também não dar exemplos. **José Ingenieros**

Dentre os grandes avanços tecnológicos dos últimos anos, a internet talvez seja o que causou maior impacto na vida das pessoas. Além de ter criado uma série de tecnologias que hoje são usadas na área médica, a internet afetou todos os aspectos de nossas vidas: criaram-se redes sociais, como Facebook, X (antigo Twitter), Instagram e *blogs*, que interligam pessoas no mundo inteiro e permitem a comunicação indivíduo a indivíduo; a informação tornou-se acessível a todos de modo instantâneo; imagens de Marte são mostradas *on-line*. Programas de inteligência artificial, como o ChatGPT, estão revolucionando as pesquisas, a educação, sistemas de trabalho, criação artística, arquitetura e inúmeras outras atividades humanas. Hoje, não precisamos mais de jornais ou televisão para expressar ideias: podemos usar nossos instrumentos pessoais, passando mensagens para muitos seguidores. É possível fazer compras, executar transações bancárias, programar viagens, reservar hotéis, visitar museus, procurar relacionamentos amorosos. Campanhas políticas servem-se dessa tecnologia para captar eleitores. São inúmeras as atividades que podem ser feitas pela internet. Infelizmente, esses instrumentos também podem ser usados para o mal: a Al-Qaeda usa, os pedófilos também.

O *e-mail* facilitou extraordinariamente a vida de todos. Thomas Friedman menciona, no livro *O Mundo é plano*,[1] que, nos anos 1990, ter *e-mail* era privilégio de membros do governo e acadêmicos em universidades; hoje, é de uso comum para todos. O correio eletrônico está mudando até a forma de escrever. Sistemas de buscas como o Google prestam extraordinária ajuda na procura por informações de todos os campos. Quem, hoje, vai folhear a Enciclopédia Britânica para saber sobre o Imperador Adriano ou as batalhas de Alexandre? Nas viagens, para que levar um livro grosso, pesado, como a *Divina comédia*, se posso baixar vários no *tablet* ou no Kindle® e ler quando quiser? Em uma palavra, a internet contribuiu para deixar o mundo menor. Por exemplo, a declaração de imposto de renda dos norte-americanos também pode ser terceirizada e feita por firmas na Índia. Aliás, este país tornou-se um líder mundial em tecnologia da informação. Conhecer a Ásia, para a maioria das pessoas, era só um sonho, mas hoje recebemos imagens da China e da Índia o tempo todo. Para quem já nasceu na era da informática, as mudanças recentes nas comunicações não são perceptíveis. Para quem viveu outros tempos, é outro mundo.

Para a Medicina, o impacto da internet tem sido enorme e extremamente benéfico. Agora, o conhecimento científico está disponível a todos, muito diferente do passado, quando só alguns médicos tinham acesso às revistas e às publicações especializadas. O conhecimento médico tornou-se mais acessível.

No livro *O Mundo é plano*, Thomas Friedman[1] conta que hospitais norte-americanos de médio porte obtêm laudos de exames de radiografias, tomografias e ressonância magnética por especialistas na Índia, especialmente à noite e nos fins de semana. O processo é simples: as imagens são transmitidas pela internet e analisadas por especialistas, em geral, treinados nos EUA.

Enquanto nos EUA é noite, é dia na Índia, e os custos são muito menores. A transmissão de imagens radiológicas pela internet revolucionou as comunicações médicas.

O Instituto do Coração (InCor-HCFMUSP) participa do Programa Saúde para São Paulo, conhecido como S4SP (Saúde *for* São Paulo), interligando 30 instituições médicas do estado. Prontuários de pacientes atendidos em qualquer desses hospitais são disponibilizados às outras instituições participantes, de modo que o atendimento é compartilhado. Já são doze milhões de pacientes cadastrados.

Prontuários eletrônicos de pacientes, tanto ambulatoriais como de internação, são usados em vários países para aperfeiçoar o atendimento médico. Na Inglaterra, assim como em outros países, existe o *health record,* que armazena informações clínicas relevantes sobre os pacientes, como internações, histórico de alergias, doenças crônicas, tratamentos e resultados de vários testes diagnósticos. Em alguns países, pacientes são examinados primeiramente por clínicos gerais e, quando necessário, são encaminhados a especialistas. O prontuário eletrônico acompanha o paciente, evitando repetições de exames e tornando-se acessível a vários médicos. A privacidade é garantida por leis específicas, de modo que o prontuário médico só pode ser consultado por alguém diretamente envolvido no tratamento do doente. No Canadá, o *electronic health record* serve para igual propósito. Sistemas semelhantes são adotados em praticamente toda a Europa e EUA. É uma tendência mundial à qual o Brasil deve aderir.

Um exemplo notável dos benefícios trazidos pela internet à área médica são os Genome-Wide Association Studies (GWAS), nos quais entidades norte-americanas, canadenses, japonesas e europeias conjugam esforços para identificar genes associados a doenças coronárias. Esses estudos requerem grande número de pacientes, bem como tecnologias sofisticadas de genética e de biologia molecular. Os registros ENCODE[2] e CARDIOGRAMplusC4D[3] dão uma ideia dos rápidos avanços nessa área.

ATUALIZAÇÕES PELA INTERNET

Um grande avanço na difusão do conhecimento é o acesso livre aos artigos científicos. A maioria das revistas científicas disponibiliza artigos *on-line* antes mesmo de sua publicação escrita. Além disso, pode-se consultar quase todas as revistas pelos sistemas Google e *PubMed*. Isso facilitou espetacularmente a disseminação do conhecimento médico. Assim, revistas como *Science*, *Lancet*, *New England Journal of Medicine*, *Circulation* e *JAMA* podem ser consultadas livremente. Como mudanças de conceitos, novas tecnologias diagnósticas e terapêuticas, incluindo novos medicamentos, ocorrem com grande velocidade em todas as áreas da medicina, essas facilidades têm enorme importância.[4]

Em casos raros, os médicos podem fazer consultas imediatas para sua condução. No volume 369 (ano 2013), página 1844, do *New England Journal of Medicine*, Liao et al.[5] relatam "um caso curioso de dor no peito". Trata-se de um paciente de 69 anos de idade que chegou ao serviço de emergência com insuficiência cardíaca aguda. Vários exames permitiram descartar rapidamente doença coronária aguda, doenças valvares, embolia pulmonar, pericardite e processo infeccioso. Havia um grande aumento de peptídeo natriurético atrial e proteína C reativa, bem como de acidose metabólica. Concluiu-se pelo diagnóstico de miocardite aguda. Uma biópsia endomiocárdica detectou miocardite de células gigantes. Apesar de intenso tratamento com metilprednisolona, ciclosporina, drogas vasoativas e suporte mecânico, infelizmente o paciente faleceu em uma semana.

Entretanto, a discussão clínica que acompanha o caso é primorosa, abordando todos os aspectos diagnósticos, de investigação, tratamento e prognóstico dessa doença fatal e rara.

É um exemplo de como informações sobre uma situação rara e potencialmente fatal podem ser obtidas pela internet com profundidade e atualização constante. Basta entrar com algumas palavras-chave no Google para revisões ou relatos de casos aparecerem.

Videoconferências com pessoas de vários países, em discussões ao vivo, são rotina hoje em dia. Demonstrações de casos também: trocas valvares por cateter, angioplastias e reparos de defeitos congênitos podem ser demonstrados ao vivo e a distância. Congressos são transmitidos *on-line*, eliminando, muitas vezes, a necessidade de viajar. Essa facilidade permite, por exemplo, que se conheçam imediatamente os resultados de grandes estudos clínicos multicêntricos que podem ter forte impacto na prática clínica.

Pareceres técnicos sobre projetos em agências de financiamentos e revisões de artigos científicos, pilar básico no sistema de ciência em todo o mundo, são atualmente feitos pela internet. O mesmo pode se dizer em relação à submissão de artigos para publicação.

A Universidade Virtual do Estado de São Paulo (Univesp) foi criada em 2008, com foco na expansão do ensino superior público, gratuito e de qualidade, por meio da ampliação do número e da abrangência geográfica das vagas ofertadas. A Univesp oferece cursos de graduação (Licenciatura em Ciências, Licenciatura em Pedagogia e Tecnologia em Processos Gerenciais), pós-graduação (Especialização em Ética, Valores e Cidadania na Escola, Especialização em Ética, Valores e Saúde na Escola) e extensão (inglês básico e espanhol básico).

Para a consecução desses objetivos, firmaram-se parcerias com a Universidade do Estado de São Paulo, a Universidade Estadual de Campinas (Unicamp), a Universidade Estadual Paulista Júlio de Mesquita Filho (Unesp), o Centro Estadual de Educação Tecnológica Paula Souza e a Fundação Padre Anchieta.

Os cursos oferecidos pela Univesp têm a modalidade semipresencial, com alguns encontros obrigatórios e demais atividades desenvolvidas por meio de ferramentas digitais/virtuais que promovem ambientes colaborativos e cooperativos disponibilizados na internet, como ambientes virtuais de aprendizagem, programas da Univesp TV e videoaulas. A Univesp oferece também cursos livres, na linha do "conhecimento como bem público".

Muitas outras instituições, entre as quais a Universidade do Estado de São Paulo e a Fundação Getulio Vargas, oferecem programas de educação a distância nos mais diversos campos de conhecimento.

A grande promessa é que conhecimentos avançados, conceituais e técnicos, normalmente só usados em instituições de ponta, possam ser utilizados nos países mais pobres, de modo que a qualidade do atendimento à população possa melhorar. Um dos gargalos dos sistemas de saúde globais é justamente a deficiência na aplicação do conhecimento já existente à população geral. Portanto, a esperança é que tal necessidade possa ser atendida por meio da internet.

INTERNET PARA LEIGOS

Tornou-se comum pacientes consultarem a internet quando apresentam algum problema de saúde. A história de que "de médico e de louco cada um tem um pouco" agora ganhou ares mais sofisticados; afinal, o "li na internet" dá ao leigo ares de autoridade. Mal sabe ele que quem escreveu na internet não necessariamente é autoridade no assunto. Mais importante ainda é o fato de que a correta interpretação de dados científicos requer formação em medicina, matemática, estatística e, sobretudo, conhecimento básico do tema em questão, algo que, obviamente, o leigo não tem.

É importante se lembrar de que conceitos emitidos na internet não passam pelo crivo da "revisão dos pares", como nas publicações tradicionais. Informações sobre resultados de pesquisas podem não ser confiáveis. Novas drogas, dietas para emagrecer, remédios para memória – tudo pode ser livremente divulgado na internet.

Assim, se, por um lado, a informação é benéfica e pode contribuir para a adesão aos tratamentos, porque ajuda na compreensão dos problemas, por outro, ela é frequentemente parcial e isso pode dificultar o entendimento do leigo: são as "meias verdades".

Marouf et al.[6] relatam o caso de uma paciente de 40 anos de idade com dores abdominais, perda de peso e intensa ansiedade pela possibilidade de que pudesse ter câncer. Ela estava bem até quinze meses antes, quando queixas vagas intermitentes, incluindo náuseas e constipação, começaram a ser relatadas. Dois anos antes, ela teve mastite pós-parto e ficou muito ansiosa a respeito da possibilidade de desenvolver câncer de mama. Procurou inúmeros médicos, que descartaram a doença. Ela foi internada durante duas semanas em hospital psiquiátrico e recebeu sertralina. Tinha história de déficit de atenção e hiperatividade. Também era divorciada, casada pela segunda vez, tivera aborto e sua relação com familiares era conflituosa. Segundo os autores, a internet forneceu meios que a instigaram a pesquisar sinais de câncer em "detalhes excessivos". Enviou vários *e-mails* a seu médico, insistindo que mais exames eram necessários para afastar a possibilidade de câncer. Embora assegurada pelo médico dela de que não tinha a doença, marcou consultas diretamente com oncologistas, que também afastaram qualquer possibilidade de neoplasia. Os médicos assistentes consideraram que sua condição era mais compatível com hipocondria, caracterizada por "convicção de doença". Os medos se devem à má interpretação de sensações corporais. Tais comportamentos incluem visitas frequentes a médicos, cibercondria (termo usado pelos autores em referência a buscas na internet) e verificações constantes do próprio corpo. Desordens de ansiedade incluem fobia, pânico e ansiedade generalizada. Os autores referem que o tratamento pela terapia cognitivo-comportamental pode produzir alívio a longo prazo, mas também advertem que "tratamento psicológico não é atrativo para tais pacientes, porque eles são convencidos de que seus problemas são de natureza médica". A paciente foi encaminhada para tratamento psiquiátrico dirigido à síndrome de déficit de atenção/ansiedade e associado à terapia cognitivo-comportamental. Houve evidente melhora nos sintomas.

Esse caso ilustra como o uso da internet por um leigo com distúrbios de ansiedade pode contribuir para exacerbar os sintomas, a ponto de engendrar hipocondria. Casos com menor gravidade são comuns na prática médica hoje em dia.

Pacientes também usam a internet para escolher seus médicos e isso é bom. Assim, eles podem se assegurar da qualificação técnica do profissional. Dados sobre formação profissional, graduação, residência, especialização no Brasil e exterior, posições acadêmicas, interesse em pesquisas, idade e outras informações contribuem para identificar o perfil do médico.

Pacientes podem usar a internet para perguntar ao médico sobre tratamentos ou métodos diagnósticos novos, interações medicamentosas ou efeitos colaterais. Já tive um caso em que a esposa do paciente fez o diagnóstico de infarto do miocárdio consultando a internet, diferenciando-o corretamente de uma dor estomacal, como seu marido pensava. Outra constatação é que o leigo mais esclarecido força o médico a se atualizar para responder eventuais perguntas.

Em conclusão, a internet, de modo geral, oferece contribuição positiva na relação entre médico e paciente. Apenas não deve substituir a opinião médica. A internet não transforma o leigo em médico, mas também não deve assustar o médico. É uma das novas faces da Medicina.

O PERFIL DOS PACIENTES ESTÁ MUDANDO

No passado, os pacientes nada sabiam de Medicina e, por isso, ficavam na dependência completa dos médicos. Também não havia tantos médicos. Isso tudo somado à natureza do conhecimento, à nobreza do objeto humano e ao sofrimento faziam do médico um semideus. Nas últimas décadas, ocorreram mudanças sensíveis no perfil dos pacientes. Como vimos, a internet colocou tudo à disposição de todos. Os doentes não apenas estudam as doenças; estudam também os médicos.

A idade média da população aumentou claramente, bem como a qualidade de vida dos idosos. Há algumas décadas, pessoas ao redor dos 60 anos de idade já eram consideradas idosas e se comportavam como tal: saíam pouco à noite, não praticavam exercícios, andavam lentamente e eram tratadas como senhor e senhora. Tinham atitude cautelosa, os modos circunspectos dos mais velhos. Jamais contavam piadas e não diziam nomes feios. Muitos se aposentavam na quinta ou sexta década de vida. Quando em atividades privadas, começavam a diminuir o passo. Várias queixas, como cansaço, dificuldades visuais ou dores articulares, eram rotuladas como "coisas da idade". As famílias adotavam atitudes protetoras com eles: "Não façam barulho, o vovô está dormindo". Viagens eram restritas. Dietas leves, sobretudo no jantar!

Esse panorama vem sofrendo mudanças nítidas. Hoje, é grande o número de pessoas com 80 anos de idade ou mais que continuam independentes e ativas, trabalhando, viajando, perfeitamente integradas na vida social, econômica e familiar. Há algumas décadas, isso era exceção. Tanto é verdade que as políticas de aposentadoria em universidades, que obrigatoriamente excluem pessoas a partir de 70 anos de idade, vêm sendo questionadas. Essas políticas nada mais fazem do que desperdiçar a contribuição da experiência e sabedoria de pessoas em fase ainda inteiramente produtiva da vida, além de sobrecarregarem o sistema previdenciário com o pagamento de aposentadorias prematuras.

Por outro lado, crescem os problemas relacionados ao envelhecimento. Entre os mais devastadores, estão os relacionados ao sistema nervoso: perda de memória, desequilíbrios, demência, depressão, problemas urológicos, diminuição da acuidade visual. A depressão, projetada como a doença mais prevalente no século XXI, tem frequência considerável entre idosos. Um agravante é que, diferentemente dos jovens, os idosos respondem mal à terapia psicológica. Contribuindo para a depressão, há a questão da solidão dos idosos – muitos vivem sozinhos ou em casas de repouso. Estas prestam inestimável serviço, sem dúvida, mas muitos idosos se sentem isolados, e muitas famílias não têm recursos financeiros para arcar com as despesas, que são consideráveis. Isso também gera desconforto para as famílias, que gostariam de propiciar o melhor para os seus familiares. No entanto, nem sempre os problemas se devem a restrições econômicas. Há também a ansiedade dos que não encontram o que fazer, quando afastados de suas ocupações habituais. Outro ponto fundamental é a independência; esta é preciosa para os idosos, como, aliás, para qualquer ser humano. Por exemplo, conheço vários casos de pessoas que não querem acompanhantes porque lhes tiram a liberdade. Outros não querem usar bengala, porque indica velhice. Um outro aspecto curioso é a teimosia dos idosos, que é perfeitamente compreensível, mas que, às vezes, torna difícil conciliar desejos com recomendações médicas e de segurança. Dificuldade para tomar medicação é outro problema, pois frequentemente os doentes idosos confundem remédios, esquecem de tomá-los ou param porque surgem efeitos colaterais.

E, claro, de enorme importância é o problema econômico da manutenção da saúde do idoso. Remédios, exames, todo tipo de assistência custa caro. E o sistema de saúde brasileiro, embora teoricamente esteja ao alcance de todos, tem, na prática, grandes limitações.

Além dos problemas relacionados financeiros, comportamentais, emocionais e neuropsicológicos, inúmeros outros devem ser enfrentados. Pré-operatórios para cirurgias de catarata, implantes dentários, cirurgias ortopédicas ou oncológicas são objetos de avaliações frequentes. Determinação da capacidade física para praticar esportes tornou-se também item constante, pois muitos idosos jogam tênis ou gostariam de jogar. Infelizmente, muitos não podem, por exemplo, por limitações cardíacas. Isso é uma fonte de frustração. Doenças reumatológicas, embora na maioria das vezes não fatais a curto prazo, são incapacitantes, crônicas, dolorosas e muito comuns. Problemas cardíacos são extremamente relevantes, tanto pelo aspecto emocional quanto pelo seu significado fisiopatológico. Assim, arritmias, hipertensão arterial e angina são motivos de justificadas preocupações. Queixas decorrentes de insuficiência cardíaca, como fadiga, dispneia e edema, são comuns. Um paradoxo de nossos tempos é que o progresso médico, com melhor controle de fatores de risco, tratamentos de infarto, angioplastias e cirurgias, aumentou o número de casos de insuficiência cardíaca, que hoje é uma das causas mais frequentes de internação hospitalar no Brasil.

Problemas urológicos, masculinos e femininos, são causas muito frequentes de consultas entre os idosos: exames de próstata, impotência sexual e incontinência urinária são os mais comuns. O uso de medicamentos eficientes contra disfunção erétil aumentou muito a preocupação sobre os efeitos colaterais e as características dessas substâncias.

Uma das grandes mudanças no perfil dos pacientes refere-se ao aumento do número de idosos, com todas as graves consequências decorrentes desse fenômeno. Segundo o IBGE, no Brasil, a população com 60 anos ou mais de idade aumentou de

11,3% em 2012 para 14,7% em 2021; em números reais, passou de 22,3 milhões para 31,2 milhões.[7]

Essa mudança de perfil deu origem a uma nova especialidade: a geriatria. Disciplinas foram criadas nas faculdades de Medicina para atender à demanda de profissionais qualificados na área. No entanto, a maioria dos pacientes é vista por médicos generalistas ou de qualquer outra especialidade, notadamente cardiologia, urologia e reumatologia, oftalmologia e oncologia.

Outro ponto curioso é o tipo de pessoa que vai à consulta. No passado, as pessoas iam ao médico quando sentiam alguma coisa. Na verdade, muitos se gabavam de "nunca ter ido ao médico". Com os conceitos de prevenção sendo propalados por entidades médicas e divulgados pela imprensa, hoje muitos vão à consulta ainda assintomáticos. Isso é bom! Esperar por sintomas pode significar perder a melhor oportunidade de tratamento. Doenças como diabetes, hipertensão arterial, dislipidemia e câncer têm longos períodos de evolução assintomática. Quando causam sintomas, geralmente já lesaram órgãos-alvo, como coração e rins. Em contrapartida, quando tratadas no seu início, têm o curso natural alterado para melhor.

Uma consequência dessa recente tendência é o emprego de *check-ups* gerais para todos, a partir de certa idade. Embora muito utilizados, os *check-ups* gerais são questionáveis quanto à eficiência. Além disso, há a questão dos custos, que não são desprezíveis. Em 2012, Krogsbøll et al.[8] estudaram a revisão e metanálise Cochrane sobre o valor de *check-ups* gerais em adultos para reduzir morbidade e mortalidade. Os autores identificaram 16 estudos que relataram desfechos em 182.880 indivíduos; 76.403 foram alocados a *check-ups* e 106.477 a controle. Nove estudos analisaram mortalidade total; o seguimento médio foi de nove anos e o índice de eventos foi de 7% no grupo controle. Oito estudos avaliaram mortalidade cardiovascular; o seguimento médio foi de 10,4 anos e o índice de eventos no grupo controle foi de 3,7%. Na mortalidade por câncer, oito estudos foram avaliados e a incidência de eventos foi de 2,4% entre controles normais. Análises de subgrupos e de sensibilidade não alteraram os resultados. Os autores não encontraram benefícios dos *check-ups* quanto a morbidade, hospitalização, incapacidades, preocupações, consultas adicionais a médicos e absenteísmo no trabalho, embora nem todos os estudos relatassem desfechos. Um estudo documentou 20% de aumento de novos diagnósticos. Eles concluíram: "*check-ups* gerais não reduziram morbidade ou mortalidade, nem geral, nem cardiovascular ou por cânceres". Uma alternativa mais realista é a de avaliações precoces, sim, mas orientadas de acordo com as probabilidades de ocorrência de certas doenças, o que hoje é perfeitamente possível. Tenho casos exemplares de indivíduos jovens que vieram ao meu consultório com exames de todos os tipos, sem qualquer nexo, sem a mais remota possibilidade de haver qualquer alteração. Dá a impressão de que alguém pegou uma lista de exames de um laboratório e simplesmente pediu tudo. Eu ficaria muito surpreso se, em um indivíduo jovem, assintomático, algo de errado fosse encontrado. E mais: os próprios médicos que fazem esses *check-ups*, quando encontram algo de anormal, informam ao doente: "procure seu médico". É de se perguntar: por que não consultar o médico primeiro para que ele decida que exames devem ser solicitados com base nas características individuais do paciente? Do ponto de vista médico, isso faz mais sentido e também custa menos.

O estudo Cochrane não é o único. Kumar e Srivastava[9] fazem excelente revisão em seu artigo "*Role of routine laboratory investigations in preoperative evaluation*". Na essência, mostram que testes chamados de rotina, ou seja, os que são feitos na ausência de qualquer indicação clínica específica ou propósito, têm pouco ou nenhum valor e aumentam os custos. Apenas os testes feitos sob indicação específica clínica têm justificativa. Vale a pena transcrever o texto:

> Em análise retrospectiva de 2000, prontuários de pacientes de cirurgias eletivas que se submeteram a uma bateria de testes incluindo hemograma completo, tempo de protrombina, glicemia, eletrólitos plasmáticos, creatinina, contagem de plaquetas Kaplan et al. demonstravam que apenas 96 (22%) revelaram anormalidades. Desses 96, apenas 10 não poderiam ser detectadas por história clínica e exame físico, dos quais apenas 4 tinham significância clínica (...). Achados similares foram encontrados em adultos sadios e crianças.

Estilos de vida vêm mudando na sociedade de forma muito rápida. Exercício passou a ser uma atividade regular para muitos jovens e adultos, mas têm riscos que só podem ser previstos até certo ponto. Portanto, avaliações de risco nesse campo tornaram-se comuns. Preocupações estéticas, cirurgias plásticas e dietas variadas passaram a ocupar espaço destacado na vida de muitos. E, claro, as perguntas médicas inerentes também. Os problemas mais comuns estão relacionados aos fatores de risco para doenças cardiovasculares. Atualmente, são as doenças não transmissíveis que dominam as causas de mortalidades no Brasil e em praticamente todo o mundo.[10] O problema é que essas doenças são assintomáticas por longos períodos, o que dificulta o diagnóstico e dificulta muito o tratamento. Entretanto, de modo geral, nota-se maior preocupação da população com saúde e qualidade de vida. Campanhas de educação pública conduzidas por sociedades médicas como a Sociedade Brasileira de Cardiologia, a Sociedade de Oncologia e outras têm contribuído para orientar a população. Nesse sentido, uma mudança notável no perfil populacional vem ocorrendo com crianças e adolescentes. Vários fatores de risco, como obesidade, hipertensão e diabetes, vêm sendo detectados na infância, o que tem merecido atenção de médicos e sociedades especializadas. Por outro lado, estudos clínicos demonstram que as crianças influenciam positivamente os hábitos de vida dos pais.[11] Fornari et al.[11] fizeram uma observação interessante em relação à população infantil. Eles randomizaram crianças entre 6 e 10 anos de idade para dois regimes: a) grupo que recebeu orientação escrita dirigida aos pais, sobre estilo de vida sadio; b) grupo de intervenção que recebeu o mesmo material, mas também recebeu treinamento semanal por um grupo multidisciplinar. Eles estudaram 197 crianças e 323 pais. Após um ano de treinamento, houve redução altamente significativa (91%) no risco intermediário/alto dos pais, pelo escore de risco de Framingham, comparada a apenas 13% de redução no grupo controle. Assim, observou-se que crianças propriamente educadas foram capazes de reduzir fatores de risco familiares decorrentes de hábitos não saudáveis. Essas observações têm levado vários investigadores a promoverem amplos programas de educação para crianças.

Apesar das constatações vistas, a implementação de mudanças de estilos de vida é complexa. É de conhecimento comum que, para muitos pacientes, mudanças de estilo de vida, como deixar de fumar, controlar o peso, fazer dieta e praticar exercícios, são difíceis de ser implementadas. Requerem cuidados globais e mudanças comportamentais, que, por sua vez, são condicionadas por disciplina, motivação e inúmeras questões emocionais. Além disso, a eficiência de programas de adequação de estilos de vida mais sadios não está uniformemente comprovada.

O estudo Look Ahead[12], publicado em 2013, investigou os efeitos de um programa supervisionado de dieta e exercício em indivíduos com o diabetes tipo 2. Comparados aos controles, os pacientes tratados intensamente obtiveram maior redução de peso e conseguiram melhor controle do diabetes. No entanto, após aproximadamente nove anos de seu início, o estudo foi interrompido porque não houve qualquer efeito diferencial sobre o desfecho composto de mortalidade, infarto e hospitalizações. Os autores reconhecem várias limitações do estudo, incluindo o fato de que os controles usaram estatinas, e que vários outros estudos similares mostraram prevenção do desenvolvimento de diabetes. Também reconheceram os efeitos benéficos da intervenção, como a redução dos níveis da hemoglobina glicada.

Outros estudos de dieta mediterrânea mostraram resultados positivos. No estudo multicentro espanhol Predimed[13], que também foi publicado em 2013, 7.447 indivíduos de alto risco cardiovascular, mas sem doença cardiovascular, receberam três tratamentos: 1) dieta mediterrânea suplementada com óleo de oliva extravirgem; 2) dieta mediterrânea suplementada com castanhas; 3) dieta controle, com recomendação de reduzir a ingestão de gorduras. Após 4,8 anos de seu início, os dois regimes de dieta mediterrânea tinham reduzido significativamente o desfecho final composto (infarto do miocárdio, acidentes vasculares cerebrais ou morte por causas cardiovasculares).

CONCLUSÃO
Pode-se afirmar que:

a. a internet permitiu a criação de mecanismos extremamente poderosos que auxiliam universidades, sistemas de saúde e médicos a enfrentar os desafios de saúde modernos;
b. a internet contribuiu para importante mudança no perfil dos pacientes;
c. programas de inteligência artificial estão revolucionando não apenas a medicina, mas também outras profissões e o modo de vida como um todo;
d. os cuidados médicos atuais devem se basear em conceitos de prevenção e cuidados globais, que incluem serviços médicos e também aconselhamentos em nutrição, fisioterapia, psicologia e integração social.

8. SUCESSO E INSTITUIÇÕES

Bem, isto não é o fim. Não é nem mesmo o começo do fim. Mas é, talvez, o fim do começo. **Winston Churchill**, em discurso em Londres, em 9 de novembro de 1942, comentando a Batalha do Egito, vencida pelas forças aliadas

Você pode enganar parte do povo, todo o tempo. Pode enganar todo o povo, parte do tempo. Mas não pode enganar todo o povo, todo o tempo. **Abraham Lincoln**

Tenho observado a trajetória de muitas instituições médicas no nosso país. Algumas atingiram graus de desenvolvimento notáveis, contribuindo para o progresso da Medicina brasileira, seja na assistência ao paciente, no ensino ou na geração de novos conhecimentos. Outras não. Algumas tiveram um brilho passageiro e, depois, sumiram. Outras nunca chegaram a ter brilho algum. Certamente, quem as criou imaginou para cada uma delas um futuro radiante. O que diferencia essas histórias?

O fenômeno não é só brasileiro. Trajetórias semelhantes também podem ser observadas no exterior. Instituições fortes, duradouras e criativas são fundamentais para o progresso do país, da ciência e para o desenvolvimento de sistemas de saúde que realmente beneficiem a população. Tendo trabalhado há anos em instituições norte-americanas e brasileiras, participando da condução de vários processos institucionais, adquiri certa experiência na área. Refletindo sobre esse tema, gostaria de compartilhar com os leitores alguns conceitos. Minha esperança é que a discussão sirva, de alguma maneira, para aqueles que estejam envolvidos com a criação e o desenvolvimento de instituições médicas.

As condições essenciais para o sucesso de uma instituição médica incluem:

1. **Ter um plano de metas.** As realizações não acontecem por acaso. É preciso uma deliberação político-administrativa para se construir uma instituição. É imperativo definir a missão da instituição: ensino, pesquisa e/ou assistência. As necessidades são diferentes para cada situação e requerem planejamento e ações específicas. Qualquer que seja a missão, a excelência deve dominar como característica.[*]

2. **Clareza dos objetivos.** Hospitais universitários, institutos de pesquisa ou faculdades de Medicina devem ter sua missão principal claramente definida. Deve-se reconhecer que qualquer que seja a característica da instituição, seu mérito social pode ser indiscutível, desde que as ações sejam adequadas e consentâneas.

   É fundamental que esse plano seja compartilhado pelas pessoas que compõem a instituição, de tal maneira que o objetivo maior seja comum. Por exemplo, a melhor instituição social brasileira, segundo Flávio Toledo, citado em Ribeiro[1], um grande mestre em organização empresarial, é a escola de samba. A escola reúne até 10 mil sambistas, pessoas da favela e arredores, que comparecem pontualmente durante semanas no mesmo local, ensaiam coreografias, decoram letra e melodia de músicas complicadíssimas, fazem pesquisas históricas e confeccionam milhares de adereços. Além disso, pagam a fantasia do próprio bolso. Lá, ninguém rouba, ninguém falta, ninguém deixa de cumprir estritamente o seu dever. Mesmo funcionários

---

[*] Publicado originalmente, em parte, em Luz P. Condições para o sucesso das instituições médicas. Arq Bras Cardiol 2004; 82(3):277-80.

públicos que, nas suas repartições, não são nenhum modelo de eficiência, na escola de samba são perfeitos. Razão? Todos, do presidente à costureira, sabem exatamente o que querem: ganhar o desfile. Os objetivos e os valores dos sambistas são os mesmos da diretoria. Eles estão engajados de corpo e alma no objetivo comum.

A endogenia – sistema no qual cargos são preenchidos por pessoas da mesma instituição – prejudica o conceito de identidade de propósitos, pois, como nas empresas, é pouco provável que os filhos de professores ou de dirigentes tenham os mesmos interesses que os seus pais ou antecessores. Por isso, muitas das melhores universidades norte--americanas buscam gente de fora para preencher postos acadêmicos. Nesse caso, contratam com base em duas premissas principais: competência e objetivos comuns. Caso contrário, correriam o risco de ter profissionais que se servem da instituição apenas para obter vantagens pessoais, e não servir à instituição.

Já se disse que "ciência é feita de fatos, como casas são feitas de tijolos; mas, assim como um monte de tijolos não faz uma casa, só fatos não fazem ciência". Nas instituições, ocorre algo semelhante. Alguns bons profissionais, nem mesmo muitos deles, são suficientes para fazer uma instituição. É preciso, porém, uma filosofia, uma coerência de atitudes para se constituir uma realidade institucional. Acima de tudo, é necessário um compromisso com a instituição.

Nesse particular, os cursos de pós-graduação oferecem oportunidade ímpar para se identificar os indivíduos realmente capacitados a preencher os postos nos serviços universitários, tanto no campo de pesquisa como no de ensino.

Um aspecto fundamental diz respeito à parte administrativa, que é tão importante quanto a parte acadêmica. É necessário que se preserve uma continuidade administrativa para assegurar, a longo prazo, a consecução dos objetivos traçados. Saliente-se, aqui, a contribuição indispensável de profissionais de administração que, atuando em consonância com a área médica, podem assegurar o bom andamento da instituição.

3. **Tolerância para formar equipes**. Formar equipes requer tempo, mas, sobretudo, habilidade para identificar pessoas adequadas para as tarefas propostas. É preciso se concentrar nas qualidades positivas das pessoas, não nos defeitos. Todos são diferentes, mas cada um tem qualidades especiais, e vários talentos são necessários. Hoje, na instituição universitária, há uma tendência de se valorizar a figura do médico--pesquisador, ou seja, daquele que tem competência tanto para prestar assistência adequada como também para desvendar as fronteiras da ciência. E isso é ótimo. Entretanto, aqueles que são exclusivamente bons médicos, os que somente fazem pesquisa ou os que se dedicam primordialmente ao ensino são igualmente indispensáveis. Ou seja, a instituição precisa de muitas habilidades, e nem todos precisam fazer de tudo. Aliás, a força de uma equipe de trabalho frequentemente repousa na diversidade de competência dos seus componentes.

4. **Aceitação**. É necessário aceitar as características peculiares da personalidade de cada um. É o conceito da *Avis rara*, de que falava H.J.C. Swan, quando diretor de Cardiologia no Cedars-Sinai Medical Center, em Los Angeles. Certo dia, Swan me disse que William Ganz poderia "fazer as coisas que quisesse, quando quisesse e como quisesse", porque ele era uma *Avis rara*. E assim era. O talento e a liderança merecem tratamento especial, porque produzem coisas especiais, ideias inéditas. Existem cursos diferenciados, durante a formação básica, para os excepcionalmente dotados; então, depois, quando já estão na vida profissional, por que não

deveriam também ser tratados de maneira especial? Não se trata de mimá-los, mas, sim, de aceitá-los como são, como a natureza os fez. Por exemplo, certas pessoas criativas têm verdadeiro pavor de rotinas burocráticas. Por que, então, as obrigar a tais rotinas? Criar uma estrutura que permita liberar o tempo dos talentosos para atividades criativas não seria mais inteligente? Mais econômico, até?

5. **Renovação de pessoal**. O crescimento constante do conhecimento e de novas técnicas requerem atualização constante. Assim como é necessária experiência para usar o que é bom e descartar o que não é, também é mister renovar, pois a renovação permite inovação. A velocidade com que surgem novas técnicas e conhecimentos é impressionante. Os critérios para renovação devem incluir competência, afinidade de objetivos e motivação. Com motivação, aprende-se qualquer coisa. Não é apenas a atualização técnica que está em jogo. É a motivação. O indivíduo jovem traz energia nova e uma força que, às vezes, os mais antigos já perderam pelo desgaste natural do tempo. O jovem está construindo uma carreira e, portanto, está ávido de ação, de realizar empreendimentos. É, assim, indispensável ao progresso da instituição.

6. **Espírito crítico**. É necessário sempre avaliar criticamente o que está sendo feito, pois a ausência da crítica leva à perpetuação do erro. Não tendo um sistema crítico, criam-se vícios de interpretação, que tendem a minimizar os erros e acentuar os acertos. A ausência de crítica é sinal de imaturidade, de arrogância. Entretanto, a crítica deve ser construtiva, visando à análise de fatos e dados, e não a deficiências pessoais. Uma aplicação prática desse espírito crítico pode ser exemplificada pela aferição periódica de produtividade dos componentes da instituição. Essa análise é de suma importância e deve ser feita por mecanismos internos

e externos. É uma prestação de contas que os grupos e os profissionais devem fazer individualmente. O processo analítico permite sedimentar e aperfeiçoar os procedimentos que estão bem, mas também corrigir ou eliminar os que não estão. E vários processos podem necessitar de correções. Por exemplo, como norma, não deve haver posições vitalícias nas instituições médicas, pois levam facilmente à acomodação. No entanto, há mudanças no perfil da população, com envelhecimento e melhora da qualidade de vida dos idosos, e isso deve ser considerado em casos excepcionais. Não se deve dispensar talentos, porém, o que mais se vê são indivíduos improdutivos sendo mantidos em posições que poderiam ser ocupadas por outros mais ativos. É preciso boa dose de objetividade, separando claramente o que são interesses individuais e, até mesmo, certo sentimentalismo do que são necessidades reais de desenvolvimento a longo prazo, imprescindíveis ao bem comum. É possível criar alternativas funcionais que permitam o aproveitamento de profissionais que estão encerrando formalmente a carreira em outras atividades, sem que isso implique entraves ao progresso científico. Em outras palavras, é possível mudar sem desprestigiar.

7. **Busca da excelência**. O corolário natural da crítica é a busca da eficiência máxima, talvez perfeição. É a educação continuada. É o treinamento constante para a execução de tarefas rotineiras que devem ser feitas da melhor maneira. É o aprendizado de novas técnicas e procedimentos. Isso tudo leva à diminuição de complicações e da mortalidade, no caso dos hospitais, e à produção científica de escol, no caso da pesquisa. Os médicos, em geral, formam-se e deixam de se exercitar na sua arte. Em comparação, os atletas profissionais são obrigados a treinar sempre. Os atletas têm índices de aferição, que são os resultados das competições, e têm a

imprensa em cima deles, dando conta de seu desempenho. Os profissionais da saúde, não. Mas deveriam.

8. **Ter um orçamento.** Nada se faz sem dinheiro, especialmente o que depende de tecnologia moderna. Portanto, recursos financeiros adequados e permanentes são fundamentais. De onde vêm e quem deve buscá-los merece uma discussão ampla, porém, à parte. Hospitais devem demonstrar competitividade para participar do mercado prestador de serviços de saúde, pois é uma fonte de renda legítima. Agências de financiamento estatais são indispensáveis à pesquisa, bem como a indústria farmacêutica. A sociedade civil, sejam empresas ou pessoas físicas, também deve participar, pois as entidades médicas nada mais fazem do que oferecer serviços essenciais à comunidade. Combater o obsoletismo de equipamentos, renovar instalações, tudo custa muito caro – estima-se que 20% do preço da construção a cada cinco anos. Pessoal técnico custa caro, profissionais em geral custam caro.

   Em síntese, o que pretendo destacar aqui é o conceito de que um orçamento adequado é indispensável ao funcionamento da instituição médica. Independentemente da origem desse orçamento – governamental, autogerado, oriundo da sociedade civil, de agências financiadoras estatais de pesquisa ou da indústria farmacêutica via projetos de pesquisa –, o fato é que a continuidade da atividade médica assistencial, de ensino ou de pesquisa precisa da garantia de um orçamento adequado, consistente e ininterrupto.

9. **Manter contato com outros centros.** Não se pode ficar isolado: outras pessoas frequentemente estão fazendo coisas importantes, que a gente deve saber. Muitas coisas não são publicadas, é preciso ir atrás. Multidisciplinaridade é uma característica marcante da Medicina moderna, fruto da complexidade crescente dos temas e também do progresso

tecnológico. Portanto, aprender com outros e juntar esforços significa andar mais depressa. Por exemplo: hoje, a crescente participação de técnicas de biologia molecular ou de diagnósticos por imagem, como ressonância magnética, tomografias ou radioisótopos, é alicerce essencial para a aquisição de novos conhecimentos. É preciso, ao menos, informar-se sobre esse desenvolvimento para poder acompanhar o progresso científico e tecnológico da atualidade.

10. **Permitir o desenvolvimento individual.** O progresso pessoal e a realização individual são críticos para que a pessoa produza no seu campo de ação. A pessoa sempre pensa em si mesma, é natural. Esse fato precisa ser reconhecido e atendido. Deve-se incentivar o progresso econômico que permita ao profissional manter um padrão adequado de vida, sustentar a família, prover educação dos filhos, atualização para si mesmo e um certo conforto e tranquilidade. Em suma, não se pode exigir que a atividade educacional ou científica seja um ato heroico e, portanto, episódico. É preciso que haja uma carreira profissional digna e que tenha continuidade. Portanto, a instituição deve formular políticas que assegurem esse tipo de ambiente.

11. **Segurança.** Cada um deve sentir que não está sendo simplesmente usado, mas que será reconhecido por seu esforço. A instabilidade gera ansiedade, angústia e desânimo. Servidores mais antigos ou aposentados devem ser tratados com respeito e agradecimento pelas contribuições à instituição. Eles são uma parte importante da história das instituições, e o reconhecimento por seu trabalho sinaliza aos membros atuais que eles também serão lembrados carinhosamente no futuro.

12. **Ter uma perspectiva de futuro.** É importante ter o sentimento de que se está fazendo história. Isso faz parte da

noção de perenidade da vida – é bom fazer parte de um trabalho duradouro. É deixar uma marca da passagem de cada um pela vida. Conta-se que, certa vez, foi perguntado a dois homens que trabalhavam em uma construção: "O que os senhores fazem?". Um disse: "Carrego pedras". O outro respondeu: "Ajudo a construir uma catedral". O mesmo trabalho, dois espíritos diferentes.

Uma maneira de buscar essa perspectiva do futuro é identificar áreas de conhecimento que ofereçam oportunidades reais de desenvolvimento e sejam, portanto, propícias a realizações duradouras. No momento, biologia molecular, com suas múltiplas possibilidades de diagnóstico, de engenharia genética, de estabelecer prognósticos, de farmacogenética, do entendimento de mecanismos fisiopatológicos no nível subcelular – todas aplicáveis aos mais variados ramos da Medicina –, certamente representa uma dessas áreas. É preciso estar pronto para acompanhar as mudanças.

13. **Disciplina/trabalho**. Nada se constrói sem disciplina e trabalho. Ideias são necessárias, mas obras também. E o trabalho é que constrói. Não é demais enfatizar, aqui, a importância do trabalho sistemático, ainda que feito passo a passo. É simplesmente impressionante o quanto se consegue ao realizar um pouco a cada dia. Tal preceito não se aplica apenas a entidades médicas. Gustav Mahler, tido, talvez, como o maior condutor de orquestra que já existiu, disse:

Para o sucesso nada pode tomar o lugar da persistência; talento só não será bem-sucedido; nada é mais comum que o homem sem sucesso e com talento. Educação sozinha não será bem-sucedida; o mundo está cheio de tolos educados. Persistência e determinação, por si sós, são onipotentes.

14. **Profissionalização.** Nas instituições médicas, as pessoas devem ser verdadeiros profissionais, ou seja, ter uma dedicação primordial, bem definida. Não se pode ser tudo ao mesmo tempo. Como em tudo na vida, não há como evitar escolhas. E, quando se faz uma escolha, deixam-se de lado outras tantas possibilidades. A profissão médica é exigente em qualquer de suas formas, e por isso tem sido chamada frequentemente de sacerdócio: ela realmente exige um posicionamento filosófico. É a natureza da profissão.

15. **Vincular a vida do médico ao hospital/instituição.** Na realidade, não se pode dissociar a vida do profissional do curso da instituição. Quando a instituição vai bem, o profissional vai bem, e vice-versa. Nas grandes capitais, onde os problemas de transporte são imensos, fixar o médico na instituição é indispensável. No entanto, não é o que se observa em muitas localidades brasileiras.

16. **Importância de estruturas e profissionais não médicos.** Técnicos, engenheiros, fisioterapeutas, enfermeiros, psicólogos, serviço social: todos fazem parte do contexto global do serviço médico, contribuem para o desenvolvimento da instituição e devem ter seus méritos reconhecidos. O serviço médico é, de fato, um conjunto de ações realizadas em diferentes estruturas, que devem ter todas a mesma qualidade, a mesma excelência. É como uma corrente, e a resistência total dessa corrente é igual à do seu elo mais fraco. Assim, serviços auxiliares precisam ser todos qualificados quando se pretende que uma instituição seja mesmo bem-conceituada. Na avaliação dos hospitais pelos pacientes, é muito comum que os resultados positivos dos tratamentos ou procedimentos sejam esquecidos. Isso é tido como algo esperado, "nada mais do que a obrigação". No entanto, outros itens que ocasionalmente não foram adequados são

lembrados para sempre! "A operação foi bem, mas a comida...". Essas críticas não devem ser menosprezadas.

17. **Atuação dos líderes**. Líder é o indivíduo que desperta confiança nos outros, que tem visão do futuro, que é capaz de estimular, em cada um de seus associados, as melhores qualidades, que tem força interior e energia para lutar por princípios. É uma qualidade inata que a experiência aperfeiçoa. O líder dá exemplo, assume responsabilidades. Os membros da instituição devem saber que alguém é responsável, tem autoridade e, portanto, pode distribuir tarefas e também exercer cobranças.

18. **Meios, recursos e produção**. Evidentemente, em uma era como a atual, repleta de tecnologias, a disponibilidade de equipamentos adequados é fundamental para o desempenho de inúmeras tarefas, especialmente pesquisas avançadas e procedimentos sofisticados. No entanto, um problema comum é simploriamente atribuir a ausência de produção científica à inexistência de certos equipamentos. "Não fazemos tal coisa porque não temos isso ou aquilo" é uma desculpa comum. É preciso lembrar que as estruturas, os institutos, os sistemas de trabalho não nascem do nada. Instituições existem porque um dia alguém tomou uma decisão, alguém se encarregou de executar uma tarefa e a completou. É cômodo simplesmente dizer que não existem meios. Muitos que assim o fazem são os mesmos que deveriam trabalhar para criá-los. A atitude positiva, criadora, desassombrada e realizadora é o que diferencia a quimera da realidade. Claro, é preciso ter um sonho. Mas é fundamental ter energia, força, determinação e coragem de correr riscos para, assim, transformar sonhos em fatos.

19. **Comissão científica/ética**. É uma necessidade ética e legal. Boas intenções não são suficientes para manter a

integridade e a segurança dos pacientes. As atividades de pesquisa em seres humanos, bem como em animais, precisam de regulamentações. Estas não apenas contemplam a parte ética, mas prestam grande auxílio ao oferecer críticas construtivas aos projetos científicos. Embora comissões de ética sejam tacitamente aceitas nas universidades, nem sempre estão presentes em todas as instituições médicas.

Em um editorial de 2012, Bruce Alberts,[2] editor-chefe da revista *Science*, discute os motivos pelos quais algumas nações ou instituições são mais bem-sucedidas que outras. Ele salienta que líderes altamente qualificados tendem a se cercar de pessoas igualmente qualificadas ou até mais. Esses líderes são autoconfiantes. Ao contrário, pessoas menos qualificadas, quando em postos de liderança, tendem a cercar-se de auxiliares ainda menos qualificados. Isso cria uma cadeia de mediocridade que se propaga e degrada toda a instituição. Ele também salienta a importância de buscar objetivos relevantes a longo prazo, em vez de objetivos a curto prazo. Finalmente, Alberts enfatiza que, somente por meio de um processo de meritocracia que encoraje a criatividade de subordinados, as instituições médicas podem fazer frente aos grandes desafios do futuro.

CONCLUSÃO

Naturalmente, nem todos concordarão com os pontos de vista exarados aqui. Opiniões contrárias e comentários serão bem-vindos.

9. PAPEL HISTÓRICO DAS UNIVERSIDADES E INSTITUTOS DE PESQUISA NO DESENVOLVIMENTO DA PESQUISA CARDIOLÓGICA NO BRASIL

*Transportai um punhado de terra todos os dias
e fareis uma montanha.* **Confúcio**

Toda ciência ou é física ou coleção de selos. **Lord Rutherford**

O objetivo deste capítulo é examinar, sumariamente, o papel das universidades e institutos de pesquisa na evolução do conhecimento cardiológico no Brasil e também sugerir medidas gerais que possam otimizar essas ações.

Na faculdade, começa a formação do médico e também a do cientista; até recentemente as escolas médicas se dedicaram à formação do médico, com o propósito básico estabelecer diagnósticos e propor tratamentos. A eficiência com que isso tem sido feito depende do corpo docente, do regime de trabalho, das estruturas de que dispõem as escolas médicas, tais como hospitais de ensino e tecnologias de ponta, bem como, é claro, da dedicação do estudante. Implícito nesse processo é que as escolas médicas devem primar pelo conhecimento e capacidade de transmiti-los, mas também exercer prática médica de excelência. Portanto, há de haver coerência entre o que se prega e o que se pratica. Essas condições variam bastante no nosso país, sobretudo nos últimos tempos, quando muitas escolas médicas foram criadas atendendo a interesses políticos e financeiros e relegando a segundo plano as condições técnicas e humanas mencionadas acima. Em consequência, a qualidade técnica dos médicos formados também varia grandemente. Um exemplo disso são os baixos índices de aprovação em exames como o do Conselho Regional de Medicina do Estado de São Paulo (Cremesp), no qual aproximadamente 50% dos recém-formados não foram são aprovados; isso é especialmente preocupante considerando que o estado de São Paulo tem as melhores universidades do país e que o exame é voluntário. Já a residência médica é o programa no qual os formandos realmente iniciam a prática da medicina, ainda sob supervisão. Inclui a residência em clínica geral primeiro, seguida de residências em especialidades e subespecialidades. Os programas são bastante competitivos nas boas universidades. E mais, 40% das vagas não são preenchidas segundo dados da Escola de Educação Permanente da USP (9.4.2021). Em consequência, um número crescente de alunos que buscam aperfeiçoamento na pós-graduação não faz residência. Mas não é meu propósito discutir esse tema aqui. Além disso, não existe ainda uma avaliação obrigatória dos recém-formados em medicina, como é praxe em países desenvolvidos da Europa, nos Estados Unidos e no Canadá. Aliás, no Brasil, os advogados precisam ser aprovados pela Ordem dos Advogados do Brasil (OAB) antes de serem habilitados para exercer a profissão.

Deve-se, porém, reconhecer que algumas escolas brasileiras vêm formando profissionais qualificados para o exercício profissional clássico, como Universidade de São Paulo (USP), Universidade Federal do Estado de São Paulo (Unifesp), Universidade Estadual de Campinas (Unicamp), Universidade Federal do Rio Grande do Sul (UFRS), entre outras.

Quanto à formação científica específica do médico, alguns programas merecem citação:

Iniciação científica, na qual alunos do curso médico, mesmo nos primeiros anos, frequentam serviços com programas de investigação estabelecidos e participam ativamente deles, tendo oportunidade de se familiarizarem com os princípios da ciência e todas suas peculiaridades. Recentemente, a USP atribuiu créditos acadêmicos aos alunos de iniciação científica, o que certamente os estimula. De maneira geral, os alunos são contemplados com bolsas de estudo após avaliação de mérito do projeto de pesquisa, como parte do Programa Institucional de Bolsas de Iniciação Científica (PIBIC). De especial interesse são a escolha da pergunta a ser respondida, a adequação de modelos experimentais e o rigor científico na obtenção de dados e sua interpretação. É nesse tipo de ambiente que o jovem começa a compreender o valor da observação e da experimentação e treina a mente na difícil tarefa de reconhecer as coisas como de fato são. Ou seja, desenvolve senso crítico. Ele também começa a compreender as limitações do conhecimento e de sua aplicação prática. São ótimos programas que servem para identificar pessoas com perfis de possíveis pesquisadores, além de propiciar melhora do currículo ao serem autores e coautores de publicações científicas.

Pós-graduação (PG); assim como a residência médica, é onde o médico sedimenta conhecimentos e habilidades necessários à prática da medicina e suas especialidades, a pós-graduação é o ambiente onde se formam os pesquisadores. É o aprendizado no trabalho. Como disse Confúcio: "O que eu ouço, eu esqueço. O que eu vejo, eu lembro. O que eu faço, eu entendo". Ou seja, o pós-graduando participa do planejamento do estudo desde a seleção da(s) pergunta(s), da escolha dos modelos adequados para responder perguntas, faz as experiências, analisa os dados e participa das publicações; tudo sob a supervisão direta de um orientador. Programas de PG em cardiologia têm contribuído enormemente para a formação de pesquisadores. Na Tabela 9.1, encontram-se os cursos já registrados no Ministério da Educação e Cultura (MEC); alguns estão inseridos em programas gerais de clínica médica ou ciências da saúde. Merecem registro os programas do Instituto do Coração (InCor--HCFMUSP), da Universidade Federal do Rio de Janeiro (UFRJ) e da Universidade Federal do Rio Grande do Sul (UFRGS). Alguns alunos passam a integrar o corpo docente de outras escolas e universidades, e, evidentemente, melhoram a qualificação dos corpos docentes.

Tabela 9.1   Cursos avaliados e reconhecidos – plataforma Sucupira.

Instituição de Ensino	Nome do Programa de Pós-graduação em Cardiologia
Escola Bahiana de Medicina e Saúde Pública	Medicina e Saúde Humana
Fundação Universitária de Cardiologia (FUC)	Ciências da Saúde (Cardiologia)
Instituto Nacional de Cardiologia (INC)	Ciências Cardiovasculares
Universidade de São Paulo (USP)	Cardiologia
Universidade Federal da Bahia (Ufba)	Ciências da Saúde
Universidade Federal de São Paulo (Unifesp)	Medicina (Cardiologia)
Universidade Federal do Ceará (UFC)	Ciências Cardiovasculares
Universidade Federal do Rio de Janeiro (UFRJ)	Medicina (Cardiologia)
Universidade Federal do Rio Grande do Sul (UFRGS)	Ciências da Saúde: Cardiologia e Ciências Cardiovasculares
Universidade Federal Fluminense (UFF)	Ciências da Saúde: Cardiologia e Ciências Cardiovasculares
Instituto Dante Pazzanese (IDPC-USP)	Medicina/Tecnologia e Intervenção em Cardiologia

Um fato novo e alvissareiro é que algumas entidades não universitárias criaram programas especiais para desenvolver ciência, em particular na área da cardiologia clínica. O Hospital Sírio Libanês, o Hospital do Coração (São Paulo), o Hospital Israelita Albert Einstein (HIAE) e o Hospital Moinhos de Vento (Porto Alegre), entre outros, são alguns exemplos. O grupo Coalizão, liderado pelo HIAE, tem se notabilizado por produzir pesquisa clínica de alta qualidade que resultou em publicações nas melhores revistas internacionais da área, sobretudo em Covid-19. Esses grupos incorporaram a pesquisa e a geração de conhecimento associado a práticas clínicas de excelência como pilar fundamental de seu papel na sociedade. Na verdade, a pesquisa aprimora a prática clínica ao aplicar senso crítico ao cuidado médico, bem como as noções de custo/benefício. E também procuram tirar proveito de terem o elemento básico para pesquisa clínica: pacientes. Com a importância dada aos registros na formação do conhecimento, esses programas em hospitais particulares ganharam especial relevância, sendo que os registros eletrônicos são essenciais para essas finalidades. Outro ponto fundamental é que, dados os custos e o tempo despendido com estudos randomizados, os registros oferecem alternativas muito relevantes. Prontuários eletrônicos são essenciais, pois permitem transmissão rápida e segura de procedimentos médicos, evitando repetições e custos desnecessários.

Outro fato significativo é a participação de pesquisadores brasileiros em trabalhos multicêntricos internacionais, especialmente em angioplastias vasculares, cirurgias cardíacas, estudos em dislipidemias, cardiopatias congênitas, hipertensão arterial, imagens, síndromes coronárias agudas, entre outras. Isso significa inserção internacional e reconhecimento da qualidade de pesquisadores e instituições brasileiras.

Por outro lado, há contribuições importantes, originais, inteiramente elaboradas e executadas em território nacional, em muitos campos do conhecimento, tanto em áreas básicas quanto clínicas. Um exemplo importante foi a descoberta da bradicinina por Maurício Rocha e Silva, seguida da observação, por Sérgio Ferreira, de que o veneno da jararaca potencializa os efeitos da bradicinina; esses conhecimentos básicos levaram ao descobrimento dos inibidores da enzima conversora da angiotensina;

isso hoje, constitui uma arma fundamental no tratamento da hipertensão arterial e da insuficiência cardíaca. Como elemento essencial ao desenvolvimento científico, saliente-se que a carreira de pesquisador em cardiologia tem sido implementada no país, embora ainda seja incipiente (ver adiante).

Assim, podemos dizer que, nos últimos anos, houve considerável progresso na ciência cardiológica brasileira, mas ainda estamos longe de atingir o nível científico de países desenvolvidos, como Reino Unido, Estados Unidos, Alemanha ou Japão.

Para enfrentar esse desafio gigante, algumas medidas são essenciais que no conjunto buscam modernizar as universidades e instituições de ensino. Isso envolve profundas mudanças conceituais, incluindo:

a. *cargos com duração por limite de idade* não devem existir. Posições de direção dependem de desempenho. O mesmo se aplica a progressões na carreira. Conceitos como "tempo de serviço" não devem ser parâmetros de progressão na carreira, como adotado em muitas universidades públicas; isso leva à estagnação. É sobretudo fundamental firmar-se o conceito de que a reputação de um pesquisador não depende de cargos, mas, sim, de sua contribuição científica/educacional. Talvez os exemplos mais marcantes sejam os de Albert Einstein e Watson e Crick quando fizeram suas duradouras descobertas, eram simplesmente pesquisadores, e não chefes de grupos com encargos administrativos;

b. *evitar endogenia*: trazer novas pessoas e novas ideias é salutar para as universidades. Assim, grandes universidades mundiais servem-se de comitês de busca que avaliam não apenas a qualificação científica do candidato, mas também se a necessidade/filosofia da universidade é compatível com os interesses profissionais do candidato;

c. *avaliações periódicas* são absolutamente necessárias, de preferência por auditores externos; pesquisadores, professores e, sobretudo, dirigentes não devem se acomodar nos cargos; ao contrário, devem estar sempre na vanguarda do conhecimento, inovando e se aperfeiçoando; para tanto, precisam enfrentar desafios e sonhar. Além disso, é preciso renovar, abrir caminhos para jovens que podem trazer mais energia às instituições; no caso de médicos e pesquisadores, o avanço do conhecimento hoje é muito rápido, de modo que é fácil tornar-se obsoleto. Assim, as avaliações periódicas são instrumentos valiosos para estimular atualizações;

d. *internacionalização*, hoje, é também necessária, visto que os novos conhecimentos fisiopatológicos, os novos desafios clínicos e a própria criatividade dos cientistas ampliaram imensamente o universo de pesquisa e de práticas clínicas. Hoje nenhum homem nem instituições têm o conhecimento completo das ciências médicas. Por isso a troca de informações tornou-se tão crítica, seja em ensino, técnicas ou cuidados médicos;

e. *carreira de pesquisador*: o regime de trabalho, com dedicação integral à pesquisa, é uma das bases fundamentais para a criação do conhecimento, como ilustra a história das grandes universidades europeias e norte-americanas. No Brasil, isso é excepcional, não a regra. Uma das razões é que o orçamento das universidades não permite salários adequados – e o governo não dispõe de meios jurídicos para provê-los. Isso também é causa da constante fuga de jovens investigadores, que buscam, no exterior, melhores condições de trabalho. Aqui, o papel das fundações de amparo à pesquisa é definitivo. No entanto, na maioria dos estados, as fundações não são independentes e, consequentemente, sofrem injunções políticas, perdendo continuidade na busca de seus objetivos;

exceção é a Fundação de Amparo à Pesquisa do Estado de São Paulo (Fapesp), que possui dotação orçamentária e independência administrativa; não por acaso o estado de São Paulo é o maior gerador de ciência do país. Para suprir essa lacuna, algumas fundações privadas, de auxílio a hospitais, universidades e institutos foram criadas, como a Fundação Zerbini e o Instituto Serrapilheira, que têm desempenhado papel fundamental no apoio às pesquisas e no aprimoramento geral dessas instituições;

f. *evitar politização*: universidade não é sindicato, que defende direitos trabalhistas – aliás, inteiramente justos. Infelizmente, no Brasil, partidos políticos usam as universidades para propagarem suas ideologias. Universidade é inovação, busca da verdade, geração de tecnologias que beneficiam a humanidade. Portanto, requer talento e dedicação, e, sobretudo, profundo conhecimento de áreas específicas do saber humano. Assim, a universidade não pode ser dirigida ou influenciada por pessoas alheias aos objetivos dela;

g. *medicina translacional*: conceitualmente, é a integração da área básica com a clínica e a população, com o objetivo de encurtar o tempo entre descobertas básicas e aplicações clínicas. Demonstrações notáveis do valor dessa integração é o desenvolvimento de vacinas contra a Covid-19, em tempo recorde (um ano, aproximadamente, nos EUA e na Inglaterra). O processo requereu conhecimentos básicos de biologia molecular e, ao mesmo tempo, estudos clínicos imediatos para comprovação de segurança e eficiência. Recentemente, surgiu a figura do médico-pesquisador justamente dentro do escopo de associar clínica e pesquisa; alguém que tenha visão conjunta, integrada dos grandes problemas médicos. Isso tem a ver com relevância e a noção de custo/benefício. No entanto, é preciso conhecimento mínimo de parte do médico/ pesquisador, sobre aspectos essenciais da medicina de hoje: genética e epigenética, biologia molecular, biologia vascular, sistemas de sinalização celulares e intracelulares, sistemas redox entre outros. Por outro lado, o investigador básico precisa de certas noções ligadas a problemas clínicos, de modo que possa ter uma visão integrada de sua pesquisa. Isso não significa que um invade o campo do outro, mas que os dois possam juntar forças produzindo mais e mais rapidamente. O modo de se viabilizar tal integração é ter estruturas organizacionais que permitam esse trabalho conjunto. Assim, em vários países já existem institutos de medicina translacional com base nessa integração. Isso se justifica, porque a solução para muitas doenças depende do entendimento desses mecanismos fisiopatológicos no nível celular e molecular, áreas nas quais o pesquisador básico é expoente. Demonstrações dessa integração são os anticorpos monoclonais, hoje usados em oncologia e cardiologia, e as vacinas. Sem o conhecimento íntimo de genética, epigenética e sistemas de sinalização intracelulares e a compreensão das funções fisiológicas de receptores celulares e dos sistemas de sinalização celulares e intracelulares, isso não seria possível. A Figura 9.1 é um esquema que mostra as estruturas necessárias para medicina translacional;

h. *parcerias com setor privado*: existem interesses mútuos – desenvolvimento tecnológico baseado em conhecimento científico é o que alicerça o progresso. Foi assim com as viagens espaciais, com a internet, com os celulares e a inteligência artificial e o programa genoma humano. Hoje temos o exemplo das vacinas, como dito antes. Contribuições particulares e de empresas, com finalidades específicas de apoiar ações de saúde, são outro aspecto que merecem séria consideração. A lei brasileira que regulamenta essas doações precisa ser mudada com urgência para que pessoas/ entidades possam fazer doações específicas para certas

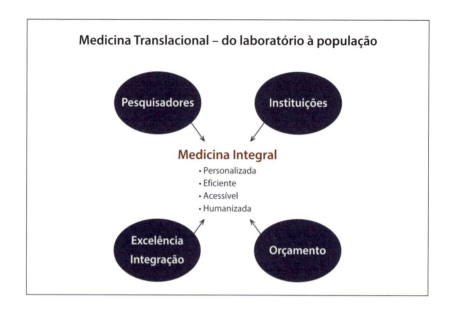

Figura 9.1 Quatro bases fundamentais para a implementação do programa de Medicina Translacional.

finalidades, em vez de pagar impostos que serão usados com outros fins. No momento há tremenda burocracia e o doador só pode descontar 1% do imposto de renda devido quando doa. Estamos lançando o programa PROCOR-BR, dirigido especialmente a doenças cardiovasculares, que propõe profundas mudanças nesse cenário, com objetivo de captar recursos para várias ações em cardiologia. Visto que o governo não possui verba suficiente para pesquisa e saúde, a contribuição do setor privado seria mais que bem-vinda. É necessário, porém, compreender que potenciais contribuintes raramente fazem "doações". É muito mais realista esperar que eles também usufruam de benefícios fiscais ao contribuir, como ocorre nos EUA, onde uma pessoa física pode canalizar todo o imposto devido para uma finalidade específica na área da saúde, educação e pesquisa.

Finalmente, vejo com otimismo o papel das universidades e institutos de pesquisa no progresso científico e tecnológico. Temos vários centros de formação de investigadores, mas seria ingênuo pensar que tudo está bem. Precisamos profundas mudanças no sistema universitário para que programas de pesquisa se tornem realmente produtivos, protejam os pesquisadores e tornem a pesquisa brasileira um instrumento vital para o bem-estar do país e da humanidade. Isso tudo é possível com determinação e trabalho.

AGRADECIMENTO

Agradeço ao Prof. Eduardo Moacyr Krieger por suas oportunas sugestões.

10. OPÇÕES NO EXERCÍCIO PROFISSIONAL – O QUE VOCÊ QUER SER?

Whoever saves one life is considered by God as if he (she) had saved the whole world. **Talmud**

O único lugar onde sucesso vem antes de trabalho é no dicionário. **Albert Einstein**

A carreira médica oferece múltiplas opções e isso é uma de suas características mais fascinantes. Basicamente, o profissional pode ser médico assistencial ou acadêmico, aí incluídos os professores e pesquisadores, e, claro, uma mescla de tudo. Todas as formas de atividade carregam em si a dignidade e o simbolismo da profissão e reverenciam a pessoa humana que é, afinal, o objeto da Medicina. É uma profissão nobre, admirada por todas as culturas ao longo dos tempos. Os caminhos podem não ser fáceis: cada uma das vertentes tem características especiais e requerem formações específicas. Ao médico jovem compete descobrir seus próprios talentos, reconhecer suas inclinações para, então, escolher que caminho seguir. Há um agravante: a prática médica será longa, de muitas décadas, e é difícil mudar de rumo no meio do caminho. Os investimentos em tempo e recursos são grandes. Aliás, custos e duração da formação são motivos suficientes para a discussão de reformas curriculares nos EUA.[1-4] Além disso, o comprometimento com a profissão médica, se equivocado, pode levar a pessoa a trabalhar a vida toda em uma área que não gosta. Isso seria uma receita infalível para o fracasso. Por isso, aqui, procurarei esclarecer as características das áreas da Medicina com base nas experiências que vivi e vivo, tanto na universidade quanto no consultório.

O **médico assistencial** é a seara dos abnegados, dos que se dispõem a dedicar suas vidas ao cuidado dos outros. Sua imagem mais pungente é a do bom samaritano, o que cura as feridas de um desconhecido, o que se compadece realmente com o sofrimento alheio. Resume-se à aplicação do conhecimento existente às situações atuais dos pacientes. Requer boa formação profissional, atualizações constantes, disponibilidade para responder às demandas dos pacientes, paciência para esclarecer dúvidas e inseguranças, bom relacionamento humano, aceitação das rotinas do trabalho médico e de burocracias de hospitais, convênios e sistemas de saúde em geral. O médico assistencial não tem vida familiar programada, fins de semana realmente livres, noites tranquilas. Costumo dizer aos residentes que a doença não conhece calendário. A Medicina assistencial representa um compromisso permanente. Diz-se que quem faz o que gosta não cansa, mas isso dentro de certos limites.

O médico não pode esperar reconhecimento dos pacientes proporcional à gravidade dos casos. Para o doente, um caso grave não é muito diferente de um mais simples. Os dois interferem na qualidade de vida, e a dedicação do médico é tida como inerente à profissão.

Não é uma carreira com etapas delimitadas, como nas instituições acadêmicas. Não há promoções nem reconhecimentos formais, exceto em situações muito especiais.

Pode trazer compensação financeira, embora o tempo da Medicina como profissão liberal praticamente já tenha passado. A época dos grandes médicos, a rigor, também já passou. Claro, haverá sempre algum expoente. Hoje, vivemos a era dos grandes conglomerados, das empresas de Medicina de grupo. Muitos pacientes procuram instituições, e não um médico em particular.

O profissional se tornou assalariado. Médicos com clínica particular representam minoria.

A Medicina baseada em evidências é a norma. Assim, condutas são tomadas segundo diretrizes; estas, por sua vez, nem sempre são oriundas dos melhores estudos clínicos. Na verdade, cerca de metade das normas das diretrizes é baseada em opiniões de especialistas. Basta visitar qualquer unidade de terapia intensiva ou pronto-socorro para descobrir protocolos para tudo: infarto do miocárdio, embolia pulmonar, insuficiência cardíaca, etc. Se, por um lado, a Medicina baseada em evidências oferece normas gerais que evitam erros grosseiros; por outro, compromete a individualização do cuidado médico.

O médico assistencial também enfrenta sérios problemas éticos: condutas impróprias de colegas, restrições dos planos de saúde, que não reconhecem direitos básicos de pacientes por razões claramente econômicas, falta de recursos para exames e procedimentos essenciais e, principalmente, os dilemas relativos ao prolongamento artificial da vida, como discutido no capítulo 6. Sobre esse aspecto, relembremos o princípio máximo da prática clínica: *Primum non nocere*, ou seja, "antes de tudo, não causar dano". Em verdade, ao clínico não é permitido experimentar em seres humanos. A prática se restringe à aplicação judiciosa de medidas que obtiveram a chancela de estudos controlados ou outras provas inequívocas de sua segurança e eficácia. Exceção, claro, são os pacientes que participam de estudos clínicos, mas essa é outra questão. Outro problema frequente é o de terapias ainda experimentais – ou, francamente, folclóricas – que muitos doentes procuram. É o caso de células-tronco: no momento, relativamente pouco se sabe sobre sua aplicação, e a maioria dos estudos humanos mostrou resultados inconclusivos ou até prejudiciais. No entanto, não são raros os casos de doentes, e mesmo de médicos, que utilizam esse recurso incerto.

Ocorre quando o médico se aproveita da angústia do paciente para auferir vantagens financeiras. Há clínicas no mundo todo fazendo isso. Outras terapias, como antioxidantes, suplementos polivitamínicos ou produtos contra perda de memória, entram na mesma categoria. O médico realmente consciente, informado, sábio, costuma separar a verdade científica das lendas e dos engodos. Além disso, o clínico também sofre o assédio da indústria farmacêutica e de equipamentos. E é um prescritor, um formador de opinião. Portanto, indiretamente, é também um agente financeiro. Por isso, recebe mimos e atenções de todo tipo: convites para jantar, viajar... Se descobrirem que suas prescrições e opiniões não estão à venda, cessam as benesses. Atualmente, também há o problema da judicialização da Medicina, como mencionado anteriormente. São as intromissões do Poder Judiciário em situações médicas, com seus representantes tomando decisões sobre áreas que não entendem.

A cultura brasileira é que o doente escolhe o médico, mas não que o médico escolhe o doente. Não deveria ser assim; a livre escolha deve ser bilateral. Consequência: o doente só vai ao médico de que gosta e, se não gosta, não volta mais. Já o médico tem que atender a todos! Por outro lado, alguns pacientes de fato se apegam a seus médicos com respeito e, muitas vezes, afeto. É um dos aspectos mais gratificantes da Medicina.

Ocorreu na Medicina moderna o florescimento das especialidades e, ainda mais recentemente, das subespecialidades, tanto nas grandes áreas (como Pneumologia, Cardiologia e Reumatologia) quanto nas subespecialidades (como Arritmias, Imagenologia, Hemodinâmica, Endoscopias e outras). Assim, atualmente, o profissional não é apenas cardiologista: é, também, ecocardiografista. O enorme progresso justifica a compartimentalização: não é mais possível a ninguém abranger todo o conhecimento, mesmo de setores da Medicina. O risco inerente é que se perca a noção de conjunto do paciente. Uma coisa é certa:

o conhecimento técnico apenas não basta. **É preciso saber lidar com as pessoas e, particularmente, com o indivíduo doente.**

Assim como a doença altera a homeostasia dos diversos sistemas biológicos do organismo – quanto mais graves, maiores as repercussões –, igualmente o equilíbrio emocional se rompe. Em uma doença sistêmica, as funções cardíaca, renal e pulmonar e o sistema imunológico se alteram, adaptam-se ou reagem à agressão da doença. No plano psíquico, algo semelhante ocorre. A doença grave desperta, no paciente, a noção da própria finitude, e a morte, que nos períodos de saúde parecia uma ameaça distante, passa a ser uma possibilidade real e imediata. Essa situação provoca reações diversas nas pessoas: medo, revolta, inconformismo, indiferença. Alguns se aproximam mais da família, procurando reatar laços rompidos. Outros rogam a Deus por proteção e misericórdia. Outros, ainda, questionam a própria Medicina e sua competência. As pessoas reavaliam a vida e seus valores. Portanto, comportamentos estranhos, até mesmo agressivos, devem ser interpretados como formas de resposta ou de defesa diante da enfermidade. Nesse cenário complexo, de imensas incertezas, o médico representa a esperança. De fato, às vezes ele traz a cura. Mas mesmo que não a traga, sua postura acolhedora é um lenitivo. O doente, acima de tudo, não quer ser abandonado, não quer ser descuidado. A importância dessa postura é ilustrada pelos casos em que, mesmo o doente tendo falecido, a família permanece agradecida ao médico porque compreende que tudo o que estava ao alcance dele, foi feito. Daí a máxima antiga: "O médico cura algumas vezes, mas deve consolar sempre". Essa visão não pode, porém, encobrir uma verdade: estamos lidando com seres humanos, com todas suas virtudes e defeitos. **O médico deve ser escravo do sofrimento do doente, mas não dos seus caprichos.**

Há uma nítida diferença nas responsabilidades dos diferentes médicos, dependendo das funções específicas. Por exemplo, os médicos de exames complementares não assumem responsabilidades diretas pelos casos. Assumem, sim, a responsabilidades pelos exames. Quais exames pedir e o que fazer com os resultados é problema do médico do paciente. Aí entra a questão da qualidade dos exames. Dependemos diretamente deles, e a qualidade varia, depende de equipamentos, técnicas e interpretação. Recomendo que o clínico veja os exames de imagem junto com quem os interpreta, pois auxilia no entendimento.

Ainda nesse contexto, hoje, várias equipes podem ser necessárias para dar conta de casos complexos. Por exemplo, infectologistas, nefrologistas, oncologistas e outros especialistas podem atuar no mesmo caso. É benéfico, mas é necessário atuar como um time, ajustando todos os componentes, reconhecendo competências e mantendo diálogos.

Tenho grande respeito pelos médicos que trabalham no interior ou na periferia das grandes cidades, longe de recursos técnicos avançados, sem acesso a especialistas, tratando de populações pobres. É a parte visível e lamentável de nosso sistema de saúde heterogêneo. Esses profissionais são verdadeiramente dignos de toda a nossa admiração.

Em suma, a prática da Medicina assistencial ocorre em um ambiente extremamente complexo que envolve pessoas doentes e, portanto, ansiosas, exigentes, inseguras. Assim, não é surpresa que se encontrem os mais variados tipos e, também, comportamentos inesperados. A doença não torna as pessoas virtuosas, só as torna medrosas e dependentes.

Complicando o quadro, a Medicina, em si, é uma área do conhecimento humano das mais complexas. Há quem sugira que só é menos complexa do que física teórica. Se o médico não compreender isso, estará fadado ao insucesso e à infelicidade.

Já a **via acadêmica** é para quem gosta de ensino e pesquisa. O campo de ação do docente abrange a graduação e a pós-graduação *lato sensu*. Na pós-graduação *stricto sensu*, objetiva-se

226

formar futuros docentes e pesquisadores. A pós-graduação representa, hoje, a grande seara de onde emergem os mestres do futuro. Aí salienta-se o papel do orientador na formação dos doutores e futuros professores, bem como de toda a estrutura de pesquisa das instituições. Só a universidade oferece condições para essas atividades. O docente tem a missão ímpar de moldar as mentes jovens. Os componentes da docência compreendem: competência em uma determinada área de conhecimento, capacidade para transmitir esses conhecimentos e valores morais que devem ser obedecidos: honestidade, respeito ao próximo, integridade, amor ao trabalho. Em decorrência da competência, o professor formará discípulos e seguidores, o que é uma glória para o ser humano.

O conhecimento que não é transmitido morre com quem o possuía. Tem, portanto, vida efêmera. A tradição da cultura oral também falha, porque se distorce com o tempo. O conhecimento de qualquer ofício aperfeiçoa-se com o tempo. O professor transporta esse saber de uma geração à outra. Sem o professor teríamos que começar tudo de novo, pela primeira vez, sempre que empreendêssemos uma nova missão.

Para seu mister, o professor conta com vários instrumentos: a palavra falada, a escrita e a demonstração visual. **No entanto, nada é mais poderoso que o exemplo. O exemplo não fala, demonstra. Não sugere, prova. Não incita desafios, vence-os.** Além disso, o bom professor conhece a diferença entre observar e participar. Como bem expressou Confúcio: "Diga-me, e eu ouço. Mostre-me, e eu vejo. Deixe-me fazer, e eu entendo".

O professor não pode ter ciúme de seus discípulos. Ao contrário: o sucesso de seus alunos é o atestado de sua competência e amplia sua influência. O professor deve ser coerente, e aquilo que prega deve condizer com o que faz. Sócrates deu o maior exemplo: quando tomou cicuta e não fugiu, estava respeitando o que ele mesmo havia pregado. O verdadeiro mestre precisa garimpar talentos, descobrir aptidões. Às vezes, o discípulo não sabe o que quer e nem mesmo sabe quem é, ou seja, não reconhece seus próprios talentos e limitações. Um bom professor é capaz de desvendar esses mistérios.

A riqueza do professor não é o dinheiro. É o respeito de seus alunos, é a propagação de seus ensinamentos pelos seus discípulos. O professor também aprende com os alunos, pois cada mente tem algo próprio, incomum, que pode ser adquirido mesmo pelo sábio. O professor não pode ser mesquinho, não deve tratar o conhecimento como um segredo. Ao contrário, conhecimento é para ser difundido. Especialmente em Medicina, aprendizado significa fazer junto, e não apenas visitar ou ouvir dizer.

Já o **cientista** é quem busca o novo. O professor ensina o conhecido, e o pesquisador busca o desconhecido. O professor revela o que existe, e o pesquisador busca o que não existe. Ele vai atrás do antes não imaginado, é um sonhador. Mas, diferentemente do poeta que explora os sentidos, o pesquisador médico explora a biologia, as entranhas da natureza. Não está preocupado com o sucesso imediato; está preocupado, sim, com a verdade. Ele impulsiona o progresso. Sem ele, nós estaríamos ainda na Idade da Pedra.

O cientista necessita de formação científica adequada, criatividade e persistência. A carreira é longa e frequentemente recheada de imprevistos e falhas. Mas, como diz um velho provérbio chinês, "a derrota só será amarga se concordarmos em tragá-la". Outros atributos incluem iniciativa, integridade, capacidade associativa e, sobretudo, intensa curiosidade pelos fenômenos da natureza humana.

A formação científica sólida é primordial. Requer treinamento específico, algo que não se adquire na escola médica de graduação. Requer doutoramento e prática constante. Hoje em dia, a carreira de cientista já é viável no Brasil, como discutido anteriormente.

A jornada do cientista pode ser longa e consumir a vida inteira. Pode ser uma incerta travessia pelo mundo inexplorado da biologia humana. Eric Kandel, em seu magnífico livro *Em busca da memória*,[5] conta as etapas percorridas na sua longa caminhada, que culminou com o Prêmio Nobel de Medicina de 2000 por suas extraordinárias descobertas sobre os mecanismos da memória. Só em busca do modelo adequado gastou anos. Pacientemente, estudou neurônios isolados, estimulou-os e registrou suas respostas para entender como os sinais são transmitidos. Depois, fez uma síntese dos achados para criar conceitos fundamentais. É um exemplo magnífico.

Já o **médico-pesquisador** representa uma fusão entre o médico que trata de doentes e o pesquisador. Atualmente, existe grande interesse acadêmico nesse tipo de profissional. Uma tendência da Medicina moderna é aproximar cada vez mais a pesquisa fundamental da pesquisa e das aplicações clínicas. No passado, muitos pesquisadores de áreas básicas ficavam isolados das áreas clínicas. Em consequência, descobertas importantes demoravam muito para se transformar em instrumentos clínicos. Um exemplo bem ilustrativo foi o que ocorreu com o colesterol e a aterosclerose. Entre os estudos experimentais do grupo de Anichkov, em 1913, na Rússia, e o primeiro trabalho do Estudo de Framingham, em 1961, passaram-se quase 50 anos. O esforço da Medicina translacional é precisamente abreviar esses intervalos. Naturalmente, essa aproximação requer convivência íntima, talvez diária, entre um grupo e outro. Requer, também, instituições com facilidades para ambos os tipos de pesquisas (ver capítulo 11).

Outro aspecto positivo de troca de informações é que muitas perguntas relevantes à prática médica não podem ser respondidas no próprio modelo humano, ou por razões éticas ou pela complexidade da biologia humana. Daí surge a necessidade de investigação de mecanismos em modelos de bancada. Portanto, o médico-pesquisador é um elemento essencial no progresso da Medicina atual.

Evidentemente, as funções de professor, pesquisador ou médico-pesquisador são frequentemente exercidas pela mesma pessoa. Aliás, é adequado que assim seja. Por exemplo, o professor só terá autoridade para ensinar quando estiver se referindo àquilo que faz. Do contrário, seria apenas uma informação livresca, que qualquer um poderia dar. No caso do treinamento de pesquisa, o mais eficiente método é justamente o do aprendizado em serviço. Aprende-se fazendo.

Existe, ainda, a categoria dos médicos que se dedicam a exames complementares, cujos exemplos mais marcantes são os de imagem: ecocardiografia, tomografia e ressonância magnética. São peças fundamentais na estrutura do sistema de saúde. Características que os distinguem: não precisam do contato direto e prolongado com o paciente e não assumem responsabilidade direta pela condução dos casos. Mas é opção profissional legítima e necessária.

Médicos com formação em administração hospitalar também são essenciais. Eles conhecem os dois lados da estrutura da saúde: o financeiro administrativo e as necessidades dos usuários. Hoje, não se concebe uma instituição avançada sem tais profissionais.

Finalmente, há médicos que constroem instituições de saúde. No Brasil, temos exemplos como Daher Cutait, do Hospital Sírio-Libanês, fundado em 1921. Cutait foi seu diretor clínico por mais de 30 anos, até a sua morte, em 2001. O Professor Manoel Tabacow Hidal foi o fundador do Hospital Israelita Albert Einstein, hoje um grande complexo. Nos EUA, a Mayo Clinic foi fundada, em 1889, pelos irmãos Charles e William Mayo, para ser uma instituição de ponta, e, de fato, tornou-se exatamente isso. O Instituto do Coração da Faculdade de Medicina da Universidade de São Paulo (InCor-HCFMUSP) foi erguido graças aos esforços de Fúlvio Pileggi, Euryclides Zerbini, Luiz Décourt, Radi Macruz e Delmont Bittencourt, entre outros. Hoje, é uma instituição de renome internacional. Uma característica desses líderes é sua capacidade de associação com lideranças da sociedade civil, com a finalidade de criar instituições filantrópicas. No sistema de saúde brasileiro, essas instituições são de grande valia.

Em síntese, a profissão médica oferece amplas possibilidades de atuação. Ciência, humanismo e benemerência, organização social, criatividade, doação pessoal, organização de estruturas complexas, gestão de recursos humanos, tudo pode se abrigar sob o manto sagrado da Medicina.

II. COMO CONSTRUIR UMA CARREIRA

Escreve na areia o mal que te desejaram e no mármore o bem que te fizeram. **Provérbio árabe**

*Se encontrando o sucesso e o fracasso conseguires tratar da mesma forma esses dois impostores...
És um homem meu filho.* **Rudyard Kipling**

Jesus conta que havia dois homens que pretendiam construir suas casas. Um era homem sábio e o outro, insensato. O sábio construiu sua casa sobre a rocha e, quando terminou, ele a observou e disse: "Está muito bem". Logo vieram tempestades, chuvas e os rios transbordaram, mas, como a casa estava sobre a rocha, nada lhe aconteceu. O insensato também fez uma casa boa, mas sobre a areia. Vieram as chuvas, a água afrouxou a areia embaixo da casa, e a casa desmoronou (Mateus 7:24-27). Em um paralelo, a carreira do médico também deve ser feita sobre a rocha para que, quando vierem as intempéries, ela não desabe. No caso, a rocha é a formação profissional, como será discutido adiante. Intempéries são todos os desafios que surgem no decorrer da vida.

Aqui, vou partir da suposição que a pessoa já escolheu ser médico. Como visto anteriormente, esta é uma decisão crucial (ver capítulo 2). Construir uma boa reputação demora, porém, destruí-la é fácil: bastam um ou dois casos malsucedidos. As más notícias voam. Por outro lado, se você tiver sucesso, sempre despertará inveja. O ditado norte-americano é verdadeiro: "Se você fizer tudo certo não sabe se terá sucesso; mas se não fizer, aí sabe que não terá". Frank Sinatra, que sabia do que falava porque foi um sucesso a vida inteira, disse-o bem: "Fazer sucesso é fácil; manter sucesso requer talento".

Um brevíssimo relato do que aconteceu comigo pode ilustrar as etapas de uma carreira médica. Quando cheguei aos EUA, na então Shock Research Unit do Hollywood Presbyterian Hospital, da University of Southern California, em Los Angeles, o professor Max Harry Weil, de início, perguntou-me o que eu queria fazer em Medicina. Eu tinha uma vaga ideia de que gostaria de aprender sobre choque porque o Instituto do Coração de São Paulo (InCor-HCFMUSP) seria construído e precisávamos de alguém nessa área. Era o que eu tinha combinado com os professores Décourt e Fúlvio Pileggi. Claro, era uma ideia nebulosa, imprecisa, que certamente não respondia à pergunta. Ele queria saber o que eu pretendia ser no futuro: médico, pesquisador, professor? Queria seguir carreira acadêmica ou exercer Medicina assistencial? Ele explicou que cada uma dessas opções requeria formação especial, principalmente para o pesquisador. Pegou-me de surpresa. Mas, também, no Brasil, ninguém tinha me instigado a pensar sobre a carreira nesses termos, nem na graduação, nem na pós-graduação. Seguiram-se algumas entrevistas durante as quais várias facetas da profissão foram se delineando em minha mente; e a prática em uma instituição sofisticada foi me conduzindo a entendimentos mais amplos sobre a profissão. Isso tomou tempo. É o processo de amadurecimento intelectual. O dr. Weil deu-me um conselho valioso: *Do not marry a technique*". Ele explicou: as técnicas mudam, mas o processo biológico permanece. Portanto, não fique preso a um procedimento. Trabalhei por mais de dois anos na unidade do dr. Weil, fazendo pesquisa clínica e atendendo doentes de terapia intensiva. Minha área de interesse era infarto do miocárdio humano e choque cardiogênico.

Depois, fui para o Cedars-Sinai Medical Center, afiliado da University of California, Los Angeles (UCLA), porque queria estudar mais profundamente infarto do miocárdio e lá havia laboratórios experimentais dedicados ao tema. Era a época em que se testavam métodos para calcular o tamanho do infarto no homem, assim como também se avaliavam técnicas novas para tratar infarto agudo. H.J.C. Swan era o chefe do serviço. Lá estavam William Ganz, William Parmley, James Forrester, George Diamond, Kanu Chatterjee, Eliot Corday e outros igualmente famosos. Chegando lá, o dr. Swan, que costumava conversar pessoalmente com todos os *fellows*, fez-me a mesma pergunta que o dr. Weil sobre minha carreira. Aí já emergia um padrão: as universidades norte-americanas procuravam conscientizar seus alunos sobre as opções de suas carreiras. E Swan deu-me outro conselho notável: "Procure ligar seu nome a uma linha de pesquisa de modo que as pessoas saibam o que você faz; ninguém pode ser autoridade em tudo". Essa ideia foi fundamental e orientou toda minha carreira acadêmica. O dr. Eliot Corday, que, além de pesquisador, tinha uma grande clínica particular e que teve grande atuação na internacionalização do American College of Cardiology, alertou-me: "Primeiro, procure sua formação científica. Dinheiro virá depois, queira você ou não". Outro sábio conselho que procurei seguir.

Voltando ao Brasil, em 1976, e reiniciando minhas atividades no InCor-HCFMUSP, pude aquilatar o quanto o treinamento de cinco anos em duas universidades norte-americanas de peso havia contribuído para minha formação, principalmente em dois aspectos: primeiro, o científico; segundo, no que diz respeito à concepção filosófica da carreira médica.

Dessas experiências pessoais e da observação da trajetória de muitos médicos e pesquisadores, podemos extrair o seguinte: na formulação da carreira, primeiro trace objetivos a curto, médio e longo prazo. Não permita que acasos decidam sua carreira. Várias oportunidades lhe aparecerão: estude-as e faça escolhas conscientes. Os objetivos serão traçados à medida que a pessoa evolui. É preciso ter uma filosofia de vida como um todo e em particular quanto à profissão; deve-se escolher os valores espirituais e éticos aos quais se submeter. Isso exige convicções e escolhas. Pensar onde alocar tempo, energia e recursos econômicos a cada cinco anos é uma boa opção prática.

TRIPÉ QUE SUSTENTA A CARREIRA

A carreira médica é sustentada por três princípios: competência, integridade e responsabilidade (Figura 11.1).

Competência adquire-se em várias etapas, de formas variadas.

Boa formação profissional, que inclui instrução sólida na graduação, na residência e na pós-graduação, é o passo inicial. Em capítulo anterior, discuti amplamente esse problema. Em síntese, na formação médica é fundamental procurar instituições

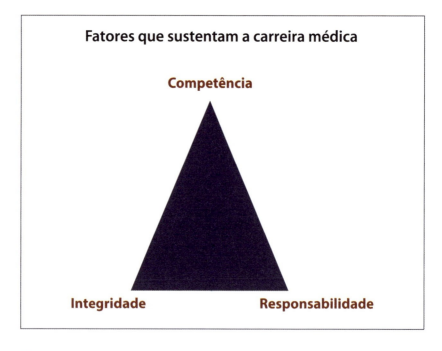

Figura 11.1 Tripé que constitui os elementos essenciais de uma carreira médica.

sólidas, de reputação irrepreensível na formação de profissionais. De maneira simples e direta: deve-se aprender com quem sabe. O ensinamento de qualquer profissão pressupõe várias coisas: primeiro, obviamente, o domínio do campo; depois, a capacidade de ensino em si, o que implica que o ensino deve ser uma das missões fundamentais de instituição; segue-se a isso a disponibilidade dos instrumentos necessários ao ensino, como recursos técnicos, tempo e espaço. Por esses motivos é que Platão fundou a primeira Academia: para criar um local onde os jovens aprendessem a pensar, onde pudessem se dedicar aos misteres intelectuais. Portanto, é preciso compreender bem a diferença entre um local onde se executam procedimentos médicos e a instituição de ensino. O hospital assistencial, por melhor que seja, não é um hospital de ensino. Um médico pode ser excelente profissional sem ser bom professor, ou porque não gosta de ensinar, ou porque não dispõe de meios para tal. Indo ainda mais longe, mesmo entre as instituições de ensino propriamente ditas, ainda há grandes diferenças. Aqui, entre tantos fatores, um se sobressai de forma incontestável: o mestre. Este não ensinará apenas Medicina; ensinará postura, comportamentos. Procure, pois, o grande mestre e a grande escola. Ou, como diz a Bíblia, "junte-se aos bons e serás um deles". Infelizmente, muitas escolas no país são deficientes, e o problema tende a se agravar com a liberalização – ou melhor, a banalização do ensino médico – adotada recentemente pelo governo federal.

Atualizações constantes são imprescindíveis, dada a velocidade com que o conhecimento médico avança. Isso pode ser feito por leituras, frequência a congressos, cursos de reciclagem e adoção de diretrizes que hoje cobrem a maioria dos campos da Medicina. A Medicina é uma área de conhecimento vasta e complexa, e mesmo uma vida inteira de estudo não basta para abrangê-la. Daí as especialidades. Costumo recomendar aos residentes e pós-graduandos que leiam o *New England Journal of*

Medicine toda semana; é uma revista fantástica que sempre traz casos clínicos, revisões e as pesquisas mais recentes. Visitas a serviços nos quais se pratiquem técnicas avançadas também são produtivas. É sempre bom comparar nosso modo de fazer com a maneira de fazer dos outros. Eles podem ser melhores!

Treinamento ativo pela participação em debates, mesas redondas, preparação de conferências e publicação de artigos são excelentes meios de atualizações. Quando se preparam apresentações, obrigatoriamente tem-se que revisar o tema. O mesmo vale para artigos escritos – é necessário sempre citar a literatura, o que conduz a atualizações.

Competência implica ser profissional na melhor acepção da palavra, ou seja, dedicar-se primordialmente à profissão médica. Existem muitas maneiras de se desviar a atenção do trabalho: diversões, esportes, negócios, viagens. O médico tem de concentrar seus interesses. É como um atleta profissional, um tenista, por exemplo, que não só treina várias horas por dia, como também se dedica exclusivamente àquele esporte. Ou você se dedica integralmente ou não joga na liga profissional. O mesmo pode se dizer de um pianista profissional ou de uma bailarina. *"Practice leads to perfection"*, reza a norma clássica. Na Medicina clínica, é a mesma coisa, com a diferença que o trabalho é mais intelectual. Entre os que fazem cirurgia ou intervenções percutâneas, tanto o trabalho intelectual como o desempenho técnico contam. No capítulo 2, mencionei a relação entre o volume de intervenções hospitalares e os resultados cirúrgicos: quanto maior o volume de intervenções, melhores os resultados.[1] Uma relação inversa foi também documentada entre a competência dos cirurgiões e as complicações: quanto mais competente o cirurgião, menor o número de complicações operatórias.[2]

Infelizmente, casos de incompetência em nosso meio não são raros. Recentemente, a esposa de um íntimo amigo meu, residente na capital de um dos mais importantes estados da federação, senhora de sessenta e poucos anos, até então assintomática, muito ativa, mãe de cinco filhas, sentiu-se mal, apresentando dores de cabeça e vômitos. Levada ao hospital, recebeu medicações paliativas e foi mandada para casa. Como os sintomas persistiram, voltou ao hospital e dessa vez foi internada. Suspeitou-se de problema cerebral. Vários exames gerais deram resultados normais, mas a tomografia de crânio indicou sinais de pequeno sangramento intracerebral. A angiorressonância de vasos cerebrais revelou aneurisma da artéria cerebral média. A equipe que atendia a paciente concluiu que não era indicado tratar o aneurisma com *stent*. Era sábado. Programou-se, então, uma cirurgia para correção do aneurisma para a próxima segunda-feira, e foi informado à família que era mais conveniente aguardar um pouco e "esfriar" o processo. No sábado à noite, a paciente piorou, entrou em coma e documentou-se que o sangramento intracraniano havia aumentado. Ela foi, então, submetida a uma craniotomia de urgência e o aneurisma foi corrigido. Resultado: ela nunca acordou do coma e no fim faleceu. Não sendo neurologista nem neurocirurgião, mas incomodado com tal evolução, telefonei para cinco especialistas altamente conceituados de São Paulo, dois clínicos e três neurocirurgiões, e perguntei qual era a conduta correta atualmente: aguardar ou intervir imediatamente, uma vez identificado o sangramento inicial. Todos, sem qualquer hesitação, informaram que a conduta atual é intervir imediatamente. Um foi muito enfático: "É uma emergência! Tem que intervir imediatamente. Se o diagnóstico for feito às três horas da manhã, às três e meia tem que estar na sala. Sabe-se que 80% dessas pessoas voltam a sangrar dentro de 48 horas". É sempre arriscado julgar casos retrospectivamente, pois muitos fatores podem ter interferido nas condutas. Entretanto, com as evidências mostradas, não dá para ignorar: isso se chama incompetência e, talvez, até mesmo negligência.

Algumas vezes não é somente incompetência. Vejamos este outro caso. Uma paciente de quarenta e poucos anos, assintomática, sem qualquer história pregressa de doença vascular familiar, sem fatores de risco para aterosclerose, com exame clínico e ECG absolutamente normais, submeteu-se a avaliação cardiológica porque precisava retirar um tumor benigno de ovário. Após teste de esforço eletrocardiográfico, disseram-lhe que este estava alterado e que, portanto, a paciente precisava de cateterismo cardíaco. Realizado o procedimento, uma equipe cirúrgica disse-lhe que precisava de cirurgia de ponte de safena. A família ouviu, então, a opinião de um intervencionista, que afirmou que ela precisava de angioplastia coronária. Como trato de vários membros dessa família, eles saíram do seu distante estado natal e vieram a São Paulo. Tomei o CD com a coronariografia e levei-o ao InCor-HCFMUSP, onde chamei dois de meus colaboradores altamente experientes em doença coronária. Nenhum de nós viu qualquer lesão coronária significativa, mas talvez houvesse uma pequena irregularidade em uma artéria secundária. Nisso, veio à minha sala o dr. Adib Jatene, cuja experiência com doença coronária é de todos conhecida. Pedi-lhe que visse o filme, sem dizer nossa opinião; ele olhou com calma, como sempre faz, e disse: "No máximo, aspirina". É de se perguntar: será que quatro especialistas, acostumados a ver casos de doença coronária todos os dias, estão cegos, ou alguém, por interesse espúrio, indicou intervenções desnecessárias? Portanto, competência é um dos pilares da carreira, mas não se dissocia da integridade. Em nenhuma área de atividade humana é tão verdadeiro o lema: **"Tudo que deve ser feito merece ser bem-feito"**.

Integridade significa agir sempre em função dos interesses do doente, respeitar seus sofrimentos, sentimentos e tradições culturais. Um artigo de 2013 do *New England Journal of Medicine* aborda esse tema.[3] Trata-se de um paciente terminal para quem os médicos norte-americanos consideravam que nada mais havia a ser feito, e que qualquer esforço seria mera perda de tempo e dinheiro. No entanto, a família asiática expressou o sentimento de que tinha um débito com o pai, que se dedicara tanto a ela durante a vida. Esse débito só seria resgatado quando todos os recursos fossem esgotados. E o momento não era o mesmo para as duas partes envolvidas. Só depois de convencidos de que tudo fora feito, os familiares também concluíram que era hora de deixá-lo partir. Como bem expressou o autor: "O processo de prover cuidados era, de certo modo, mais importante que a cura". Claramente, o respeito aos sentimentos do doente e dos familiares é um dever humanitário que o médico deve honrar.

Integridade significa pedir ajuda quando os problemas escapam ao domínio do médico. Implica aceitar que o doente ouça outras opiniões. Integridade também significa falar a verdade, mas, como a verdade muitas vezes é dolorosa, deve ser dita sempre com diplomacia. E como a verdade pode ser muito difícil de se estabelecer, o médico também precisa ser humilde, sabendo que pode errar. O essencial é que o doente não seja enganado.

Thomas Lee[4] menciona, em um artigo no *New England Journal of Medicine,* três formas de sofrimento: pela doença (dor), pelo tratamento (complicações) e pelo mau funcionamento do sistema de saúde (confusão, informações desencontradas, demoras). Infelizmente, o doente enfrenta tudo isso. Nossa obrigação é aliviar o sofrimento por todos os meios possíveis.

Não fazer terrorismo, pressagiando evoluções catastróficas e impossíveis de prever, além de não criar urgências que não existem, também faz parte da integridade profissional. O papel do médico é justamente tranquilizar, trazer esperança, sem deixar de agir quando necessário. Infelizmente, prognósticos graves de situações que raramente ocorrerem são, às vezes, utilizados para justificar cirurgias, intervenções ou exames desnecessários. Aliás, em Medicina, fazer maus prognósticos é tarefa das mais complicadas. A razão é que nosso conhecimento de todo organismo ainda é imperfeito. Portanto, não é apenas *Primum non nocere* o princípio que deve nos guiar; é preciso, sobretudo, fazer o bem.

Não criar falsas expectativas é outra condição essencial. Medicina é uma área fértil porque as pessoas, desesperadas, querem sarar a qualquer custo, ou, então, desejam apenas se tornar mais fortes, mais bonitas. Tipicamente, essa busca por perfeição se vê em esportistas amadores, que querem correr maratonas ou escalar montanhas, e, claro, entre as jovens que fazem de tudo para ficar mais lindas, com dietas ridículas e perigosas ou cirurgias plásticas desnecessárias. A linha que separa o desejo legítimo de certas pessoas de querer envelhecer sem deformidades e o conhecimento disso pelos médicos para tirar proveito da vaidade é tênue, difícil de ser reconhecida. Mas, no caso de plásticas, conheço cirurgiões que têm a dignidade de dizer: **"Você não precisa"**, e que nem por isso têm menos prestígio ou menor clientela. Muitas vezes, trata-se de problema de baixa autoestima, que deve ser tratado por psicólogo, e não por plástica cirúrgica.

Vitaminas são outra fonte de exageros e falsas promessas. Se tudo que se diz sobre o valor das vitaminas fosse verdade, não existiriam mais doenças no mundo! Inúmeros estudos revelam que suplementos vitamínicos não ajudam. Vitaminas ajudam quando há deficiências específicas. Boa alimentação, variada e em quantidade adequada, sim!

Células-tronco são a panaceia do momento. Qualquer pessoa que tenha uma doença de difícil controle cogita recorrer a células-tronco. Como vimos em capítulo anterior, as pesquisas nessa área ainda são preliminares, com resultados incertos e, até mesmo, potencialmente perigosos. É importante salientar o papel dos meios de comunicação, que divulgam resultados de pesquisas preliminares como se fossem verdades clínicas. Em suma, Medicina clínica não é campo para experimentação descontrolada. Faça Medicina baseada em evidências ou, pelo menos, crítica.

Lembre-se: o médico é responsável por valores inalienáveis, que não podem ser substituídos, como a saúde e a vida. O juramento de Hipócrates é uma lição de integridade que sustenta a profissão há séculos.

RESPONSABILIDADE

O conceito de responsabilidade aqui adotado incorpora diferentes dimensões: sentido de dever, assumir riscos, encarregar-se de uma missão. Responsabilidades podem surgir por circunstâncias alheias à própria pessoa. Quando um país é invadido, por exemplo, defendê-lo é uma responsabilidade de seus cidadãos. Não é uma escolha, é uma necessidade. No entanto, a responsabilidade pode ser livremente aceita: é o caso dos médicos. Ninguém é obrigado a ser médico, mas, tendo escolhido sê-lo, deve aceitar as responsabilidades decorrentes dessa escolha.

Assumir responsabilidades pode não ser fácil, mas é o que se requer do médico. É isso que doentes e familiares esperam que façamos. Responsável é o indivíduo que faz o que tem de ser feito no momento certo, não se esquece, não descuida, não se atrasa. É o que não tem medo de deveres, não foge do que é sua obrigação, não inventa desculpas. É quem cumpre o prometido, de dia ou de noite, com frio ou calor, com chuva ou sem chuva. Immanuel Kant expressou muito bem esse conceito na sua filosofia: **"Você pode, porque você deve"**. Esse senso de dever identifica os grandes homens e também diferencia as grandes nações. A resistência isolada da Inglaterra às forças nazistas durante a Segunda Guerra Mundial é um exemplo incomparável do sentido de dever e responsabilidade de um povo. Durante o verão e o outono de 1940, a Inglaterra resistiu sozinha aos ataques nazistas. Foi uma demonstração incrível de fibra e heroísmo. Ela estivera à altura de suas responsabilidades.

Conheço muitos médicos com essas características de personalidade, com esse senso de dever. Essa postura enobrece a profissão e é o elo principal que estabelece confiança do paciente no seu médico. Há um famoso documento chamado *Mensagem a Garcia*, de Elbert Hubbard, que exemplifica tal responsabilidade.[5] Na ocasião da guerra entre Espanha e Estados Unidos, o presidente McKinley precisava mandar uma carta a Garcia, o chefe revolucionário no interior de Cuba – era uma tarefa dificílima. Escolheu-se Rowan, de quem se disse que se alguém pudesse desempenhar tal tarefa, esse alguém era ele. Rowan recebeu a tal carta e não perguntou nada. Descobriu quem era Garcia, embrenhou-se em matas, correu enormes perigos, atravessou um país e, três semanas depois, entregou a carta a Garcia. Hubbard analisou esse episódio, e seu relato mereceu destaque internacional; milhares de cópias desse pequeno documento foram distribuídas em muitos países para salientar a importância fundamental do homem que cumpre seu papel, que dá conta do recado. É uma lição de vida extraordinária. Minha experiência pessoal constata como é raro encontrar pessoas capazes de levar uma mensagem a Garcia. Cumprir uma função integralmente, mesmo com sacrifícios... Eis uma qualidade insubstituível.

Além dos pilares competência, integridade e responsabilidade, outros fatores podem ajudar no desenvolvimento da carreira médica.

Falar bem em público desperta respeito. Nas universidades norte-americanas, esse é assunto muito sério. Treina-se muito antes de falar em público: postura, entonação de voz. Principalmente, não se improvisa. Comunicação oral é uma forma de apresentação científica como qualquer outra. Portanto, merece toda a consideração: análise de dados e interpretação devem ser precisas. A mensagem que se quer passar precisa ser clara e verdadeira. Lewis Carroll, em *Alice no país das maravilhas*, dá uma fórmula precisa. O Coelho Branco ia ler os versos, então pôs os óculos e perguntou: "Por onde devo começar, por favor, majestade?". "Comece pelo começo. Vá por todas as partes, até o fim. Aí, pare", respondeu o Rei, gravemente.[6] É uma lição preciosa que muitos não compreendem! Em outras palavras, o conferencista precisa ter credibilidade e capacidade de comunicação.

Participar de entidades de classe também é importante, porque demonstra solidariedade com os colegas. Assim, não se isole e contribua quando solicitado. Aqui cabe, porém, um alerta. Participação em sociedades médicas não deve ser interpretada como carreira política. Muitos se empolgam com cargos administrativos, esquecendo da profissão. A exposição pública gera proeminência transitória, mas não substitui o respeito e a credibilidade que o exercício sério da profissão garante. Atuações administrativas devem ser vistas como prestação de serviço e, portanto, temporárias.

Em virtude da complexidade da Medicina atual, trabalhar em equipe é fundamental, como discutido anteriormente. Trabalhar em equipes implica compreender diferenças individuais de personalidade, reconhecer competência nos outros e não se incomodar com o crescimento deles. Tudo em benefício do bem de todos.

De fundamental significado é o relacionamento humano, e esse é um tópico que abrange todos os aspectos da vida. O princípio básico do bom relacionamento é que se deve respeitar as pessoas, em geral, e os colegas, especialmente. Tenha cuidado com as críticas que faz a colegas; elas logo chegarão aos ouvidos do criticado, e, provavelmente, distorcidas. Também não se sabe as circunstâncias que levaram o colega a agir de determinada maneira.

Um artigo do *New England Journal of Medicine*[7] aborda a delicada questão de se enfrentar erros médicos. Reconhecidamente, esse é um assunto delicado. Mas o autor salienta que, acima de tudo, o interesse do paciente deve ser preservado. Abordagem direta com colegas envolvidos e, eventualmente, a intermediação de instâncias superiores podem ser necessárias. Em um sistema transparente, no qual deve prevalecer a relação entre médico e paciente, a participação das diversas partes deve ser incentivada. Ainda há a questão das informações transmitidas pelos doentes: eles distorcem ou entendem mal. Portanto, é necessário muito cuidado no relacionamento com pacientes e colegas. Lembre-se de que falar a verdade e não ofender as pessoas é sempre melhor.

Nas relações humanas, um papel primordial é desempenhado pela família. Como todos, os médicos têm compromissos com esposa, filhos, pais e outros. Especialmente esposa e filhos sofrem grande impacto das obrigações da profissão médica. Há uma demanda singular em relação a tempo, horários e prioridades. Assim, particularmente da esposa, espera-se afinidade de propósitos ou, pelo menos, compreensão das exigências da carreira. Reconhecidamente são grandes exigências, sobretudo para quem não necessariamente tem o mesmo apreço pela atividade médica. Chega-se ao extremo de carreiras serem interrompidas, ou relacionamentos terminados, em razão das exigências da profissão médica. O relacionamento harmonioso do casal é essencial para o bom êxito profissional.

A integração em uma instituição médica, seja assistencial ou acadêmica, é igualmente importante. Há uma reciprocidade benéfica: o profissional ajuda a instituição pela sua competência e postura, e a instituição lhe fornece os meios para que trabalhe. Um não prescinde do outro. A instituição acadêmica também oferece outra vantagem. O médico pode usufruir do contato com professores mais velhos, o que é sempre preciosa fonte de saber, e pode conviver com os jovens, que são fonte constante de inspiração e entusiasmo. Novamente, a profissão médica depende e se beneficia grandemente de relações institucionais.

246

Por fim, se você for bem-sucedido, causará inveja. Não se preocupe com o que os outros pensam de você; trabalhe por convicções. Não busque o sucesso, busque o respeito de seus pares. O sucesso depende da avaliação dos outros. É um subproduto, e não um objetivo da vida.

E não tenha ilusões. É preciso trabalhar. A atividade médica é muito diferente do trabalho de um executivo – este deve tomar principalmente decisões, traçar políticas, mas a execução fica a cargo de outros. O médico tem que estar no cenário! A simples presença dele traz conforto e segurança.

12. A PESQUISA COMO CARREIRA

Não sei como possa parecer aos olhos do mundo, mas, aos meus, pareço apenas ter sido como um menino brincando à beira-mar, divertindo-se com o fato de encontrar, de vez em quando, uma concha mais bonita, enquanto o grande oceano da verdade permanece misterioso diante dos meus olhos. **Isaac Newton**

Na ciência, o crédito vai para o homem que convence o mundo, não para o homem que teve a ideia em primeiro lugar. **Sir William Osler**

No imaginário popular, quando se fala em Medicina, imagina-se alguém curando outro alguém. Não ocorre, de início, a ideia de um cientista. Isso é mais para os físicos, matemáticos e astrônomos. No entanto, cientistas da área da saúde, em certo sentido, são os mentores da prática médica. Os médicos são como artistas que aplicam com maestria os conhecimentos existentes; eles não podem experimentar livremente no ser humano. Já a obrigação do cientista é justamente experimentar para descobrir o que pode ser aplicado, com segurança e proveito, ao homem. Embora médicos e cientistas militem nas mesmas áreas e, portanto, possam ser vistos como duas faces da mesma moeda, as características de cada uma dessas vertentes profissionais são muito diversas.

Os médicos cuidam das pessoas, dos sentimentos, das dores, das aflições e, assim, têm apelo humano imediato. Eles podem melhorar a qualidade de vida das pessoas rapidamente, e suas ações são palpáveis, visíveis. Por isso, seu prestígio social é mais facilmente alcançável. Além do mais, os médicos podem ganhar dinheiro, bastante, às vezes, e, portanto, desfrutar das vantagens de uma vida abastada. Em todas as culturas, desde as mais antigas, como a egípcia, a grega, a chinesa, a romana ou a árabe, o médico sempre ocupou lugar de destaque. Assim, ainda hoje, Hipócrates, que viveu 460-360 anos antes de Cristo, é chamado o pai da Medicina, e os recém-formados, ao receberem o diploma, prestam o juramento hipocrático, no qual se comprometem com os valores morais da Medicina.

A Medicina sempre foi considerada – e, de fato, é – ciência e arte. Durante séculos, a arte predominou. Pouco se criou cientificamente. Os métodos de diagnóstico eram primitivos e os de cura, bárbaros. Empregavam-se sangrias, ventosas e laxantes. Ainda assim, os médicos mantiveram grande prestígio na sociedade, porque cuidavam, e ainda cuidam, de valores inalienáveis, como a saúde e a preservação da vida. Em vez de cuidar de si e da família, o bom médico está sempre cuidando dos outros, não tem horários nem privacidade. Isso contribui para a aura de honorabilidade da profissão.

Já os cientistas vão atrás de ideias que podem nunca se concretizar. Não se pode esperar sucesso imediato nessa lida. O cientista vive do fascínio do desafio intelectual diante do desconhecido. A carreira do cientista é solitária, exige dedicação extrema, isolamento, muito estudo, trabalho árduo e a longo prazo.

Ultimamente, os desenvolvimentos tecnológicos e os progressos científicos deram grande impulso à ciência médica. A internet e a televisão possibilitaram rápida difusão de novos descobrimentos. Os prêmios Nobel são motivos de notícias na televisão. Muitos institutos foram criados objetivando especificamente o desenvolvimento científico e tecnológico. Os países se deram conta da importância da ciência médica como propulsora da economia, pois é extraordinária fonte de gastos. No Brasil, nunca ganhamos o Prêmio Nobel em Medicina. A ciência brasileira, como carreira estruturada, é muito jovem.

Há até pouco tempo, nos ressentíamos muito da falta de apoio governamental aos projetos de desenvolvimento científico e tecnológico. Nas últimas décadas, a criação do Conselho Nacional de Pesquisa (CNPq), da Financiadora de Estudos e Projetos (Finep) e do Ministério de Ciência Tecnologia e Inovação (MCTI), bem como das agências financiadoras estaduais, como a Fundação de Amparo à Pesquisa do Estado de São Paulo (Fapesp), representou passos importantes para a consolidação da ciência no Brasil. Sofremos ainda de enormes entraves burocráticos, como a lentidão na liberação de reagentes importados, mas, em geral, houve considerável progresso nos últimos anos. Hoje, vários centros de excelência existem no Brasil, capazes de produzir ciência de boa qualidade. Com isso, a carreira científica médica ganhou novas perspectivas. Mas há inúmeros obstáculos até atingirmos total independência e maturidade. A ciência médica não pode ser exercida como atitude heroica e transitória, mas, sim, como atividade precípua, continuada, profissional, em tempo integral e, como tal, adequadamente remunerada. Precisa fazer parte da rotina das instituições médicas, tanto quanto consultas, cirurgias, cateterismos, exames de imagem ou aulas e discussões de casos, que são essenciais para o ensino médico. Sem essa concepção integrada de assistência médica, ensino e pesquisa, nenhuma instituição pode ser considerada apta a enfrentar os desafios da Medicina moderna. E poucas são as instituições brasileiras que atendem a tais requisitos atualmente.

PREPARAÇAO DO MÉDICO/CIENTISTA

A Medicina de hoje requer engenheiros, físicos, químicos, biólogos, estaticistas ou técnicos em informática, nutricionistas, psicólogos, entre outros, que não precisam ter formação médica. No entanto, o cientista médico necessita de formação básica em Medicina, acrescentada de formação científica. Basicamente, é o treinamento para conhecer a verdade ou inventar o novo. Assim, a formação científica implica adquirir experiência com modelos experimentais, bioestatística, matemática, técnicas modernas de genética, biologia molecular, bioquímica, hemodinâmica e características físicas de materiais; tudo isso será aplicado de acordo com as áreas de pesquisa específicas.

Seguem-se a formulação precisa das perguntas, a condução dos experimentos, a análise dos dados, a forma correta de apresentação dos achados e o conhecimento da literatura. É preciso treinar, elaborar o raciocínio crítico para discernir o fundamental do acessório e, também, estimular a criatividade. Essa formação se adquire na prática, trabalhando sob orientação de pessoas bem formadas, em equipes com linhas de pesquisa e instrumentos adequados – para isso, existem os cursos de pós-graduação, cuja finalidade precípua é formar investigadores. Requer pessoal com dedicação suficiente, como cientistas e técnicos, além de estrutura de laboratórios adequada, orçamento e, principalmente, programas de pesquisas a longo prazo.

No Brasil, o número de doutores aumentou consideravelmente. Em 2019, formaram-se 24.280 doutores no país, um aumento de 6,1% em relação a 2018 (Figura 12.1).[1] Apesar desse aumento, o país ainda tem baixo número de pessoas com doutorado (0,2% da população), em comparação com a média dos países que compõem a Organização para a Cooperação e o Desenvolvimento Econômico (OCDE), que é de 1,1%.[2]

Mas o número pouco importa: é preciso ainda melhorar bastante a qualidade de nossa pós-graduação. Claro que isso, em si, não é suficiente, mas é o ponto de partida para a carreira de pesquisador. Em suma, a formação científica é específica e diferente da simples formação médica *lato sensu*.

Em um editorial, *A golden era of Nobel laureates*, Goldstein e Brown[3] salientam a importância dos médicos no progresso científico nas últimas décadas. Os autores afirmam que nada

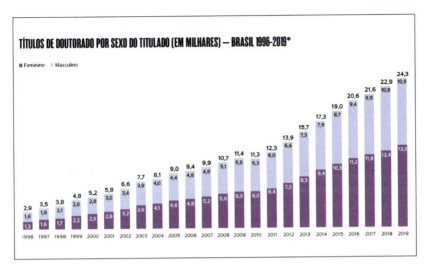

Figura 12.1 Títulos de doutorado de 1994 a 2019.[1]

menos que nove médicos que trabalharam no National Institute of Health, entre 1985 e 2012, ganharam a mais alta condecoração mundial em Medicina, o Prêmio Nobel, em áreas tão diversas, como receptores de LDL, oncogênese, proteínas G, príons, óxido nítrico, receptores de odor e receptores acoplados a proteínas G. Portanto, a profunda formação científica de médicos permite-lhes contribuir definitivamente para o avanço da ciência.

A NATUREZA DA CIÊNCIA MÉDICA

A ciência médica é peculiar em muitos aspectos. A começar pelos objetivos, que podem ser, entre outros:

1. **Criação de algo novo**: o descobrimento dos raios X (embora de início acidental), a invenção do sistema Holter de monitoração do ECG, a invenção da tomografia computadorizada e a descoberta da penicilina são exemplos elucidativos de invenções que mudaram os rumos da Medicina, introduzindo procedimentos até então desconhecidos.

2. **Observação de fenômenos naturais,** que pode trazer grandes ensinamentos: a orientação territorial das baleias e a migração dos peixes para zonas de desova são instintivos das espécies. As andorinhas têm estória parecida: em um determinado dia de março, bandos de andorinhas chegam em San Juan Capistrano, na Califórnia, todos os anos, sem falta; multidões se reúnem para observar esse fenômeno inusitado, e as andorinhas não decepcionam;[4] como elas fazem isso? A saga das tartarugas também é fascinante.[5] Ao emergirem dos ovos em uma certa praia, os jovens animais correm desajeitados para o mar, onde vão crescer. Dois a quatro anos depois, já adultas, e após viajar até 13.000 km, voltam ao mesmo lugar onde nasceram, põem seus ovos, perpetuando o ciclo e renovando a espécie. O que as guia? Como elas sabem para onde ir? Os animais do zoológico de San Diego, na Califórnia, procuraram abrigo e se protegeram bem antes do *tsunami* ocorrer na Ásia. De alguma forma, eles pressentiram o fenômeno. As abelhas têm uma organização, uma chefia, e executam tarefas de modo sistemático e disciplinado. Alguns pássaros voam em formação perfeita, em ordem; mudam o líder de quando em quando, e todos o seguem; voam em sincronia, disciplinados. Há quem creia que esses fenômenos fazem parte de um projeto geral do Criador; outros, que é um fenômeno explicável por leis naturais ainda não descobertas. O fato é que a elucidação desses fenômenos tem importância potencial para a biologia e, particularmente, para a neurologia.

3. **Esclarecimento de mecanismos biológicos.** Hipercolesterolemia e aterosclerose existem há milhares de anos.[6] No entanto, somente quando Goldstein e Brown[7] descobriram os receptores de LDL foi possível entender como as partículas de LDL penetram nas células. A descoberta das estatinas são consequência desse esclarecimento fundamental, bem

como de outros estudos básicos, como o de Endo et al.,[8] que descobriram a inibição da síntese de colesterol pela inibição da HMG-CoA redutase. Assim como nesse caso, o esclarecimento de mecanismos biológicos fundamentais de processos orgânicos é um campo de extraordinária importância.

4. **Avaliação de procedimentos.** Durante muitos anos, a operação de Halsted para o tratamento de câncer de mama (ressecção total da mama e esvaziamento de toda a cadeia ganglionar) foi considerada padrão, embora mutiladora. Quando o estudo randomizado de Veronesi et al.,[9] com seguimento de 20 anos, demonstrou que a ressecção parcial seguida de quimioterapia produzia os mesmos resultados, a mastectomia radical de Halsted caiu em desuso. A lição, aqui, é que os procedimentos médicos precisam ser validados.

5. **Avaliação de medicamentos.** Vários exemplos dão conta da importância de testes clínicos adequados para consolidar ou negar o valor de novos medicamentos. Um dos mais dramáticos são os estudos de reposição hormonal em mulheres para prevenção de doença coronária. As bases fisiopatológicas pareciam muito claras: a doença coronária coincidia com a diminuição dos hormônios femininos na menopausa e, assim, vários estudos experimentais sugeriram que a reposição hormonal poderia ser benéfica. No entanto, quando os estudos randomizados HERS[10] e WHI[11] foram publicados, todos ficaram espantados ao observar que não apenas a reposição não tinha benefícios, mas que causava ainda mais mortes.

6. **Estudos epidemiológicos.** De extrema importância, possibilitam a identificação de populações em risco. Requerem técnicas especiais de seleção de amostras. Têm várias implicações fundamentais, especialmente para o estabelecimento de políticas públicas e programas de prevenção.

7. **Descrição de casos.** Doença de Cushing,[12] aldosteronismo primário[13] e doença de Alzheimer[14] são exemplos de

descrições de enfermidades baseadas em um único caso. É provável que, com a evolução da genética, outras entidades desconhecidas sejam descritas.

8. **Experimentos da natureza**. São situações que ocorrem espontaneamente na natureza, sem intervenção premeditada do homem, mas que representam oportunidades de avanço no conhecimento. Por exemplo, no livro *Zonas azuis: a solução para comer e viver como os povos mais saudáveis do planeta* (de autoria de Dan Buettner, publicado em 2018), os investigadores relatam modos de vida nas populações mais longevas do mundo, como em Okinawa, no Japão, e Sardenha, na Itália. Eles observaram que dietas, atividades físicas e sociais, e respeito às famílias são alguns fatores comuns a todas essas comunidades; e representam exemplos que podem ser ensinados a outras populações. Igualmente, o desenvolvimento de anticorpos monoclonais contra PCSK9 partiu da observação de indivíduos cujas variantes do gene da PCSK9, que inibem sua função, eram menos acometidos por doença arterial coronária do que os sem tal variação (ver adiante). É uma ocorrência espontânea na natureza, não programada pelo homem.

PESQUISA DE QUALIDADE

A rigor, pesquisa de qualidade é aquela que muda os procedimentos médicos. Três requisitos são essenciais: originalidade, metodologia adequada e relevância. Enquanto os dois primeiros são autoexplicativos, a questão da relevância é mais difícil de definir. Quem estuda fenômenos naturais pode estar estabelecendo as bases de conhecimentos que mais tarde se revelam essenciais. As chamadas ciências básicas funcionam, em grande parte, sob esse princípio, mesmo quando a relevância prática não é óbvia. Já na área clínica, é mais fácil e essencial definir o que é relevante para aplicação na prática. Gastos devem ser dimensionados e a extensão dos conhecimentos adquiridos precisa ser balanceada contra investimentos em tempo, dinheiro e pessoal.

Outra característica da pesquisa biomédica é que o cientista precisa apresentar suas propostas de investigação para comitês científicos e de ética, os quais decidirão se a pesquisa deve ou não ser realizada. Não há garantias de que as decisões colegiadas sejam sempre corretas, mas há um consenso de que um grupo de especialistas seria mais capaz de distinguir o certo do errado do que o próprio interessado, cujos sentimentos pessoais podem contaminar o julgamento. Esse processo contrasta, fundamentalmente, com a situação médica. O médico precisa apenas do consentimento do paciente e da sua consciência para agir. Nesse sentido, o médico tem muito mais liberdade.

O pesquisador precisa competir por verbas públicas para financiar seus projetos. A competição em si é saudável e só os melhores projetos devem ser aprovados. No entanto, é a composição dos órgãos financiadores e a dinâmica do processo de análise que exigem transparência e lisura, de modo que o mérito científico predomine. Quando as concessões de verbas públicas são influenciadas por interesses políticos, corre-se grande risco. E, como os resultados de pesquisas não são imediatos, muito menos seguros, não trazem dividendos eleitorais. Eleitoralmente, é mais vantajoso construir uma ponte sobre um rio do que financiar uma pesquisa sobre a origem de um câncer! Aliás, a tendência dos políticos é submeter as agências financiadoras de pesquisa a interesses políticos/eleitoreiros, e não aos interesses do progresso científico. O fato de a maioria das agências estaduais financiadoras de pesquisa estar subordinada às secretarias de ciência é prova disso. No Brasil, só a Fapesp é realmente independente e dirigida pelos próprios pesquisadores. Por isso mesmo, é a melhor.

GRANDES ÁREAS DE INTERESSE E OPORTUNIDADES

Observando o cenário científico atual, parece razoável indicar áreas com potencial interesse para investigações imediatas e futuras. Elas incluem:

1. **Imagem.** Técnicas de imagem, em todas as modalidades, representam incríveis avanços médicos: radioisótopos, que permitem identificar miocárdio viável, diferenciando-o de fibrose, ou diagnosticar metástases cancerígenas, entre outras coisas; ultrassom sistêmico e cardíaco, que permite identificar estruturas teciduais; ressonância magnética; tomografias computadorizadas. Imagens tridimensionais podem mostrar estruturas, como vasos ou tumores, calcular suas relações com outros órgãos e determinar, com precisão, seus volumes. Imagens podem mostrar a composição de tecidos, suas características de normalidade ou anormalidade e se uma massa é benigna ou maligna. Pela espectroscopia de ressonância magnética, é possível determinar a composição de tecidos, ou seja, uma biópsia *in vivo*, não invasiva. E, sobretudo, as imagens moleculares deverão representar, em futuro próximo, importante meio diagnóstico, bem como instrumentos para avaliar respostas terapêuticas em nível subcelular. Pode-se esperar que essas técnicas avancem ainda mais futuramente.

2. **Genética.** Os avanços neste campo são impressionantes, a contar, por exemplo, pela identificação do genoma humano.[15] Daí para frente, podem-se imaginar as contribuições da genética: biomarcadores na predição de doenças e prognósticos; elucidação da etiologia de doenças, como já é o caso da doença de Marfan e da cardiomiopatia hipertrófica, que, por muitos anos, permaneceram como segredos da natureza; aconselhamento genético baseado no conhecimento dos genes e dos fatores ambientais. A farmacogenética deverá

permitir que se exerça Medicina realmente personalizada. O genoma individual já está disponível nos EUA a preços realmente baixos. Claro, será preciso interpretá-lo, como já foi discutido anteriormente. Pela engenharia genética, órgãos inteiros já estão sendo construídos, e isso poderá revolucionar a Medicina.

Uma mudança de paradigma vem se anunciando. Durante anos, pensou-se que o genoma não codificador era "lixo", não tinha função. Entretanto, como os genes representam apenas aproximadamente 2% do genoma, sempre ficou uma pergunta: para que o resto? Descobertas recentes dão conta de que o genoma não codificador tem função, sim![16] Isso é só o começo. Os múltiplos genomas que carregamos no corpo – o nosso e o de todas as bactérias que nos habitam – são fonte inesgotável de estudos. Pelo que se tem atualmente, é possível vislumbrar grandes desenvolvimentos futuros.

3. **Biologia molecular,** que abre as portas para a fisiopatologia moderna. Novas técnicas de marcação de moléculas permitem estudar sinalização intracelular e, assim, estudar os mecanismos de doenças em nível subcelular. A Figura 6.30 apresenta aspectos da sinalização intracelular, indicando intrincados caminhos bioquímicos que levam a fenômenos biológicos essenciais, como apoptose e proliferação celular.[17] O estudo dessas vias intracelulares pode ser essencial para o conhecimento de mecanismos das doenças e a criação de novos tratamentos.

Um exemplo de como essas vias intracelulares são importantes é o bloqueio da enzima pró-proteína convertase PCSK9.[18] Essa enzima aumenta a degradação de receptores de LDL, reduzindo a remoção plasmática dessa partícula. O bloqueio da PCSK9 por meio de um anticorpo monoclonal específico causa redução de aproximadamente 50% de LDL plasmático, além da ação de estatina.[19] Igualmente, o emprego de inclisiran, um RNA pequeno de interferência, que bloqueia a formação de PCSK9 no fígado, induziu semelhante redução de LDL. A vantagem do inclisiran é que necessita de apenas uma injeção a cada 6 meses.[20] O conhecimento desses mecanismos intracelulares é a base do entendimento do fenômeno biológico que governa o funcionamento do organismo todo, e a base do entendimento das alterações que ocorrem quando a homeostase é alterada pela doença. Portanto, na evolução do conhecimento médico, passamos pela compreensão da fisiologia de órgãos e sistemas. Agora, estamos na era do conhecimento subcelular. É uma revolução, mas é nesse nível que precisamos compreender a fisiologia e as doenças, se quisermos progredir.

4. **Envelhecimento**. As pessoas estão vivendo mais e isso certamente é bom. O grande desafio, porém, é como viver mais preservando a qualidade de vida. Várias alterações atormentam os idosos, como fragilidade geral, perdas de visão e audição, fraturas e dependências sociais. A degeneração cognitiva talvez seja a mais dramática. Grandes mentes tornam-se subitamente pessoas irreconhecíveis. Como o envelhecimento da população mundial é incontestável, estudos de vários aspectos do envelhecimento assumem importância capital. E não apenas sob o aspecto humano, mas também pelo lado econômico, pois o envelhecimento causa, ao mesmo tempo, perda da força de trabalho e aumento dos custos médicos.

5. **Oncologia**. Cânceres são a segunda grande causa de morte no mundo, atrás apenas das doenças cardiovasculares. Grandes progressos em imunologia e genética causaram significativos avanços no tratamento e na detecção de neoplasias. Mas é claro que muitos ainda morrem de cânceres porque a terapêutica é ineficaz. Trata-se de um grande desafio para a humanidade.

6. **Neurologia**. Circundado por uma muralha óssea, parece que o cérebro foi feito para ser impenetrável. Técnicas modernas de imagem, como a ressonância magnética cerebral funcional, têm permitido estudos inéditos de função mental no homem. A memória já é mais bem entendida, graças, em parte, a Eric Kandel, que relatou suas experiências no magnífico livro *Em busca da memória*.[21] O pensamento pode mover computadores.[22] Áreas comprometidas em diferentes patologias já são claramente identificadas. Possivelmente, muitos distúrbios psicológicos serão mais bem esclarecidos em breve. As habilidades para aprendizado serão mais bem identificadas, e a orientação profissional para muitos jovens será feita em bases mais reais do que o simples "gostar", vigente nos dias de hoje. Assim, o estudo do cérebro merecerá cada vez mais atenção.

7. **Intervenções não invasivas.** Um dia, daqui a séculos, quando estudarem nossa história e descobrirem como cortamos, invadimos, agredimos e extirpamos órgãos, os historiadores concluirão que éramos bárbaros, assim como achamos que os incas, com suas trepanações, também o eram. Felizmente, as intervenções pouco invasivas chegaram; já se opera o abdome, retiram-se tumores, implantam-se *stents* e corrigem-se defeitos cardíacos apenas com cateteres. Essa tendência veio para ficar e ainda deve avançar muito.

8. **Medicina regenerativa.** A ideia de regenerar um tecido danificado, como o miocárdio, o pâncreas ou o cérebro, faz parte do desejo geral de imortalidade. Possível? Talvez. Os resultados recentes em regeneração tecidual são animadores. Assim, Boli et al.[23] demonstraram que células-tronco cardíacas podem reduzir até fibrose miocárdica em pacientes com infarto do miocárdio pregresso. Reprogramação de células somáticas pluripotenciais para formação de células endoteliais também tem sido proposta.[24] Fascinante. Claro

que estamos apenas nos primórdios, mas essa é uma área cativante e que deverá ser expandida.

9. **Farmacologia.** À medida que se conhecem os mecanismos moleculares das doenças, surgem novas oportunidades para o desenvolvimento de drogas. O preço e o tempo para o desenvolvimento de drogas são grandes, os passos até os testes clínicos são longos e, ainda assim, as possibilidades de tudo dar errado no final são consideráveis. Notáveis foram as rápidas criações de vacinas eficientes para Covid-19, bem como o desenvolvimento de anticorpos monoclonais e siRNA para combater ações da PCSK9 em dislipidemias. Mas, certamente, a farmacologia continuará desempenhando papel fundamental. Arrisco sugerir que duas áreas são especialmente importantes: neurologia e oncologia. Em ambas, as doenças são frequentes e incapacitantes.

10. **Imunologia.** O sistema imunológico participa de inúmeros processos patológicos, não apenas daqueles cuja natureza intrínseca implica respostas inatas ou adaptativas.[25] Doenças como aterosclerose e inúmeros processos inflamatórios dependem claramente das adaptações do sistema imunológico. Vacinas, como as anticovid-19, são desenvolvidas com base nos conhecimentos imunológicos. Portanto, a imunologia, *sensu lato*, continuará sendo uma importante área de pesquisa no futuro.

11. **Microbiota intestinal humana.** O interesse pela composição e funções do microbioma humano tem crescido de modo exponencial.[26] Embora conceitos básicos, como a participação da microbiota intestinal em doenças como a inflamatória intestinal, sejam antigos, novos horizontes se abriram. Assim, o envolvimento do microbioma humano em doenças crônicas degenerativas, como diabetes, aterosclerose e obesidade, foi documentado, porém ainda não totalmente esclarecido. A possibilidade de que a flora intestinal

seja alvo terapêutico também é fascinante.[27] No entanto, deve-se reconhecer que estamos no alvorecer de uma nova era do conhecimento e muita pesquisa é ainda necessária para que se possa avaliar o alcance prático dessas novas ideias.

CARACTERÍSTICAS DO PESQUISADOR

1. **Mente inquisitiva.** Querer saber, procurar entender, inventar – essas são as palavras-chave da vida científica. É preciso se deslumbrar com os segredos da natureza, gostar do conhecimento em si. Se você acha que cada homem nasce com uma missão e que você pode contribuir, mesmo só um pouquinho, para o bem-estar da humanidade; se acha que ajudar é mais importante do que receber; se não tem medo de se arriscar e acredita em si mesmo; se o seu coração é aventureiro e gosta de conhecer outros mundos – então você pode ser cientista. Se você gosta de ler, de estudar; se gosta de precisão e detesta o "mais ou menos"; se você prefere a verdade à ilusão; se tem coragem de persistir, mesmo quando as chances estão contra você; se você se diverte pensando e aprendendo – então você pode ser cientista. Se você não se contenta com a rotina e procura novas maneiras de fazer; se você é capaz de imaginar, mesmo que pareça um sonho; se você se pergunta: "Por quê? Como?" – então você tem os genes da ciência. Entretanto, como todos os genes, eles precisam de ambiente para se expressar. Sem ambiente propício, os genes da ciência não se tornam fenótipos. E o ambiente é a universidade com seu corpo de pesquisadores, cujas ideias e anseios se juntam para produzir descobrimentos. É assim que nasce o progresso científico.

2. **Formação científica.** Simplificando, a formação científica baseia-se no treinamento mental em busca da verdade. René Descartes, em 1637, foi o criador do que se conhece como "método científico".[28] Seus postulados básicos são: 1) "nunca

aceitar nada como verdadeiro a menos que eu o reconheça claramente como tal; 2) dividir as dificuldades em tantas partes quanto possível; 3) conduzir por ordem os pensamentos, indo por etapas, do simples ao complexo; 4) fazer enumerações tão completas e revisões tão gerais que eu tenha certeza de nada omitir." Sua contribuição foi tão importante que influenciou o pensamento humano em todas as áreas. Depois, é claro, vem o treinamento, como discutido anteriormente. O importante é compreender que uma formação científica sólida é indispensável.

3. **Objetivos definidos.** Como disse Sêneca: "Se você não sabe para qual porto está navegando, nenhum vento é favorável". Existem incontáveis áreas de interesse em pesquisa médica. O mundo desconhecido é infinito. E não é possível resolver todos os problemas, mesmo de uma só área do conhecimento, no espaço de uma vida. Portanto, é preciso focar em algum ponto, algum problema. Pular de galho em galho, em pesquisa científica, tem como resultado certo uma coisa só: nenhuma contribuição. Há muitos exemplos bem-sucedidos, em Medicina, de busca incessante por um objetivo. Eric Kandel[21], por exemplo, passou anos estudando a memória. Resultado: não somente descobriu fatos fundamentais, como ainda ganhou o Prêmio Nobel.

4. **Disciplina/concentração.** Criatividade não exige disciplina. Muitas vezes, é justamente o indisciplinado que cria o novo. No entanto, para provar que uma criação de fato funciona, aí é necessário ter disciplina. Em pesquisa, é preciso mostrar mais de uma vez, em diferentes circunstâncias, que um determinado fenômeno ocorre ou que uma intervenção produz determinado efeito. E aí entra a necessidade de sistematicamente, em condições controladas, executar certos procedimentos para alcançar a verdade. É preciso realizar, por exemplo, diversos experimentos para abordar

vários aspectos de um problema, sem os quais as respostas ficariam incompletas. Assim, é preciso disciplina para executar com perfeição os experimentos. Não parar na metade, não deixar nada para trás. Além da disciplina, o pesquisador precisa saber se concentrar, focalizando a mente no problema em questão, eliminando as distrações. A dispersão do pensamento é um fator negativo grave.

5. **Persistência**. É comum, em ciência, que as coisas não deem certo na primeira vez. Aliás, é raro que isso aconteça. Os exemplos são inúmeros. A história de grandes homens, como Lincoln e Churchill, demonstra claramente como antes de realizar grandes feitos políticos, defendendo seus países contra divisões internas, no caso de Lincoln, ou contra agressões externas, no caso de Churchill, eles sofreram várias derrotas pessoais, mas não desistiram. Na realidade, usaram a experiência dos fracassos para construir plataformas intelectuais e modos de agir que possibilitaram seus definitivos triunfos futuros. Na história da ciência, é a mesma coisa. Raramente alguém acertou na primeira vez. Ao contrário: persistindo é que os cientistas têm maior chance de êxito.

6. **Profissionalismo**. A pesquisa é uma atividade que consome a mente e o corpo. É preciso pensar sempre, e pensar exige concentração. Por isso, Einstein costumava se isolar quando elaborava suas teorias. E ele só fazia isso como atividade principal. Tocava violino por *hobby* – e mal, segundo consta. Newton e praticamente todos os grandes cientistas, artistas, pintores e escultores foram profissionais, dedicando-se exclusivamente a uma atividade. Leonardo da Vinci é uma grande exceção, pois fez contribuições fantásticas em várias áreas; porém, como todo gênio, não serve de modelo para o resto da humanidade, pois é único. Para a maioria dos cientistas, importa ser profissional, ou seja, dedicar-se inteiramente à pesquisa.

Hoje, temos o conceito do médico pesquisador, que incorpora duas atividades. Isso não é incompatível. Pelo contrário, está dentro do espírito da Medicina translacional. Uma divisão proporcional do tempo permite isso, desde que se mantenha o espírito investigador. A junção das duas funções pode, na realidade, colaborar para a associação de perguntas e respostas mútuas que acelere o progresso. Senão, corre-se o risco de se tornar o que os norte-americanos chamam "*John of all trades and master of none*".

No notável livro *Um estudo em vermelho*, Conan Doyle,[29] pela boca de Watson, descreve Sherlock Holmes dizendo que ele "(...) parece ter paixão pelo conhecimento exato e definido". Sherlock Holmes, por sua vez, concebia o cérebro como:

> (...) um sótão vazio que você pode encher com os móveis que quiser. Um tolo vai entulhá-lo com todo o tipo de coisa que for encontrando pelo caminho. O especialista, ao contrário, é muito cuidadoso com aquilo que coloca em seu sótão cerebral, guardará apenas as ferramentas que necessita para seu trabalho, mas, dessas, terá um grande sortimento mantido na mais perfeita ordem.

Em determinado momento da obra, Watson fica espantado ao constatar que Holmes não sabia que a Terra girava ao redor do Sol. Resposta de Sherlock Holmes: "Agora que sei, farei todo o possível para esquecer... Se girássemos em torno da Lua, não faria a menor diferença para mim e para meu trabalho". Watson também fez uma classificação dos conhecimentos de Sherlock Holmes. Em literatura, filosofia, astronomia e política, seu conceito foi nulo ou fraco. No entanto, em química, seu conhecimento era profundo. Em publicações sensacionalistas sobre crimes no mundo, imenso; parecia conhecer tudo sobre os horrores praticados nesse século. Conhecia bem anatomia e geologia; podia distinguir, à primeira vista, diversos tipos de solo de Londres apenas pelas manchas que trazia nas calças após suas caminhadas. Sherlock Holmes era um profissional!

7. **Flexibilidade.** Não é incomum que, no decorrer de um projeto de pesquisa, o investigador se depare com achados novos, que não eram o objetivo da proposta inicial. Na literatura inglesa, usa-se o termo *serendipity* (serendipidade, em português), que significa *happy accident*, para se referir a isso*. É preciso ter flexibilidade mental para reconhecer tais fatos, pois o achado incidental pode ser muito mais importante do que a proposta inicial. Há vários exemplos na literatura. Röntgen, quando descobriu os raios X, não estava, a princípio, tentando criar um método diagnóstico.[24] Estava, sim, procurando entender como certos raios transitavam no vácuo, mas imediatamente reconheceu a importância de identificar estruturas por meio de raios que penetravam certos tecidos e eram absorvidos por outros materiais, permitindo a formação de imagens. Fleming, o descobridor da penicilina, chegou a seus achados por caminhos impensáveis, fortuitos. Frydman e Friedland, no livro *As dez maiores descobertas da Medicina*,[30] descrevem, em pormenores, os fatos que circundaram essa notável descoberta. Fleming estudava culturas de estafilococos. Ao sair de férias, deixou placas de suco de carne semeadas com estafilococos no ar ambiente de seu laboratório. Quando voltou, percebeu que havia mofo em certas áreas de suas placas e, onde havia mofo, os estafilococos não cresceram. A partir daí, identificou-se o fungo *Penicillium notatum*, que, de fato, tinha o poder de inibir

---

* Termo criado pelo escritor Horace Walpole, em 1754, a partir do conto persa infantil "Os três príncipes de Serendip".

o crescimento de várias outras bactérias. Em consequência dessa observação fortuita, depois surgiu a penicilina (ver capítulo 6 para pormenores).

Outro descobrimento, bem mais recente e também acidental, foi feito por Mason Sones, hemodinamicista da Cleveland Clinic. Ele estudava um paciente com lesão na valva aórtica quando o contraste iodado entrou na coronária direita e o paciente não morreu. Ele percebeu que as artérias coronárias poderiam ser visualizadas. A partir daí, passou a injetar contraste nas coronárias, e assim nasceu a cinecoronariografia. Isso possibilitou a Effler e Favaloro[31] realizarem as primeiras cirurgias de revascularização miocárdica. A descoberta da ciclosporina,[32] atribuída a J.F. Borel, também é fascinante. Tradicionalmente, funcionários da Sandoz, na Basileia, traziam amostras de solos que visitavam nas férias ou nos feriados. Essas amostras eram examinadas com a finalidade de descobrir derivados de fungos que pudessem ter atividade antibacteriana. Nesse processo, metabólitos do fungo *Tolypocladium inflatum*, obtidos de terra de Wisconsin, EUA, e de Hardangervidda, na Noruega, despertaram interesse. Entretanto, não mostraram atividade antibacteriana. Após vários testes, descobriu-se que um peptídeo encontrado no fungo *Tolypocladium inflatum* possuía atividade imunossupressora, atuando sobre células T. De início, camundongos receberam injeções de glóbulos vermelhos de carneiro e a preparação de metabólitos, que continha principalmente a ciclosporina. Sete dias após a injeção, houve uma redução, por um fator de 1024, nos anticorpos de hemaglutinação nos animais tratados. Essa foi a primeira indicação de que a ciclosporina poderia ser um composto importante. Experimentos subsequentes mostraram que a ciclosporina inibia seletivamente a proliferação de linfócitos, por mecanismo ainda desconhecido.

Borel teria dito: "É quase lindo demais para ser verdade". Todavia, o processo todo para o desenvolvimento e a aplicação da ciclosporina como imunossupressor clínico foi considerado muito dispendioso pela Sandoz, especialmente porque o campo de transplante era restrito. Por fim, obteve-se permissão oficial para testar ciclosporina para tratar encefalomielite e artrite em ratos. No entanto, carecia esclarecer a estrutura do metabólito ativo da ciclosporina. O metabólito ativo foi identificado como um undecapeptídeo cíclico e recebeu o nome de ciclosporina. Determinou-se, também, que a ciclosporina não afetava a função proliferativa da medula óssea. Em 1976, o artigo *Biological effects of cyclosporine A: a new antilymphocytic agent*" foi publicado na revista *Agents and Actions*. Isso chamou a atenção do mundo! Embora a descoberta da imunossupressão pela ciclosporina, em 1976, tenha sido atribuída a J.F. Borel, Sir Roy Calne e Hartman Stähelin também tiveram importante participação nos estudos iniciais. Aliás, os primeiros estudos em animais foram realizados em Cambridge. Ciclosporina foi a primeira droga imunossupressora que permitiu a imunorregulação seletiva das células T, sem toxicidade excessiva. Em resumo, os investigadores estavam procurando antibiótico e encontraram uma droga imunossupressora, hoje amplamente usada em transplantes.

A lição que se tira desses casos é que coisas inesperadas, de fato, podem ocorrer, mas, quando não se tem competência, mesmo o óbvio não é reconhecido.

8. **Capacidade associativa.** Multidisciplinaridade é indispensável. Imagem, radioisótopos, bioquímica, biologia molecular, genética, farmacologia, conceitos clínicos – todos são necessários para a elucidação de problemas complexos. Os progressos de áreas específicas são tão grandes que se tornou impossível para uma instituição manter todas as facilidades

para resolver problemas. O mesmo pode se dizer dos pesquisadores: não é mais possível dominar vários campos ao mesmo tempo. Os Genome-Wide Associations Studies (GWAS)[33] são exemplos típicos de como as associações são essenciais. Um projeto como o genoma humano só pode ser realizado mediante várias cooperações. E será sempre assim daqui para frente. Nunca é demais enfatizar a grande significância de se trabalhar em um ambiente de pesquisadores, em que a troca constante de ideias e experiências, às vezes de modo totalmente informal, é uma fonte rica de informações e inspirações.

A descoberta dos inibidores da enzima de conversão da angiotensina, por Sérgio Ferreira, na Faculdade de Medicina de Ribeirão Preto da Universidade de São Paulo (FMRP-USP), é um exemplo ilustrativo de cooperação indispensável de várias disciplinas para o desenvolvimento científico.[34] Primeiro, ele identificou no veneno da *Bothrops jararaca* uma família de peptídios que potencializava os efeitos da bradicinina (fator potencializador da bradicinina – BPF). Depois, no laboratório de John Vane, Prêmio Nobel de 1982, em colaboração com Y. S. Bakhe, demonstrou que o BPF inibia simultaneamente a degradação da bradicinina e a conversão da angiotensina I em angiotensina II. Estava, portanto, demonstrado que, na verdade, o BPF inibia a enzima conversora que atua simultaneamente em dois processos. Depois disso, o estudo seguiu para o Brookhaven National Laboratory, nos EUA, onde, em colaboração com Lewis T. Greene, foram isoladas e caracterizadas nove moléculas biologicamente ativas ou BPF (e o BPF virou BPP – *bradykinin potentiating peptide*). Ainda em colaboração com J. M. Stewart, da Universidade do Colorado, eles sintetizaram o pentapeptídio BPP5a. Finalmente, em colaboração com o fisiologista Eduardo Moacyr Krieger, que trabalhava na mesma faculdade, demonstraram que a infusão de BPP5a revertia a hipertensão arterial em diferentes modelos experimentais.

9. **Isenção/integridade.** É fácil se enamorar dos próprios resultados e, assim, olhar apenas o lado positivo do trabalho. É o que os norte-americanos chamam de *wishful thinking*. E há vários motivos para interpretações equivocadas. No entanto, é preciso distinguir simples erro de interpretação de má-fé, o que nem sempre é fácil. O que importa é que o investigador seja íntegro, capaz de aceitar a verdade, qualquer que seja. Dentre os motivos que podem distorcer o comportamento do cientista, incluem-se: interesses econômicos, desejo de fama, pressões da indústria farmacêutica e pressão para publicar. Este último item pode ter grande impacto na carreira do pesquisador.

Existem várias formas de má-conduta: fabricação de dados, falsificação e plágio são definidos como exemplos claros. As revistas e o sistema de ciência como um todo criaram meios de assegurar a veracidade das informações científicas: revisores anônimos e comitês julgadores.

Ainda assim, casos de fraudes são comuns tanto em países desenvolvidos – como os EUA, o Reino Unido e a Austrália – como em países de baixa e média renda. Segundo estudo de Ana et al.,[35] 2 a 14% dos investigadores avaliados admitiram alguma forma de desvio ético nesses dois tipos de países. Os países de baixa renda analisados foram China, Índia, África do Sul, México, Peru e Argentina, entre outros. No Brasil, casos isolados ocorreram ultimamente, mas não possuímos uma avaliação sistemática. Portanto, trata-se de um problema mundial de graves proporções. Vários países têm programas formais para vigiar esses problemas, incluindo EUA, países escandinavos e Alemanha. A China criou em 2007 o "Office of Scientific Research Integrity Construction".[36]

Um dos casos mais trágicos de fraude foi o de Bezwoda, oncologista da África do Sul. Ele anunciou índices de cura de aproximadamente 90% em mulheres com câncer de mama, tratadas com quimioterapia associada ao transplante de medula óssea. Por causa disso, cerca de 40 mil mulheres foram assim tratadas entre 1991 e 1999, ao custo de bilhões de dólares. Como ninguém mais conseguiu semelhantes resultados, uma investigação independente foi realizada por norte-americanos. Eles descobriram inúmeros problemas graves com os estudos de Bezwoda. Ele, por fim, admitiu a fraude e o tratamento com transplante de medula para câncer de mama foi abandonado.[35,36]

Compete, porém, ao investigador exercer total responsabilidade pela veracidade de seus dados; não apenas pessoalmente, mas também assumindo responsabilidades por seus colaboradores.

É preciso compreender o que está em jogo nessa questão: a reputação do investigador, da própria instituição e, acima de tudo, o possível dano causado aos seres humanos. A fraude contraria o princípio básico da ciência médica, que é promover o bem do homem. O sistema de ciência do mundo repousa na integridade dos pesquisadores. Assim, este é um ponto crítico na vida do cientista, e não pode haver nenhuma sombra de dúvida sobre sua integridade. No Brasil, precisamos de um sistema formal que fiscalize e proteja a integridade de nossa ciência.

PERSPECTIVAS PARA A CARREIRA DE PESQUISADOR

Desvendar segredos da natureza, criar novos instrumentos de diagnóstico e tratamento, ensinar novas gerações e ajudar pessoas são objetivos nobres e alcançáveis dos médicos pesquisadores. Com isso, é possível obter satisfação intelectual, cujos limites são inteiramente pessoais. Nas atuais condições brasileiras, fazer da ciência uma atividade exclusiva é uma perspectiva restrita, mas, ainda assim, possível em alguns locais. O programa Ciência sem Fronteiras, do governo federal, sinaliza a expansão da atividade científica a longo prazo. Outra possibilidade emergente é a associação do cientista com a indústria, que está começando a ocorrer no país. Firmas de biotecnologia, como a Excerta, são exemplos de como essa associação pode ser viabilizada.

Certa limitação da chamada ciência básica seria o isolamento das áreas clínicas e o longo tempo para a concretização de ideias e conceitos adquiridos na investigação. Atualmente, há grande ênfase nos programas de Medicina translacional em todo o mundo. O mais expressivo parece ser o do National Institute of Health (NIH) norte-americano, que criou um grande instituto, com enorme orçamento, com a finalidade de diminuir o *gap* entre pesquisa básica e aplicação clínica. No Brasil, várias entidades seguem o mesmo caminho, e essa tendência deve se acentuar. Trata-se de uma maneira de formalizar a inter-relação entre ciência básica e ciência clínica, trazendo vantagens para os dois setores. Assim, a experiência clínica pode sugerir questões relevantes e, por outro lado, a investigação em profundidade, que é característica da ciência básica, contribui para o entendimento íntimo de processos biológicos. Claramente, a Medicina translacional precisa de:

a. convívio estreito entre pesquisadores de área básica e clínicos;
b. instituições que permitam integração dos serviços experimentais e clínicos (tecnologias, testes clínicos, entre outros);
c. orçamento a fundo perdido. É essencial compreender que programas de pesquisa a longo prazo custam caro, mas

são essenciais ao progresso de uma nação. Portanto, o orçamento deve vir do Estado, que é o principal interessado e o único que tem capacidade para enfrentar essas demandas (ver capítulo 14).

Nesse contexto, considero que o florescimento do sistema de ciência e tecnologia na área da saúde dotará o Brasil de estruturas de pesquisa avançadas e, assim, a carreira de pesquisador será promissora.

13. FORMAS DE ADQUIRIR CONHECIMENTO – UMA VISÃO DO CLÍNICO

O trabalho nos livra de três grandes males:
o tédio, o vício e a pobreza. **Voltaire**

A verdade é filha não da autoridade, mas do tempo. **Francis Bacon**

Há várias maneiras de adquirir conhecimento, incluindo experiência pessoal, leituras, deduções e pesquisas científicas. Na área médica, a pesquisa científica tem sido a viga-mestra do progresso. Assim, a literatura científica é o veículo principal de transmissão do conhecimento. A interpretação correta dos dados científicos requer formação adequada, às vezes profunda, de vários aspectos da ciência: modelos, métodos, protocolos, dados estatísticos. Neste capítulo, apresentarei alguns aspectos dessa problemática. Não é uma visão de especialista em estatística, mas, sim, observações de um clínico, pertinentes à interpretação de estudos e dirigidas especificamente a médicos, que devem retirar da literatura especializada as informações que possam ser incorporadas à sua prática diária.

ESTUDOS DE BANCADA E EXPERIMENTAÇÃO ANIMAL

Estudos de ciência básica ou fundamental são a grande seara na produção do conhecimento científico na área médica. Podem ser de bancada ou experimentação animal. Basta consultar a lista de Prêmios Nobel em Fisiologia e Medicina para constatar a importância da ciência básica. No entanto, essa não é a área de interesse deste capítulo. Aqui, procurarei analisar as investigações que vêm depois da ciência fundamental. São essas que impactam diretamente a prática clínica.

A observação da natureza sempre foi um método poderoso de aprendizado. Foi observando animais em seu habitat natural que Darwin escreveu *A origem das espécies*,[1] que tanta repercussão teve na filosofia e na religião. No passado distante, os médicos descreveram a evolução de muitas doenças pela simples observação de seu curso natural, já que não havia tratamentos eficazes que modificassem a trajetória. Assim ocorreu com a febre tifoide, a tuberculose, as pneumonias, a sífilis, as doenças neurológicas, entre outras. A partir da concepção que tinham das causas e dos mecanismos, propunham tratamentos hoje considerados esdrúxulos: sangrias, ventosas, laxantes, clima de montanha e dietas variadas. Como nem causas nem mecanismos eram conhecidos, os tratamentos eram ineficientes e a evolução dependia apenas da capacidade de reação dos organismos. Com a revolução científica, entre os séculos XVI e XVII, quando se adotou um senso crítico mais elevado em relação aos fenômenos naturais, a Medicina também passou a ser encarada como ciência, e os princípios da investigação moderna foram sendo incorporados. Várias etapas foram percorridas até se chegar ao momento atual, em que se procura atuar pela Medicina baseada em evidências.

Por exemplo, o conhecimento empírico, ou seja, derivado de experiências vividas, não é totalmente desprovido de valor, como às vezes se imagina. Mas como não se baseia em teorias científicas nem se submete a controles, está sujeito a muitos erros.

A experiência de médicos tratando de seus pacientes pode representar uma forma valiosa de aprendizado. Isso é especialmente verdadeiro para médicos de família, que seguem seus pacientes por anos a fio. E, sobretudo, quando acompanham várias pessoas da mesma família. Um dos grandes médicos que conheci, diante de situações incertas, costumava indagar: "E se a gente não fizer nada?". Era uma forma de respeitar a história natural das doenças. Muitas doenças têm evolução benigna, de que a natureza se encarrega. Não fazer nada pode ser uma forma sábia de conduzir um caso, respeitando o curso natural da enfermidade e a reação do doente. Por outro lado, o que se observa em um paciente não é necessariamente aplicável a outro. Às vezes, um procedimento, medicamentoso ou de intervenção, parece bem-sucedido porque um determinado paciente se curou. Mas, como não há controle, não se pode saber se isso ocorreu por causa do tratamento, pela evolução natural ou por outro fator desconhecido.

Exemplo semelhante ocorre com serviços médicos que praticam intervenções sem controle. É preciso avaliar a eficácia dos procedimentos, compará-la no decorrer do tempo na própria instituição e confrontá-la com a experiência de outros serviços no mundo. No Instituto do Coração (InCor-HCFMUSP), adota-se o sistema de avaliar mensalmente os resultados da cirurgia cardíaca em valvopatias, coronariopatias, doenças congênitas, doenças de grandes vasos, implantes de marca-passos, desfibriladores, transplantes cardíacos e pulmonares. Nessas apresentações, avaliam-se técnicas cirúrgicas, pós-operatório, complicações variadas, infecções, procedimentos diagnósticos e o desempenho do serviço como um todo. É um processo de extrema valia. Se não se avalia criticamente o que se faz, corre-se o risco de continuar cometendo erros *ad infinitum*.

DIVERSAS FORMAS DE ESTUDOS CLÍNICOS

Estudos de observação representam formas valiosas de aprendizado. São situações nas quais o pesquisador não tem controle sobre procedimentos ou qualquer fator de interesse e, portanto, não interfere nas variáveis que determinam o desfecho final. Por exemplo, em estudos que envolvam raça, não há como randomizar para o grupo caucasiano ou outras raças. Tem que ser de observação mesmo. O mesmo se aplica ao Genome-Wide

Association Studies (GWAS), pois o investigador não pode alterar o genoma das pessoas.

Esses estudos apresentam vantagens e desvantagens. Uma de suas características é que certas observações que geraram hipóteses aparentemente bem fundamentadas não se confirmaram em estudos controlados subsequentes. Outro aspecto é que tais estudos podem sofrer a influência de variáveis de confusão, ou seja, qualquer variável associada com o desfecho de interesse além da variável de interesse primário.

Por exemplo, estudos de observação identificaram níveis elevados de homocisteína como fator de risco independente para doença cardiovascular e também se correlacionaram diretamente com a extensão das lesões coronárias.[2] No entanto, estudos randomizados mostraram que reduzir homocisteína plasmática não tinha qualquer efeito na recorrência de eventos cardiovasculares em pacientes com infarto agudo do miocárdio ou de eventos cardiovasculares em pacientes com doença vascular.[3,4] De modo similar, estudos observacionais sugeriram que suplementação alimentar com vitamina E diminuía eventos cardiovasculares e reduzia progressão de lesões coronárias. No entanto, o estudo HOPE (*Heart Outcomes Prevention Evaluation*) randomizado,[5] com grande número de pacientes de alto risco, com quatro anos de seguimento, demonstrou que a vitamina E não teve qualquer efeito sobre eventos cardiovasculares. Na realidade, notou-se que pacientes que usavam vitamina E também fumavam menos, faziam mais exercícios e tinham menos hipertensão arterial. Portanto, esses eram fatores de confusão importantes.

Talvez o exemplo mais gritante dessas discrepâncias sejam os estudos de terapia de reposição hormonal (TRH). Várias investigações experimentais sugeriram que a reposição hormonal, em diferentes modelos, poderia ser benéfica, já que melhorava a função endotelial e corrigia dislipidemia. Mais ainda: mulheres têm menos prevalência de doença arterial coronária antes da menopausa, mas, quando esta surge e o estrogênio diminui, as mulheres passam a ter doença arterial coronária em proporção semelhante aos homens. A seguir, estudos observacionais sugeriram que a TRH poderia ser benéfica em pessoas. Em uma metanálise, em 1992, no *Annals of Internal Medicine*, Grady et al.[6] preconizaram a TRH para mulheres pós-menopausadas. Com dados obtidos por questionário de 121.700 enfermeiras, estimou-se que a redução de risco era 39% com a TRH. Apesar disso, nem o estudo HERS (*Hormone and Estrogen/Progestin Replacement Study*),[7] nem o WHI (*Women's Health Initiative*),[8] ambos randomizados e estatisticamente adequados, confirmaram esses achados. O WHI foi planejado para testar a eficácia de uma dieta baixa em gorduras, TRH e cálcio, mais suplementação com vitamina D. Testava-se a hipótese de que a TRH reduziria o risco de doença arterial coronária e fraturas ósseas. No WHI, randomizaram-se 16.608 mulheres pós-menopausadas, entre 50 e 76 anos de idade, que foram seguidas por 15 anos; as mulheres não eram histerectomizadas. Depois, randomizaram-se 10.739 mulheres histerectomizadas, que foram tratadas com estrogênio ou placebo. No primeiro estudo, houve aumento significativo de câncer de mama, o que levou à interrupção precoce do estudo. O segundo estudo mostrou maior risco de acidente vascular cerebral (AVC), sem proteção cardiovascular e sem aumento de câncer.

No entanto, os achados de aumento de câncer de mama coincidiram com estudos epidemiológicos anteriores, bem como com dados em primatas não humanos. Além disso, tratamento com estrogênio mais progesterona aumentou a incidência de doença arterial coronária. Por outro lado, o estudo HERS não apenas não demonstrou proteção cardiovascular pela TRH ou contra fraturas, como também constatou que a TRH aumentou significativamente o risco de coágulos venosos e eventos embólicos.[7,8]

Outro ponto é que estudos de observação tendem a subestimar dano. Assim, quando há algum sinal de dano, isso deve ser tomado como possível hipótese a ser testada. O que está por trás desses achados que não se confirmaram é, sobretudo, viés de seleção e presença de outros fatores de confusão.

Portanto, prevalece o conceito de que estudos de observação abrem caminho para protocolos mais apurados cientificamente, mas precisam ser analisados, levando em consideração vieses de seleção, dados que faltam e outros fatores de confusão.

TIPOS DE ESTUDOS OBSERVACIONAIS

Há diferentes classificações de estudos observacionais. Assim, eles podem ser classificados como:

a. analíticos: quando estudam o impacto causal de uma exposição na evolução clínica. Sempre há grupos comparativos. Por exemplo: casos-controle e estudo de grupos;
b. descritivos: quando descrevem características ou experiências de um grupo em particular.

No tipo caso-controle, a população investigada é selecionada a partir da evolução clínica de uma pessoa. Na maioria das vezes, a evolução é uma doença. Casos são as pessoas que têm ou tiveram a doença. Controles são as que não tiveram a doença. Os controles devem ser representativos da população que gerou os casos. Estudos do tipo caso-controle podem ser executados rapidamente, pois não há necessidade de esperar por eventos. Tipos raros de câncer são exemplos típicos de pesquisa caso-controle. O estudo INTERHEART[9] (Estudo Internacional sobre Fatores de Risco para Infarto do Miocárdio) é outro bom exemplo. Nele, os autores analisaram 29.972 pacientes, dos quais 15.152 sofreram infarto agudo do miocárdio e foram comparados a 14.820 controles de idade e risco semelhantes, mas sem história de doença cardíaca. O estudo foi realizado em 52 países da África, da Ásia, da Austrália, da Europa, do Oriente Médio, da América do Norte e da América do Sul. A relação Apo B/Apo A1, que reflete lípides, tabagismo atual, diabetes, hipertensão arterial e fatores psicossociais, foram associados ao infarto, ao passo que consumo diário de frutas e vegetais e exercício intenso foram protetores. Nove fatores de risco, como lípides, tabagismo, hipertensão, diabetes, obesidade, dieta, atividade física, consumo de álcool e fatores psicossociais explicaram 90% dos casos de infarto.

Diferentemente do anterior, o estudo de grupos começa por classificar o estado de exposição de um grupo em risco para obter o desfecho clínico. Os eventos podem ser avaliados prospectiva ou retrospectivamente, mas, em ambas as situações, os eventos devem se seguir à exposição. Em casos prospectivos, tanto o grupo exposto quanto o não exposto (ou comparativo) são seguidos ao longo do tempo, à medida que os eventos ocorrem.

Um exemplo é o estudo MESA (*Multi-Ethnic Study of Atherosclerosis*).[10] Nele, 6.814 indivíduos adultos assintomáticos, de seis comunidades diferentes, foram incluídos entre os anos de 2000 e 2002. Os participantes foram examinados periodicamente, desde a admissão no estudo, para identificar fatores associados à progressão da aterosclerose para estado sintomático ou para progressão da doença subclínica. Entre outras coisas, os autores observaram maior prevalência de calcificações coronárias entre brancos, o que não se explica por fatores de risco.

O Estudo de Framingham é outro exemplo clássico.[11] Uma amostra aleatória de habitantes da localidade de Framingham, em Massachusetts, EUA, entre 30 e 59 anos de idade, sem doença coronária conhecida, foi seguida durante seis anos, e a incidência de morte, por doença arterial coronária, foi estimada em exames clínicos e laboratoriais sucessivos. Vários achados importantes foram relatados, como morte súbita como primeira manifestação de doença arterial coronária e a influência direta da hipertensão e hipercolesterolemia na mortalidade por doença arterial coronária.

O Projeto WHO MONICA (*Monitoring Trends and Determinants in Cardiovascular Disease*)[12] é um estudo multicêntrico realizado em 11 países europeus para monitorar a doença arterial coronária e os fatores de risco ao longo de dez anos. Vários subestudos já foram publicados.

Estudos transversais ou de prevalência obtêm dados sobre exposição ou saúde de uma população em um único momento no tempo. Os participantes não são seguidos longitudinalmente. Os melhores estudos usam amostragem estatística para selecionar indivíduos que representem a população de interesse, fazendo com que o estudo possa ser generalizado. Portanto, são úteis para estimar a prevalência de uma doença na população. O projeto NHANES (*National Health and Nutrition Examination Survery*)[13] é um exemplo de estudo que examina a saúde dos norte-americanos. Eles documentaram, por exemplo, que 4% da população norte-americana tinha doença arterial periférica, e que isso era associado a diabetes, disfunção renal e hipercolesterolemia. Relatos de casos individuais ou de uma série de casos podem contribuir para o conhecimento médico. Exemplos clássicos são as descrições da doença de Crohn, doença de Cushing e aldosteronismo primário. Possivelmente, com a aplicação de técnicas genéticas modernas, novos casos de doenças raras, metabólicas ou oncológicas surgirão na literatura. Nesse tipo de investigação, não se determinam procedimentos ou tratamentos, pois eles são frequentemente retrospectivos.

Diferenças genéticas podem explicar alguns fatores de confusão que complicam a interpretação de achados em estudos observacionais. A técnica conhecida como randomização mendeliana é hoje empregada para identificar relações causais e diferenciá-los de simples associações.[14] Embora útil, tem de ser empregada cuidadosamente como assinalado.[14] Um dos aspectos positivos desse método é a identificação da causalidade reversa. Um exemplo foi o estudo SELECT, que analisou a relação selênio e câncer de próstata. Estudos de observação haviam sugerido que selênio baixo no plasma causava câncer de próstata. No entanto, a suplementação de selênio não influencia o curso de câncer de próstata. Na verdade, análises com randomização mendeliana mostraram que vários genes estavam associados ao câncer de próstata e causava redução de selênio. Portanto, a causa estava no DNA, que, por sua vez, influencia em níveis de DNA.[14]

Estudos randomizados são os mais confiáveis do ponto de vista científico. Na maioria das vezes, são conduzidos para testar a eficácia e a segurança de drogas, intervenções contra placebo ou outra intervenção. No entanto, são difíceis de realizar, pouco práticos e caros. Os estudos randomizados devem obedecer a princípios éticos em pesquisa clínica, como bem enfatizado no livro *Understanding clinical research*, de Lopes e Harrington.[15] Tais normas são:

1. Respeito à pessoa. Todos devem ter autonomia para decidir se querem ou não participar de pesquisas, sem que haja sanções, ameaças ou perda de direitos. Isso pressupõe autonomia para a tomada de decisões. Esse princípio procura resguardar pessoas vulneráveis, como aquelas que se servem de serviços públicos e podem se sentir compelidas a participar de estudos com receio de serem prejudicadas no atendimento médico. Em resumo, a participação deve ser realmente voluntária.

2. Beneficência. Refere-se à obrigação de se maximizar benefícios dos estudos e minimizar possíveis danos. Para tanto, requer-se monitoração externa dos protocolos, de modo que observadores independentes avaliem o andamento da investigação.

3. Justiça. É necessário que custos e benefícios do protocolo sejam distribuídos igualmente entre a população e que não se privilegiem grupos ou pessoas sob nenhum pretexto.

Ou seja, estudo clínico randomizado é um experimento no qual os indivíduos são alocados a diferentes intervenções em um mesmo período. Os projetos com maior força são aqueles em que a alocação se dá ao acaso, randômica. Quando o investigador e o paciente sabem qual é o tratamento recebido, o estudo é aberto. Quando somente o paciente não sabe o tratamento, o estudo é o cego simples. Quando ambos desconhecem o tratamento, é chamado duplo-cego. Quando as formas de apresentação dos tratamentos são diferentes e não se consegue homogeneizar as apresentações, recorre-se ao estudo duplo-cego, duplo *dummy* (engano), isto é, todo paciente toma um medicamento ativo e um placebo do medicamento em comparação.

Os estudos randomizados duplo-cego podem ser, às vezes, também chamados de triplo-cego. Nesse caso, a pessoa que vai analisar os dados também não conhece o tratamento recebido pelos pacientes, isto é, os tratamentos recebem nomes codificados antes de serem enviados para a análise.

Estudos de *crossover* ou cruzamento são aqueles nos quais todos os indivíduos recebem consecutivamente cada um dos tratamentos em estudo. Na pesquisa em que comparamos efeitos do vinho tinto e suco de uva sobre a reatividade vascular em indivíduos com hipercolesterolemia isolada, adotamos esse tipo de protocolo.[16] Os indivíduos foram randomizados e receberam alternadamente vinho tinto ou suco de uva durante quinze dias. Observamos que ambos produziram graus semelhantes de aumento na vasodilatação arterial dependente de endotélio.

Estudos explanatórios são aqueles cujo objetivo fundamental é a aquisição de conhecimento científico e explicações biológicas sobre eficácia. São estudos de amostras menores, geralmente iniciais, com critérios restritos de inclusão para obter amostras homogêneas. As condições do estudo geralmente diferem da prática habitual e incluem apenas a análise dos pacientes que completam o protocolo, ao contrário da análise pela intenção de tratar. As variáveis medidas, em geral, são biológicas, e não eventos concretos, como a morte (p.ex., frequência de abertura de coronária com uso de trombolíticos no infarto agudo). Fleming[17] também chama de análises exploratórias as que são feitas em subgrupos de estudos maiores; trata-se de exercícios geradores de hipóteses. Quando tais hipóteses são testadas em protocolos formais, maiores, randomizados, ele os chama estudos confirmatórios, seguindo recomendação da *International Conference on Harmonisation Guidelines*.[18]

Análise por escore de propensão

O estudo randomizado é o considerado o padrão-ouro na investigação clínica para minimizar o viés sistemático. A alocação ao acaso dos indivíduos para o tratamento e o controle tende à distribuição igualitária tanto das variáveis conhecidas como as de confusão dependentes ou independentes (covariadas), as quais podem influenciar os resultados do estudo.

Entretanto, estudos randomizados são difíceis e caros, e os estudos observacionais, apesar de poderem trazer evidências importantes, podem embutir variáveis de confusão que influenciam as diferenças de desfechos observadas nos grupos de tratamento e de controle. Aparentemente, o modo mais fácil para minimizar tais fatos seria o pareamento de cada paciente de um grupo com um outro em todas as variáveis que poderiam causar confusão. Tal tarefa, contudo, não é tão fácil; o pareamento das variáveis, ainda que poucas, pode ser muito complexo, pois resulta em poucos pares perfeitos. Como alternativa a esse problema foi criada a análise por escore de propensão.

O escore de propensão – *propensity score* (PS) em inglês – é a probabilidade condicional de ser exposto a certo grupo de covariáveis.[19] Calcula-se o PS para cada indivíduo num estudo observacional a despeito da sua exposição real. Uma vez calculado o PS, retorna-se ao mundo real dos indivíduos expostos e não expostos. A partir desse ponto, pareiam-se os expostos com os não expostos de PS igual ou similar, igualando a probabilidade de exposição, o que leva a uma "randomização" dos fatores de exposição. Isso promove a intercambialidade entre o grupo de expostos e não expostos, fator crítico na inferência de causalidade, já que torna os grupos semelhantes em tudo, exceto no seu *status* de exposição, resolvendo um dos grandes problemas dos estudos observacionais em que não há randomização da exposição a fator de interesse.

Após a produção dos dados pareados, eles podem ser analisados pelos métodos estatísticos padrões, como Kaplan-Meier e modelo Cox risco proporcional.

A classificação mais habitual dos estudos prospectivos é pela fase da pesquisa:

a. **Estudos de Fase 0:** são estudos da farmacodinâmica e farmacocinética de medicamentos. São investigações iniciais em humanos. Em geral, é administrada dose isolada abaixo daquela efetiva a um pequeno número de pessoas, habitualmente sadias. Contudo, pode ser realizado com indivíduos com doença grave avançada ou intolerantes às medicações já disponíveis no mercado. Atualmente, foram incluídos nessa fase os estudos exploratórios, conduzidos pela primeira vez em humanos, com aprovação das agências reguladoras.

b. **Estudos de Fase 1:** rastreamento da segurança. É feita a titulação da medicação para determinar a faixa terapêutica e de segurança e observar efeitos colaterais.

c. **Estudos de Fase 2:** estabelecimento da eficácia da medicação, com frequência contra placebo. Geralmente, são grupos maiores, com início na casa das centenas (atualmente, na casa dos milhares de pacientes). Procura determinar eficiência, porém, é ainda empenhado na segurança da medicação. Quando realizados antes do pedido de aprovação dos órgãos regulatórios, podem ser chamados de Fase 2a ou, alternativamente, estudos mais empenhados na dosificação dos medicamentos, ou seja, quanto da droga deve ser administrado. Quando realizados após o envio do pedido de aprovação, são chamados de Fase 2b ou, ainda, mais empenhados na eficácia da medicação, ou seja, quão bem a droga funciona nas doses prescritas.

d. **Estudos de Fase 3:** estudos de confirmação final da segurança e eficácia. São pesquisas, ainda maiores, com o objetivo de confirmar a eficácia e monitorar os efeitos colaterais, comparando com tratamentos correntes e permitindo reforçar a segurança e a utilidade da medicação.

e. **Estudos de Fase 4:** são estudos sentinelas durante a comercialização. É a vigilância pós-comercialização para detecção de efeitos colaterais, interações medicamentosas e benefícios do tratamento.

f. **Estudos de Fase 5:** alguns autores incluem, aqui, pesquisas translacionais, ou seja, a tradução de achados da pesquisa básica para a aplicação clínica. Esse tipo de tradução – da bancada para a beira do leito – pode, também, ser chamada de pesquisa translacional 1, e a tradução dos achados de estudos clínicos para a prática clínica diária pode ser nomeada como pesquisa translacional 2, ou seja, do experimento clínico para a prática clínica.

PONTOS CRÍTICOS NA ANÁLISE DE ESTUDOS CLÍNICOS

1. Amostra

Tipicamente, a população incluída em estudos clínicos randomizados representa apenas de 5 a 6% da população com a doença em questão. Isso se explica pela necessidade de excluir da pesquisa várias comorbidades ou particularidades que podem influenciar os resultados e, portanto, impedir ou limitar as respostas às perguntas feitas. Por exemplo, no estudo MASS (*Medicine, Angioplasty, or Surgery Study*),[20] inicialmente foram avaliados cerca de 20 mil pacientes com doença coronária. Como o estudo pretendia avaliar especificamente pacientes com angina estável, multiarteriais e com função ventricular esquerda normal, apenas 611 foram randomizados para receber um dos três tratamentos: médico, angioplastia e cirurgia. O mesmo aconteceu com os estudos CASS (*Coronary Artery Surgery Study*),[21] Courage (*Clinical Outcomes Utilizing Revascularization and Aggressive Drug Evaluation*),[22] BARI 2D (*Bypass Angioplasty Revascularization Investigation 2 Diabetes*),[23] entre outros. No caso do Courage, apenas pacientes com lesões coronárias moderadas foram selecionados para comparação entre tratamento clínico otimizado e tratamento clínico mais angioplastia coronária; a randomização foi feita após o conhecimento da cinecoronariografia. Casos mais graves, como lesões de tronco, três vasos e disfunção ventricular, foram excluídos. Portanto, apenas pacientes com anatomia conhecida e lesões moderadas foram selecionados. Nessas circunstâncias, observou-se que a angioplastia não era diferente do tratamento clínico otimizado. No entanto, várias interpretações errôneas se originaram daí, sobretudo sugerindo que o tratamento clínico seria suficiente para todos os casos. Evidentemente, tal interpretação é uma simplificação exagerada. O estudo ISCHEMIA (*International Study of Comparative Health Effectiveness with Medical and Invasive Approaches*)[24] analisou 5.179 pacientes com isquemia moderada ou severa, que foram seguidos por quatro anos e submetidos a testes de imagem, para detecção de isquemia, e posteriormente randomizados, para tratamento de revascularização miocárdica ou tratamento médico otimizado. Concluiu-se que a intensidade da isquemia não se associou a maior risco após ajustes para a severidade da doença arterial coronariana (DAC). Assim, nos casos de DAC com isquemia severa, a estratégia invasiva reduziu mortes e infartos.[25]

Embora cientificamente essa forma de realizar estudos randomizados seja correta, é necessário compreender que os resultados se aplicam apenas a pacientes com as mesmas características dos participantes, e não a toda a população com doença semelhante.

2. Causalidade *versus* simultaneidade

A relação X/Y é muito usada em pesquisa para correlacionar a variação de uma variável com a variação de outra. É muito útil na compreensão de fenômenos fisiológicos e fisiopatológicos. Entretanto, não implica necessariamente relação causal, ou seja, dois eventos podem ocorrer simultaneamente, sem que um dependa do outro. Por exemplo, a frequência cardíaca aumenta com exercício, e essa é uma relação causal. A maioria das pessoas vai dormir quando anoitece. Uma relação X/Y entre duas coisas daria $r > 0,90$, mas isso não é uma relação causal. Todos podem ficar acordados à noite. Precisa ficar claro que, na correlação, explora-se uma associação, e não uma relação causa-efeito. Além disso, as variáveis devem ser independentes; caso contrário, haverá sempre uma relação positiva. Por exemplo, uma correlação entre débito cardíaco e volume sistólico será sempre positiva, pois o volume sistólico determina o débito. Esse conceito precisa estar bem assimilado quando se examinam dados biológicos.

3. Extrapolação dos achados; da população estudada à população geral

É uma tendência comum que achados de estudos clínicos, em amostras restritas das populações definidas, sejam extrapolados à população geral. Volto a esse tema pela sua frequência e importância prática. Por exemplo, quando, no estudo CASS[21], não se observaram diferenças significativas entre cirurgia de revascularização miocárdica e tratamento clínico em pacientes minimamente sintomáticos ou assintomáticos, não faltou quem interpretasse que cirurgia não tinha indicação no tratamento da insuficiência coronária.[26] Esqueceu-se, porém, que apenas doentes com angina mínima ou nenhuma angina foram selecionados. Pacientes altamente sintomáticos, com lesões de tronco da coronária esquerda ou multiarteriais haviam sido excluídos. Mais recentemente, várias pessoas entenderam que o tratamento clínico poderia substituir angioplastia coronária em todos os indivíduos com doença arterial coronária, com base no estudo Courage.[22] No entanto, no Courage, apenas pacientes com lesões moderadas foram incluídos, e, ainda assim, depois que se conhecia a anatomia coronária e depois que indivíduos de alto risco foram excluídos, entre eles os multiarteriais e os que tinham lesões de tronco. O mesmo pode ser dito da interpretação do estudo MASS[20] e, recentemente, dos novos anticoagulantes, como dabigatrana[27] e rivaroxabana.[28] Neste último caso, observaram-se complicações hemorrágicas sérias em indivíduos com baixo peso, com índice de filtração glomerular menor que 30 e com idade acima de 80 anos. Ora, tais pacientes haviam sido excluídos dos estudos iniciais, mas, quando as drogas foram liberadas, o uso *off label* se disseminou, e as complicações começaram a surgir. Portanto, o que se recomenda ao clínico é que examine cuidadosamente a população dos estudos e que, na aplicação prática, se atenha às peculiaridades da população testada. Em segundo lugar, os estudos, na maioria das vezes, são realizados em instituições acadêmicas, nas quais a vigilância e a qualidade dos serviços são de alto nível. Uma população geral, tratada em consultório, pode muito bem não atingir os mesmos níveis de qualidade. Portanto, os resultados podem não ser os mesmos, embora a droga ou intervenção sejam iguais.

4. Experiência e competência

Experiência significa ter feito alguma coisa muitas vezes. Ser competente significa ser capaz de fazer algo da melhor maneira possível, com perfeição. As duas coisas não devem ser confundidas. Por exemplo, alguém pode executar uma tarefa muitas vezes, sempre de modo imperfeito, por força do hábito, e ser considerado experiente. Isso é comum em ofícios manuais: um carpinteiro ou um pintor podem trabalhar a vida inteira no seu ofício, sem nunca atingir a perfeição. Eles seriam experientes, mas não competentes, não exímios em seus ofícios. Isso é precisamente o que diferencia o artista do simples artesão. Existem muitas estátuas de Nossa Senhora, mas só uma Pietà.

Tal diferenciação é fundamental em estudos clínicos que envolvem procedimentos invasivos, como cateterismo, intervenções percutâneas ou cirurgias. Avaliando a importância do volume de procedimentos dos hospitais na mortalidade cirúrgica em procedimentos cardiovasculares e oito tipos de cânceres, entre 1994 e 1999, em um total de 2,5 milhões de procedimentos, Birkmeyer et al.[29] concluíram, em 2002, que a mortalidade diminui à medida que o volume de procedimentos hospitalares aumenta. Os autores salientam que "milhares de mortes evitáveis ocorrem nos EUA a cada ano porque cirurgias eletivas, mas de alto risco, são realizadas em hospitais que têm experiência inadequada com os procedimentos envolvidos".

Em 2013, os mesmos autores examinaram o desempenho de 20 cirurgiões bariátricos, no estado de Michigan, EUA, com base em vídeos de procedimentos por eles realizados.[30] Esses cirurgiões foram classificados em uma escala de 1 a 5 por dez cirurgiões revisores, às cegas. Essa classificação de competência foi então relacionada ao índice de complicações. Os autores tiraram duas conclusões importantes: a) a competência variou amplamente entre os cirurgiões; b) maior competência associou-se a menores complicações.

A Figura 13.1 ilustra a relação entre complicações e competência naquele estudo. Em cirurgia de revascularização miocárdica, a relação inversa entre competência do cirurgião e mortalidade já foi relatada.[31-33] Na realidade, isso apenas confirma o que a experiência diária nos mostra. Muitos fazem, mas poucos fazem bem!

Aí surge uma questão: como se aufere competência? Índices de complicações, mortalidade e número de procedimentos são alguns parâmetros objetivos que permitem avaliar competência. Graças a grandes registros existentes hoje na Europa e nos EUA,

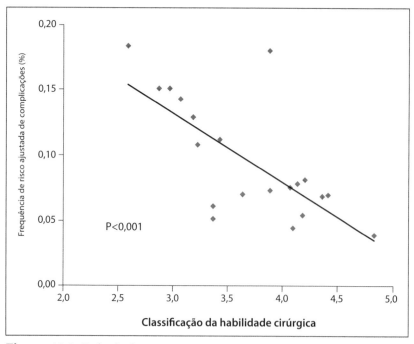

Figura 13.1 Relação inversa entre competência cirúrgica e complicações pós-operatórias.

Fonte: adaptada de Birkmeyer et al., 2013, com permissão.[30]

é possível comparar desempenhos. Assim, o estado de Nova York mantém um registro de cirurgias de revascularização e angioplastias, no qual esses dados são anotados sistematicamente.[34]

O fator de competência não se restringe a estudos com intervenções. Estudos clínicos também precisam ser executados em instituições capacitadas. Portanto, rigor na obtenção de dados clínicos, testes laboratoriais, preenchimento completo de prontuários e cumprimento de protocolos quanto à randomização, intervalos de avaliações clínicas e seguimento de pacientes são fundamentais para uma fiel aquisição de dados. Tais fatores, por exemplo, podem influenciar a aderência a medicamentos. Todos esses itens adquirem especial importância em estudos multicêntricos, sejam nacionais ou internacionais. Vários estudos são realizados em dezenas de centros em inúmeros países, cuja capacitação técnica pode não ser nem homogênea nem ótima. É indispensável que os centros participantes disponham de equipes treinadas e estruturas logísticas que garantam a obtenção de dados fidedignos. Sem essas garantias básicas de qualidade, a credibilidade de qualquer estudo fica abalada.

Portanto, a qualidade dos procedimentos, sejam cirúrgicos, de intervenções percutâneas ou clínicos, é um elemento decisivo na geração do conhecimento médico confiável.

5. Controles são sempre necessários?

A necessidade absoluta de controles depende do tipo de estudo clínico. Quando se procura saber sobre a eficiência e a segurança de uma intervenção em estudos randomizados, controles são indispensáveis. Pode-se dizer o mesmo de estudos caso-controle, como o próprio nome sugere. No entanto, em situações especiais, o conhecimento de desfechos clínicos em inúmeros pacientes no passado pode dispensar controles simultâneos. Foi o que acorreu com a cirurgia de correção de transposição das grandes artérias em crianças com essa anomalia congênita, de Jatene.

A mortalidade dessas crianças sob evolução natural era proibitiva, da ordem de 90% em dois anos. A correção por desvio do fluxo sanguíneo nos átrios também produzia resultados limitados a longo prazo. A técnica de Jatene, descrita em 1975, mostrou que era possível fazer uma correção anatômica pela transposição das artérias coronárias e manutenção do ventrículo esquerdo como o ventrículo sistêmico. Isso mudou o cenário. A operação de Jatene representou uma inovação importante. Os controles foram apenas históricos. Outra contribuição do dr. Jatene foi a reconstrução da geometria do ventrículo esquerdo nos aneurismas. Com a simples resseção do aneurisma, a mortalidade era de aproximadamente 25%, e a evolução a longo prazo era desfavorável. O dr. Jatene introduziu a reconstrução da geometria da cavidade do ventrículo esquerdo pela colocação de um *patch* em substituição à área fibrótica e, assim, preservou a forma e o volume do ventrículo esquerdo. Com isso, a mortalidade caiu para próximo de 5%, e a técnica foi logo aceita por todos, sem necessidade de controles simultâneos. Por outro lado, quando se sabe que uma doença tem evolução fatal, usar controles sem tratamento seria antiético. Foi o que ocorreu nos EUA, quando pessoas com sífilis foram deixadas sem tratamento, sob o pretexto de se observar a evolução natural.[15] O *Tuskegee Study* incluiu apenas homens afro-americanos que foram seguidos, entre 1932 e 1972, sem tratamento, embora tratamentos eficazes já fossem conhecidos na época.[15] O estudo tornou-se um caso clássico de infração ética.

6. Valor estatístico *versus* plausibilidade. Maçãs *versus* laranjas

Barone[35] publicou, no *British Medical Journal,* de 2000, um artigo jocoso sobre comparações subjetivas e objetivas entre laranjas e maçãs. Doçura, forma, circunferência média, diâmetro médio, peso e outras sete variáveis subjetivas não foram estatisticamente diferentes entre elas. Apenas a cor era diferente. E, claro, umas eram maçãs e outras, laranjas! Também, no estudo sobre trombólise em infarto agudo de miocárdio, observou-se que pessoas do signo de Gêmeos e Libra tiveram pior resposta ao tratamento com aspirina que outros signos astrológicos.[36] Esses são exemplos extremos de como valores estatísticos podem não ter nada a ver com verdade e plausibilidade biológica. A lição, aqui, é que a escolha das variáveis a serem analisadas é crucial.

Por outro lado, consideremos um tratamento anti-hipertensivo que reduzisse a pressão arterial em 2 mmHg em um período de 30 dias, em todos os 20 pacientes estudados. Isso daria um valor de P<0,00001, altamente significativo. Mas tal redução de pressão não teria qualquer significado biológico. Outra situação é quando um tratamento não mostra efeito na média, mas, quando dados individuais são analisados, descobre-se que um grupo de pacientes respondeu bem, enquanto outros não responderam, ou, ainda, tiveram efeito oposto. Na verdade, trata-se de dois grupos de indivíduos: um que responde ao tratamento e outro que não responde ou piora. Portanto, não é que o tratamento não produziu efeito, mas, sim, que existem "respondedores" e "não respondedores".

Outro ponto digno de nota é a questão da aleatoriedade, ou seja, quando o puro acaso influencia eventos. Mlodinow, na página 188 de seu livro *O andar do bêbado*,[37] relata o caso de Leonard Koppett. Koppett era um colunista da revista *Sporting News* e afirmou que tinha um sistema que previra a oscilação anual do Índice Down Jones em fins de janeiro de cada ano. Ele também mostrou que o sistema previra corretamente a oscilação do mercado nos 11 anos precedentes à sua afirmação. E mais: em observações prospectivas entre 1978 e 1989, acertou todos os anos, falhou em 1990, e voltou a acertar todos os anos até 1998. Portanto, ele acertara 18 das 19 vezes desde 1978 até 1998. Isso pareceu fantástico. Mas, mais impressionante ainda, foi a explicação de Koppett. Ele simplesmente se baseara nos resultados do

Super Bowl, a grande final do campeonato norte-americano de futebol. Quando um time da Conferência Nacional de Futebol (NFC) ganhava, ele predizia que o mercado subiria. Quando uma equipe da Conferência Americana de Futebol (AFC) ganhava, ele predizia que o Dow Jones cairia. Tem alguma lógica? Mlodinow comenta que Koppett teria sido louvado como um grande analista se fosse um estudioso sério e, principalmente, se não tivesse revelado seu método!

Assim, o conceito fundamental aqui é que o significado estatístico de um achado biológico tem que ser aceito ou rejeitado na dependência de sua plausibilidade biológica. Convém lembrar que médicos estão mais interessados em verdades biológicas do que em estatísticas!

7. Contribuição do estaticista

Antes de tudo, como dito anteriormente, sou apenas um usuário de estatística médica, não um estaticista. E, portanto, quem busca pormenores de estatística médica deve se referir aos livros *Understanding clinical research*, de Lopes e Harrington,[15] e *Using and understanding medical statistics*, de Matthews e Farewell,[38] que são excelentes referências. Não pretendo cobrir, aqui, todos os pontos críticos da aplicação da estatística; pretendo apenas levantar alguns aspectos mais comuns.

Há uma diferença essencial entre a pesquisa básica e a clínica no que diz respeito ao emprego da estatística. Na pesquisa básica, podemos controlar muitas variáveis e analisar apenas as que são de interesse, ou seja, pode-se fazer um pareamento dos grupos experimentais. Isso permite reduzir muito o número de experimentos. Na área clínica, por outro lado, temos que estudar os doentes como um todo, não podendo controlar com precisão as múltiplas variáveis. Aí, então, nos socorremos da estatística, que permite correções matemáticas e aproximações aceitáveis para parâmetros biológicos. Naturalmente, a amostra deveria ser muito maior, mas esse é o cenário na investigação clínica.

A ciência estatística é um pilar essencial da investigação médica. Inúmeros pontos podem ser destacados: a escolha do número de participantes para responder tal pergunta, o poder que o estudo terá para identificar índices evolutivos, os vários modelos matemáticos que permitem analisar oscilações de variáveis e seu peso em certos desfechos e, finalmente, os métodos mais adequados para análise, de modo que a verdade biológica possa emergir de um emaranhado de números. Existem técnicas e modelos que ajudam a corrigir vieses de seleção ou precisar a hierarquia de múltiplas variáveis em determinado desfecho.

O modo como estatisticamente se tratam os dados pode influenciar definitivamente os resultados. Autores como Sleight[36] e Fleming[17] salientaram as limitações dos estudos de subgrupos, números insuficientes de participantes e o papel dos chamados fatores de confusão, como será discutido adiante. Não é à toa que existam, atualmente, cursos e várias publicações sobre estatística dirigidos especialmente a profissionais de saúde. Testes podem determinar se uma variável tem distribuição normal ou não e, portanto, se deve ser tratada com testes não paramétricos. Por outro lado, existe a possibilidade de se considerar positiva uma associação ou variações de um índice quando não o são, bem como a possibilidade de não identificar um resultado positivo quando, na realidade, ele existe. Além disso, certos limites são estabelecidos de modo aleatório, na dependência do senso comum ou critérios individuais do pesquisador. Por exemplo, quanto por cento de redução de determinado evento pode ser esperado para calcular o número de participantes em um certo estudo? Sabe-se, por experiência, que a estimativa de eventos futuros pode falhar bastante na dependência de variáveis imprevisíveis.

Outro ponto se refere aos estudos de equivalência e não inferioridade. Diferentemente dos estudos que procuram demonstrar que uma intervenção é superior à outra, os de equivalência e inferioridade visam a demonstrar que a intervenção estudada equivale ou não é inferior à outra já existente. No caso da não inferioridade, admite-se, em geral, que uma diferença de 5 a 6% não é significativa. Essa estratégia é usada quando já existe, por exemplo, tratamento para uma condição e se busca uma alternativa, que pode ser mais barata ou que tenha menos efeitos colaterais. Essa busca de equivalência e não inferioridade pode ser baseada no fato de que certos tratamentos têm, de fato, efeitos colaterais inaceitáveis, mas também pode ser que uma indústria farmacêutica ou de equipamentos deseje simplesmente lançar no mercado o seu produto. Nesse caso, não há ciência envolvida; há simplesmente interesse comercial.

Podem-se utilizar técnicas estatísticas para corrigir resultados, aplicando ajustes feitos em variáveis que podem interferir nos resultados. Por exemplo, pode se ajustar para idade, gênero, peso corporal, etc. Pode-se hierarquizar a influência das variáveis sobre um desfecho por meio, por exemplo, de métodos de regressão logística. Ou seja, a ciência médica hoje não andaria se não fosse a estatística. Mas a estatística não deve comandar o raciocínio médico, pois médicos procuram e necessitam de verdades biológicas. A estatística apenas ajuda a encontrá-las. Entretanto, pode também forjá-las, quando não bem administrada. **A estatística é uma ciência que nos permite chegar perto da verdade sem contar todos os elementos que compõem a verdade.**

8. Análises exploratórias *versus* comprobatórias
Peter Sleight escreveu um excelente trabalho intitulado *Debate: subgroup analyses in clinical trial – fun to look at, but don't believe them*[36] em que mostra como vários estudos de subgrupos encobriram

a verdade. Entre eles, estão restrição de trombolíticos e betabloqueadores a infartos do miocárdio de localização anterior e astrologia em trombólise.

Mais recentemente, dois estudos merecem comentários: o subestudo nuclear do Courage[22] e o de isquemia no STICH (*Surgical Treatment for Ischemic Heart Failure*).[39] No Courage, observou-se que indivíduos com isquemia maior que 5% do ventrículo esquerdo evoluíram melhor com angioplastia do que com tratamento medicamentoso otimizado. Porém, os pacientes que entraram no subestudo nuclear não foram randomizados, mas, sim, alguns que voluntariamente consentiram participar do estudo. Além disso, isquemia foi avaliada por diferentes métodos, como radioisótopos e ecocardiograma. Além disso, o estudo Courage foi realizado após conhecimento do cateterismo cardíaco, sendo eliminados todos os pacientes mais graves, como aqueles com lesões de tronco da coronária esquerda e multiarteriais. Assim, a investigação foi considerada não conclusiva, e o estudo ISCHEMIA foi realizado (já mencionado antes).

No STICH,[39] comparou-se a ressecção de áreas acinéticas do ventrículo esquerdo pela revascularização miocárdica com tratamento clínico otimizado, em pacientes com fração de ejeção 35%. Em um subgrupo de 399 pacientes, procurou-se analisar a importância de isquemia prévia a operação, e não foi encontrada nenhuma diferença na mortalidade entre pacientes que tinham isquemia e os que não tinham. Em um editorial que acompanhou o artigo, Gibbons e Miller[40] salientam as limitações do estudo: a) os pacientes não foram randomizados no subestudo específico; b) o estudo não tinha poder estatístico adequado, e os pacientes que participaram foram os que voluntariamente concordaram em participar; c) a isquemia foi avaliada por métodos diferentes, como ecocardiograma e radioisótopos, e sabe-se que nem sempre os métodos são concordantes.

Por fim, 22% dos pacientes receberam desfibriladores cardíacos implantáveis. Como a maioria das mortes pós-revascularização miocárdica é súbita e decorrente de isquemia, não se sabe quanto o desfibrilador interferiu nos desfechos finais. Em conclusão, o autor do editorial afirma que o estudo não pode ser visto como indicativo de que isquemia não tem importância no prognóstico. Essa é uma conclusão correta.

Outro fenômeno que tem importância não só em biologia, mas em toda nossa vida, é a regressão à média. Segundo Mlodinow,[37] "em qualquer série de eventos aleatórios, há uma grande probabilidade de que um acontecimento extraordinário seja seguido, em virtude do puro acaso, por um acontecimento corriqueiro". Segundo essa definição, qualquer desempenho especialmente bom ou ruim será, em sua maior parte, uma questão de sorte. Ele exemplifica citando os casos de vários livros que foram rejeitados por editores inúmeras vezes, até que, ao serem finalmente publicados, se tornaram grandes *best sellers.* Um deles é Harry Potter, de J.K. Rowling. No esporte, ele cita especialmente o caso do jogador de beisebol Roger Maris. A situação se referia ao recorde de *home runs* que Babe Ruth havia estabelecido em 1977: 60 em uma única temporada. Pois bem, Roger Maris conquistou 61, no ano de 1961. Acontece que Babe Ruth fizera 50 ou mais *home runs* em um só ano, em quatro temporadas distintas e, em 12 temporadas, foi o maior rebatedor da liga. Enquanto isso, Maris nunca mais rebateu 50 *home runs*, nem mesmo 40, e nunca mais foi o melhor do campeonato.

Outro exemplo do esporte foi mencionado por Fleming.[17] Na Liga Norte-americana de Beisebol, fez-se uma pesquisa sobre o desempenho dos jogadores no primeiro ano de atuação profissional. Quem tem o melhor desempenho é apontado o *rookie of the year.*

Em geral, a carreira dos jogadores melhora a partir do primeiro ano. No entanto, no caso do *rookie of the year*, ocorreu um paradoxo. Dos últimos 30 jogadores que receberam o *rookie of the year*, 80% regrediram ou tiveram desempenho menos impressionantes na carreira depois daquele ano. Esse paradoxo, segundo Fleming, não se aplica por pressões ou distrações em razão do reconhecimento de ser o melhor, mas, sim, pelo viés do acaso.

Morton e Torgerson, citados por Fleming,[17] observam que "regressão à média afeta todos os aspectos de cuidados médicos". Fleming também cita várias situações em que análises de subgrupos de pacientes sugeriram efeito positivo de intervenções, que os estudos comprobatórios com maior número de pacientes não confirmaram. Esse foi o caso de radiação pré-operatória em casos de câncer de reto. Benefício aparente havia sido encontrado em análises-exploratórias de subgrupos. No entanto, um estudo controlado com placebo, em 824 pacientes, descartou claramente tal efeito.

Tanto Mlodinow[37] quanto Fleming[17] chamam atenção para a importância da aleatoriedade em nossas vidas, o que inclui achados médicos. Mlodinow especificamente diz: "Muito do que nos acontece, êxito na carreira, nos investimentos e nas decisões pessoais, resulta tanto de fatores aleatórios quanto da habilidade, preparação e esforço. Geralmente subestimamos os efeitos da aleatoriedade".[37] W. Goldman, que escreveu *As aventuras de um roteirista de Hollywood,* disse: "Se eu tivesse dito sim a todos os projetos que recusei, e não a todos que aceitei, a coisa teria funcionado mais ou menos da mesma maneira".

Portanto, em Medicina, antes que aceitemos como verdadeiro um fato, e que esse fato tem uma causa específica, é melhor lembrar do "andar do bêbado".

Outro item importante na análise de dados é a dispersão. Sempre que possível, é recomendável exibir os dados individuais em gráficos. Isso permite verificar se há algum padrão na distribuição, se há *outliers* ou se a dispersão é grande. Para tanto, em estatística, existem os desvios-padrão e os intervalos de confiança. Ainda assim, quando se tenta aplicar certo conceito a um paciente individual, é preciso saber se tal paciente é representativo da amostra ou se é um ponto fora da curva. Exemplo claro é a relação entre extensões coronarianas avaliadas por angiotomografia e por cateterismo convencional. Em geral, há boa concordância entre os dois métodos. No entanto, em pacientes específicos, pode haver grande discordância.

Outro ponto que merece atenção do clínico é o significado que se dá ao valor de P<0,05. Antes de mais nada, esse valor é estritamente convencional. Segundo, um P<0,05 não significa que a afirmação feita é 100% verdadeira; significa, apenas, que há uma chance de erro de 1 em 20. Quanto menor o valor de P, menor a chance de erro. *Wishfull thinking*, que não tem uma tradução precisa para o português, mas que significa que internamente o pesquisador deseja que o resultado seja X, merece também ser comentado. Representa o pensamento tendencioso, e isso pode viciar o raciocínio. Pode, por exemplo, levar o investigador a eliminar sujeitos da pesquisa sob alegações técnicas discutíveis. Tipicamente, é perigoso estabelecer, como hipótese de trabalho, por exemplo, "provar que a intervenção X tem tal efeito positivo". É mais correto: "verificar o efeito da intervenção X" e, assim, deixar a mente aberta para todas as possibilidades. Portanto, não pré-julgue. Em suma, estatística deve ser usada criteriosamente em Medicina como instrumento de avaliação. A colaboração entre estaticista, pesquisadores e clínicos encurta caminhos e, portanto, facilita o encontro da verdade.

9. Metanálises
São formas comuns de abordar temas controversos, sobretudo quando informações de estudo menores são insuficientes. Uma de suas importantes vantagens é analisar grande número de pacientes. Por exemplo, uma metanálise de 2010[41] incluiu aproximadamente 170 mil pacientes tratados com estatina e

demonstrou a utilidade desse medicamento em várias situações clínicas nas quais antes havia dúvidas.

Por outro lado, várias críticas têm sido levantadas sobre esse método.[42] Assim, diz-se que todo o tipo de estudo entra na metanálise, e que estudos importantes não são incluídos. Claro que sempre haverá diferenças entre os estudos incluídos, porém, a metanálise, em geral, focaliza grandes temas, o que pode ser uma vantagem. Ou seja, quando se afirma que entram laranjas e maçãs, embora isso possa ser verdade, esse fato, por si só, não invalida a metanálise, porque se um efeito for encontrado tanto para maçãs quanto para laranjas, isso pode significar que os achados se aplicam a frutas. Ou seja, é possível generalizar. Além disso, havendo variações nos efeitos, ainda é possível individualizar em análises subsequentes.

Outro argumento contra é que as amostras são viciadas porque os estudos positivos têm mais chance de serem publicados. Isso é verdade, mas é também um problema semelhante em qualquer busca na literatura.

Outro ponto é a qualidade dos estudos. Se estudos de baixa qualidade são incluídos na análise, o resultado final também terá baixa qualidade. A maneira de controlar tal eventualidade é a seleção adequada dos estudos. Por exemplo, pode-se incluir só estudos randomizados ou, quando observacionais, só os que tenham controle dos fatores de confusão. Ou seja, critérios explícitos de inclusão e exclusão são fundamentais para que se possa julgar o mérito da metanálise.

Outro item contra levantado refere-se à concordância entre metanálise e estudos randomizados. Nesse particular, encontrou-se 66% de concordância e 34% de discordância.[42] Como os estudos randomizados são o padrão-ouro, essa discrepância pareceria colocar a metanálise em xeque. Mas não é bem assim. A metánalise pode simplesmente incorporar mais estudos, cujos resultados são iguais aos do randomizado; porém, como a metanálise tem maior número de casos, o resultado dela pode ser diferente do outro estatisticamente, ainda que direcionalmente seja o mesmo. Por outro lado, quantos estudos randomizados falham em concordar com o próximo randomizado, no mesmo tópico? Aproximadamente 1/3 também.[41]

O resultado quanto ao risco relativo depende muito da população estudada. Por exemplo: quanto maior o risco dos pacientes, maior também tende a ser o efeito da intervenção, como se vê em angioplastia e infarto agudo. Quando se analisa o efeito em uma população de baixo risco, o efeito é naturalmente menor. Assim, se em uma metanálise o risco relativo foi 0,67 porque incluiu os estudos com população de alto risco, um estudo randomizado com pacientes de baixo risco que tenha dado risco relativo 0,91 será logicamente diferente da metanálise. Mas, a conclusão não é que a droga ou intervenção não tenham efeito, e sim que foi aplicada em pacientes diferentes.

Em conclusão, metanálises são úteis dependendo sobretudo dos critérios de inclusão e exclusão. Estes devem ser bem esclarecidos, explícitos e coerentes com princípios biológicos e estatísticos. E mais: a outra maneira de se analisar amplamente um campo de conhecimento é a revisão por especialistas. Mas, enquanto na metanálise os critérios de inclusão/exclusão devem ser explícitos, na revisão os critérios de citações ficam por conta exclusiva dos autores, e isso também representa viés de seleção da literatura. Portanto, considero que as metanálises são instrumentos de grande utilidade, desde que conduzidas sob os critérios de qualidade já mencionados.

10. Diretrizes

São normas específicas de procedimentos médicos para aplicações práticas, fundamentalmente baseadas no que chamamos Medicina baseada em evidências. São importantes instrumentos destinados a aprimorar a prática médica. Variações na prática clínica são consideradas o terceiro maior problema do campo de cuidados médicos nos EUA. Problemas incluem custos crescentes e desigualdades na aplicação dos cuidados. Por exemplo, o estudo *Can Rapid Risk Stratification of Unstable Angina Patients Suppress Adverse Outcomes with Early Implementation of the ACC-AHA Guidelines* (CRUSADE)[43], nos EUA, foi planejado para avaliar a aplicação dessas diretrizes e seu impacto clínico. Quatrocentos centros norte-americanos participam, nos quais se registrou mortalidade de aproximadamente 5% em síndrome coronária aguda. Observou-se que aumento de 10% na adoção das diretrizes correspondeu a redução de 10% na mortalidade. A Sociedade Brasileira de Cardiologia já publicou mais de 50 diretrizes sobre os mais variados temas, como síndrome coronária aguda e insuficiência cardíaca.

Diretrizes são usualmente expressas sob dois paradigmas:

1. Classes (graus) de recomendação

-   Classe I – Condições para as quais há evidências conclusivas ou, na sua falta, consenso geral de que o procedimento é seguro e útil/eficaz.
-   Classe II – Condições para as quais há evidências conflitantes e/ou divergências de opinião sobre segurança e utilidade/eficácia do procedimento.
-   Classe IIa – Peso ou evidência/opinião a favor do procedimento. A maioria aprova.
-   Classe IIb – Segurança e utilidade/eficácia menos bem estabelecida, não havendo predomínio de opiniões a favor.
-   Classe III – Condições para as quais há evidências e/ou consenso de que o procedimento não é útil/eficaz e, em alguns casos, pode ser prejudicial.

As recomendações acima se alicerçam em dados científicos ou de experiência de especialistas classificados por níveis.

2. Níveis de evidência
- Nível A – Dados obtidos a partir de múltiplos estudos randomizados de bom porte, concordantes e/ou de metanálise robusta de estudos clínicos randomizados.
- Nível B – Dados obtidos a partir de metanálise menos robusta, a partir de um único estudo randomizado ou de estudos não randomizados (observacionais).
- Nível C – Dados obtidos de opiniões consensuais de especialistas.

Alguns pontos merecem comentários. Primeiro, não existem estudos científicos para todas as situações e, portanto, em aproximadamente 40% das situações, as recomendações são alicerçadas em opiniões de especialistas, que podem ou não estar corretas. Segundo, e mais importante, diretrizes são orientações gerais que não necessariamente se aplicam aos casos individuais. É preciso sempre individualizar.

Diretrizes enfrentam resistências na sua implementação.[43] Várias análises mostram que os médicos seguem as diretrizes em apenas 50% dos casos. Por quê? Uma razão é que se chocam com a autonomia da profissão médica, e essa autonomia é uma característica ou prerrogativa de toda profissão. Assim, as diretrizes são "receitas de bolo", não deixando espaço para as decisões individuais dos médicos. Por outro lado, a implementação das diretrizes requer a participação de muitos elementos do sistema de saúde, como administradores, enfermeiros e outros profissionais que compõem o sistema.

Dadas as experiências positivas com a implementação de diretrizes em vários países, em diferentes circunstâncias, no Brasil um esforço especial deve ser feito para incorporá-las à prática.

11. Importância dos registros

Enquanto estudos controlados se concentram em segmentos da população que preenchem os requisitos delineados nos protocolos, os registros envolvem todos os pacientes em uma instituição que se submetem a um certo tratamento ou intervenção. Portanto, os estudos controlados envolvem tipicamente 5 a 7% da população em risco, enquanto os registros contam todos.

Claro que há enormes ensinamentos nos registros: eles são o mundo real. Não só representam o espectro todo da população (ou seja, casos mais simples e mais graves, todas as idades, ambos os gêneros, todas as comorbidades), mas também informam sobre a capacidade e a eficiência de uma instituição ou várias instituições. Mostram igualmente a competência dos executores da intervenção, a observação de diretrizes e a capacidade de todo o sistema de saúde. Como o cuidado médico é o resultado de uma cadeia complexa que inclui os agentes de saúde, laboratórios, profissionais paramédicos, entre outros, os índices de mortalidade e complicações, os registros refletem a capacidade das instituições de saúde como um todo. Em contraposição, a maioria dos estudos randomizados é realizada em centros acadêmicos, onde os cuidados médicos são melhores. Um exemplo de registro é o estudo do National Cardiovascular Disease Registry (NCDR), que analisou 500.151 angioplastias coronárias em 1.091 hospitais norte-americanos. Nesse estudo, as angioplastias foram submetidas à avaliação de um comitê de especialistas.[44] Enquanto houve concordância em quase todas as indicações nas situações agudas, nas condições crônicas, menos de 50% foram consideradas apropriadas, sendo 38% duvidosas e 11,6% francamente inapropriadas.

O registro do estado de Nova York[31] sobre cirurgia de coronárias e angioplastia catalogou os resultados dessas intervenções em 86.244 pacientes tratados com cirurgia de revascularização e 103.549 pacientes submetidos à angioplastia coronária, todos com 65 anos ou mais de idade, ao longo de quatro anos de evolução. Notou-se que a cirurgia de revascularização se associou à melhor sobrevida, a começar pelo segundo ano de seguimento. Outros registros norte-americanos merecem citação:

- **CRUSADE**[43] (*Improving the care of patients with non-ST-elevation acute coronary syndromes in the emergency department*) – Avaliou, entre outras coisas, a aplicação das diretrizes da ACC-AHA no tratamento de síndrome coronária aguda. Observou-se que, quando as diretrizes foram aplicadas, houve considerada redução de mortalidade.
- **GRACE**[45] (*Global Registry of Acute Coronary Events*) – É um estudo multinacional que avalia a prática na condução de síndromes coronarianas agudas em países da Europa e das Américas.
- **PINNACLE**[46] (*Practice Innovation and Clinical Excellence*, que inclui infarto agudo do miocárdio, cateterismos, intervenções percutâneas, patrocinado pelo American College of Cardiology como parte do NCDR) – A Sociedade Brasileira de Cardiologia e a Sociedade de Cardiologia do Estado de São Paulo participam deste projeto no Brasil.

No Brasil, a Sociedade Brasileira de Cardiologia está conduzindo os registros ACCEPT (Registro da Prática Clínica em Síndrome Coronária Aguda); REACT (Registro do Paciente de Alto Risco Cardiovascular na Prática Clínica); BREATHE (Registro Brasileiro de Insuficiência Cardíaca); RECALL (Registro Brasileiro de Fibrilação Atrial Crônica e Registro Brasileiro Cardiovascular – Hipertensão Arterial Sistêmica), entre outros.[47]

Outras fontes importantes de informação sobre os procedimentos médicos podem ser encontradas no Datasus.[48] No registro da Associação Brasileira de Transplante de Órgãos (ABTO),[49] encontram-se valiosas informações sobre todos os tipos de transplantes de órgãos no Brasil. Na Fundação Oncocentro do Estado de São Paulo (FOSP),[50] estão anotados inúmeros dados sobre cânceres no Estado de São Paulo.

Portanto, registros são instrumentos essenciais de avaliação da capacitação dos serviços médicos. Além do aspecto científico, fornecem subsídios para o estabelecimento de políticas governamentais. No Brasil, devem ser incentivados e implementados em várias áreas médicas, o que seria uma maneira eficiente de assegurar qualidade.

12. Cuidado: remédio novo pode matar

Efeitos colaterais podem não aparecer nos estudos controlados porque muitos dos pacientes com comorbidades são excluídos. Quando drogas são liberadas para uso geral, vários efeitos indesejáveis, às vezes muito graves, começam a aparecer. A história da Medicina está repleta de exemplos. No passado distante, a tuberculina, que Koch pensou que poderia curar tuberculose, matou milhares em Berlim.[51] Depois, a talidomida fez vítimas sem conta em todo o mundo; até hoje, pessoas sem braços convivem com os efeitos dessa droga, que foi lançada no mercado prematuramente. Mais recentemente, rimonabanto, um medicamento que se supunha que causava emagrecimento e normalizava lípides e glicemia induziu psicoses e suicídios.[52] E, ainda, o torcetrapib, que aumenta significativamente o HDL plasmático e, portanto, deveria ser benéfico para aterosclerose, foi também abandonado por causar efeitos adversos intoleráveis.[53]

Portanto, a lição é bem clara: os estudos clínicos, mesmo randomizados, nem sempre identificam todos os problemas potenciais, pois incluem apenas doentes muito selecionados. O antigo adágio tem sua razão de ser quando se refere a remédios: "Não seja o primeiro a experimentar nem o último a abandonar".

13. Relevância – espírito crítico

Indubitavelmente, a pesquisa é responsável pelos grandes avanços que se traduzem no aumento global de sobrevida no mundo civilizado. Entretanto, o próprio campo da ciência em geral deve ser analisado. Pesquisa relevante é aquela que muda a prática médica, ou seja, aquela que tem impacto decisivo. Três condições são necessárias para que uma pesquisa seja considerada relevante: 1) originalidade; 2) metodologia adequada e precisa; 3) que tenha relevância clínica. A primeira é autoexplicativa. A segunda faz parte da essência da pesquisa: é preciso usar modelos adequados para responder perguntas específicas, senão tudo se perde. Já a relevância é mais difícil de julgar.

Na área básica, o estudo de mecanismos pode não ter nenhuma conexão aparente e imediata com a clínica, e, no entanto, pode levar a grandes aplicações práticas. Um exemplo clássico é a descoberta do raio X. Já na área clínica, é indispensável aquilatar a importância da pesquisa no cenário clínico, visto que tempo e recursos são limitados. Um artigo da revista *The Economist*[54] levanta sérias questões sobre a validade de pesquisas médicas. Especificamente, cita que muitos estudos não puderam se replicados e que 80.000 pessoas, entre 2000 e 2010, participaram, nos EUA, de pesquisas que depois foram consideradas impróprias ou, simplesmente, negadas. O articulista cita, como causas desses problemas, a necessidade imperiosa dos autores de publicar (*publish or perish*) os vieses de publicação que priorizam os estudos positivos em detrimento dos negativos, carreirismo acadêmico e a não replicação de estudos. É de se notar a magnitude dos gastos com pesquisa, sobretudo nos EUA, mesmo admitindo que não haja dano concreto a pacientes. Ana et al.[55] fizeram uma análise sobre condutas impróprias em pesquisas médicas, especialmente em países de baixa e média rendas. Em uma comparação que inclui até países como EUA e Reino Unido, as pesquisas fraudulentas oscilaram entre 0,2 e 1,31% do total de trabalhos publicados. Os autores citam vários casos em países de baixa renda, incluindo o que chamaram a tragédia do uso de altas doses de quimioterapia e transplante de medula óssea em mulheres com câncer de mama. Foi o caso de Werner Bezwoda, da Universidade de Witwatersrand, em Joanesburgo, já mencionado antes. Bezwoda divulgou resultados extraordinários com tal combinação e que nunca foram replicados. No final, ele acabou confessando a fraude, a qual custou ao redor de 4 bilhões de dólares.[55]

Portanto, é essencial que, ao se analisar qualquer investigação, tenhamos em mente a relevância clínica da mesma e, ainda, a possibilidade, mesmo que remota, de uma fraude. Dentro desse cenário, convém lembrar a importância da fonte pagadora das pesquisas. No caso de interesse direto da indústria, já foram relatados vieses de interpretação de resultados favorecendo a indústria farmacêutica. As universidades e instituições de pesquisa em geral vêm tomando precauções para manter isenção, o que inclui vários procedimentos. Mesmo assim, é preciso estar alerta para esse tipo de interferência.

14. Limitações

Bons artigos de pesquisa, clínicos ou básicos, devem conter o item "limitações". Praticamente, não existe estudo perfeito: sempre há alguma coisa que limita o alcance das observações. Na pesquisa experimental em animais, o modelo é fundamental, e o que se encontra em uma espécie pode não ocorrer em outra. Na pesquisa de bancada, os dados *in vitro* podem não se repetir em modelos *in vivo*. Mas, em condições experimentais, pode se aquilatar melhor as propriedades de algumas variáveis, células ou moléculas, porque estas podem ser estudadas isoladamente. No caso da pesquisa clínica, a situação é bem mais complexa, porque o organismo humano não funciona em partes isoladas, mas em conjunto e simultaneamente. Portanto, o pesquisador deve reconhecer as limitações de seu estudo quanto à amostragem, às formas de tratamento e aos possíveis fatores de confusão. No entanto, poucos leem criticamente esse parágrafo. A mensagem principal aqui é: leiam criticamente essas limitações e, aí sim, tirem suas próprias conclusões.

14. MEDICINA TRANSLACIONAL – COMO ACELERAR O PROGRESSO

A maravilhosa disposição e harmonia do universo só pode ter tido origem segundo um plano de um Ser que tudo sabe e tudo pode. Isso fica sendo a minha última e mais elevada descoberta. **Isaac Newton**

O homem de vez em quando tropeça sobre a verdade, mas na maioria das vezes se levanta e continua andando como se nada tivesse acontecido. **Winston Churchill**

O PROBLEMA

Um dos grandes gargalos na aplicação do conhecimento médico à população tem sido a demora entre a geração do conhecimento pelas áreas básicas, os testes clínicos e, por fim, sua aplicação na prática. No passado, vigorava o chamado modelo linear do progresso tecnológico, no qual primeiro se gerava o conhecimento e depois vinha o desenvolvimento tecnológico, seguido da aplicação. Hoje, trabalha-se com o modelo do círculo virtuoso, no qual a pesquisa alimenta a tecnologia e esta gera mais pesquisa, porém, em uma fórmula circular em que os dois elementos se entrelaçam em inter-relações simultâneas. Esse modelo atual tem a vantagem potencial de encurtar o tempo necessário à transformação tecnológica e também de propiciar um sistema de retroalimentação automática. Tal conceito aplica-se a todas as ciências, não apenas às biológicas.

Um exemplo de retardo na aplicação do conhecimento básico é a aterosclerose. Embora a doença aterosclerótica tenha sido documentada em múmias de 4.000 anos,[1] as causas e a fisiopatologia da enfermidade permaneceram ignoradas por séculos. Em 1908, o grupo russo liderado por Anichkov alimentou coelhos com mistura de ovos e leite e observou a ocorrência de aterosclerose.[2] Dois anos depois, Stuckey et al. observaram que a gema do ovo, mas não a clara, promovia aterosclerose.[2] Em 1913, Anichkov e Chalatow,[2] comparando dados de anatomia patológica, notaram que os cristais nas lesões ateroscleróticas das artérias das pessoas eram iguais aos cristais das artérias dos coelhos e eram formados por colesterol. Eles então passaram a alimentar os coelhos com suplemento de colesterol puro, e os animais desenvolveram aterosclerose. Daí, concluíram que o colesterol da gema do ovo é que causava aterosclerose. Essa foi uma das primeiras evidências, sugerindo o papel das dislipidemias na gênese da aterosclerose. No entanto, o trabalho que realmente caracterizou o papel do colesterol na aterosclerose humana só foi publicado em 1961, com o Estudo de Framingham. Kannel et al.[3] observaram, em grande número de indivíduos, que a hipercolesterolemia se associava com maior incidência de mortes por doenças cardiovasculares, e também que a concomitância de hipertensão arterial acentuava essa relação (Figura 14.1).

Em 1975, Brown e Goldstein[4] descreveram o receptor de LDL nas células e, assim, desvendaram o mecanismo pelo qual partículas de LDL são internalizadas, levando à formação de células espumosas e, subsequentemente, à formação de placas. Essa descoberta transcendental culminou com a concessão do Prêmio Nobel de Medicina, dez anos depois, a Brown e Goldstein (Figura 14.2). Entretanto, passaram-se 48 anos entre a observação experimental e a comparação clínica. Posteriormente, Endo et al.,[5] no Japão, descobriram um inibidor potente da HMGCoA (hidroximetilglutaril coenzima A) redutase no fígado, o que propiciou o desenvolvimento das estatinas. Os primeiros estudos multicêntricos com elas, provando sua efetividade no homem, só começaram a aparecer na década de 1980. Essas conquistas trouxeram uma enorme revolução no tratamento das doenças cardiovasculares com redução na morbimortalidade. A Figura 14.3 ilustra os passos fundamentais na evolução do conhecimento da aterosclerose.

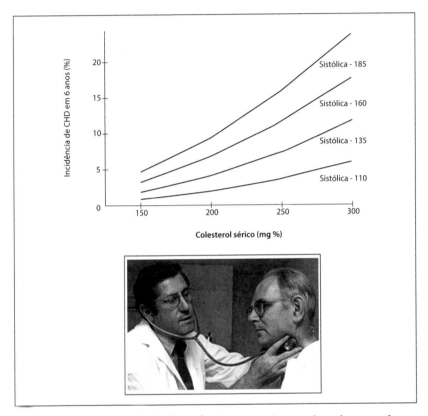

Figura 14.1 O Estudo de Framingham: ao longo de seis anos de seguimento, observou-se o aumento do colesterol plasmático associado de modo exponencial à incidência de doença cardiovascular. Além disso, a hipertensão arterial acentuou essa associação. Isso foi fundamental e motivou inúmeros estudos subsequentes, que demonstraram a importância da redução do colesterol plasmático e da hipertensão na evolução da aterosclerose humana.

Fonte: adaptada de Kannel et al., 1961.[3]

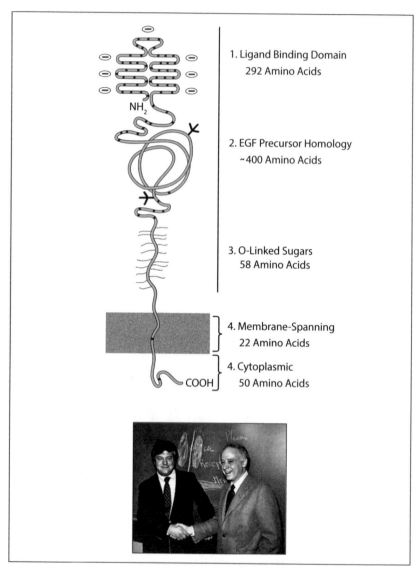

Figura 14.2 Brown e Goldstein ganharam o Prêmio Nobel de Medicina em 1985 pela descoberta do receptor de LDL, por meio do qual essas partículas são internalizadas, causando a formação de células espumosas.[4]

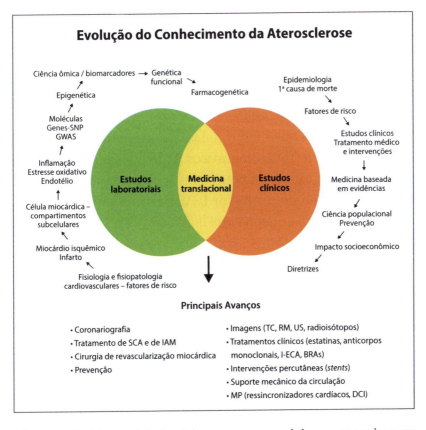

Figura 14.3 No sentido horário, passos essenciais nas pesquisas em doenças cardiovasculares, com ênfase especial em aterosclerose. Estudos laboratoriais, tanto de bancada quanto de experimentação animal, em paralelo a estudos clínicos, levaram ao estado atual da prática médica. Zona amarela representa áreas de interação entre estudos laboratoriais e clínicos

SCA: síndrome coronária aguda; IAM: infarto agudo do miocárdio; I-ECA. inibidores da enzima de conversão da angiotensina; BRA: bloqueadores dos receptores da angiotensina; GWAS: Genome-Wide Association Studies; TC: tomografia computadorizada; RM: ressonância magnética; US: ultrassonografia; MP: marca-passos; DCI: desfibrilador cardíaco implantável; SNP: *single nucleotide polymorphisms*.

O segundo exemplo refere-se ao tratamento do infarto agudo do miocárdio (IAM). Embora os sintomas de angina do peito tenham sido descritos pelo médico inglês William Heberden, em 1768, durante longo tempo não se soube a causa nem a fisiopatologia do infarto agudo. Em consequência, o tratamento do infarto se resumia a repouso no leito e medidas paliativas. No fim da década de 1950, estudos preliminares sugeriram, sem consistência, que hialuronidase e corticosteroides podiam reduzir sinais eletrocardiográficos de lesão isquêmica por infarto agudo em cães e em poucos casos de humanos.[6] Em 1964, Ebaid e a equipe do professor L. V. Décourt publicaram, no *Arquivo do Instituto de Cardiologia do México*, os resultados de um estudo clínico feito com 45 pacientes, aos quais deram altas doses de hidrocortisona e hialuronidase na fase precoce do IAM.[7] Eles mostraram que a corrente de lesão do eletrocardiograma regredia, consideravelmente, com ambas as intervenções. Os autores atribuíram tal efeito a uma redução do edema na zona infartada. Não houve alteração clínica substancial, mas também não houve seguimento a longo prazo. Os autores não prosseguiram nessa linha de investigação e a pesquisa não teve maior repercussão.

Nessa ocasião, trabalhava no Hospital das Clínicas de São Paulo, como médico plantonista, o dr. Peter Maroko. É muito provável que Maroko tenha sabido do trabalho de Ebaid, porque, quando foi estagiar no serviço do dr. Eugene Braunwald, em Harvard, EUA, iniciou trabalhos de infarto experimental em cães empregando a mesma técnica de registro epicárdico do eletrocardiograma que Ebaid et al. haviam empregado nos seus experimentos em cães. Em 1971, um estudo de Maroko et al.[8] em cães com tórax aberto mostrou elevações do segmento ST após oclusão coronária de 15 minutos na região isquêmica, enquanto nas áreas não isquêmicas esse fenômeno não ocorria. Ele demonstrou que as alterações eletrocardiográficas eram dinâmicas e que variavam de acordo com intervenções medicamentosas. Com o isoproterenol, havia aumento na elevação do segmento ST; com o propranolol, havia diminuição. Esses achados sugeriam que o tamanho do infarto poderia ser modificado por intervenções terapêuticas. No entanto, o modelo de 15 minutos de oclusão coronária não reflete toda a realidade da fisiopatologia e do tratamento do infarto humano.

Posteriormente, demonstramos também, em cães, que o miocárdio isquêmico é viável mesmo na ausência de contração mecânica (Figura 14.4).[9] Pode-se observar que essa viabilidade miocárdica desaparecia paulatinamente com o passar do tempo (Figura 14.5). Esse fenômeno refletia o progressivo avanço da necrose miocárdica, a qual, nessas condições experimentais, se completava em aproximadamente 6 horas. Por essa época, Reimer et al.[10] haviam publicado o trabalho *Wavefront phenomenon*, em que descreveram a progressão da necrose no músculo papilar do cão, produzida pela oclusão da artéria circunflexa. Eles demonstraram que a necrose progride de modo linear com o passar do tempo nas primeiras 3 horas após a oclusão e que, depois, a relação tempo/necrose assumia um caráter de *plateau*. Nessa época, também se desenvolveu conceito de miocárdio "atordoado",[11] situação na qual, após uma oclusão coronária aguda, o retorno da contração miocárdica ao normal podia demorar até 24 horas, mesmo após o restabelecimento do fluxo sanguíneo. De modo semelhante se compreendeu que o miocárdio sujeito à isquemia crônica apresentava déficit de contração, permanecendo, porém, viável; tanto que a reperfusão miocárdica restaurava a função mecânica, e a esta situação deu-se o nome de "miocárdio hibernado".[12]

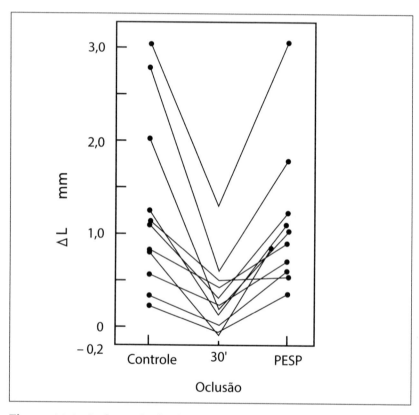

Figura 14.4 Após a oclusão da artéria descendente anterior, a contração segmentar do miocárdio infartado é drasticamente reduzida após a oclusão de uma artéria coronária. No entanto, a contração retorna ao nível de controle após a estimulação com uma extrassístole, indicando a viabilidade miocárdica 30 minutos após a oclusão coronária.
PESP: *postextrasystolic potentiation*.
Fonte: adaptada de Diamond et al., 1978.[9]

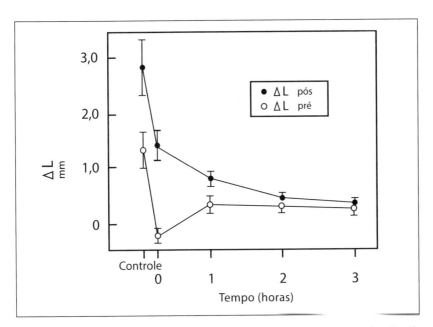

Figura 14.5 A resposta contrátil à estimulação com extrassístole diminui progressivamente ao longo de 3 horas. Isso indica progressão da necrose miocárdica e, consequentemente, redução da quantidade de miocárdio viável após a oclusão coronária aguda.

ΔL: contração segmentar medida no epicárdio; 0: contração pré-estimulação com extrassístole; •: contração segmentar pós-estimulação com extrassístole.[9]
Fonte: adaptada de Diamond et al., 1978.[9]

Todas essas experiências, realizadas em vários laboratórios, permitiram estabelecer a "janela terapêutica" ideal de 90 minutos, que é hoje aceita universalmente na reperfusão miocárdica no tratamento do IAM humano.

No entanto, a aplicação clínica desses conceitos ainda demoraria algum tempo. Em 1972, no Hospital das Clínicas da Universidade de São Paulo, Galiano et al.[13] notaram, em dois pacientes com choque cardiogênico decorrente de infarto agudo, que a oclusão coronária era causada por trombose aguda. Os pacientes foram submetidos à recanalização mecânica da artéria trombosada com o próprio cateter usado para o cateterismo. Um deles foi operado pelo dr. Sérgio Almeida de Oliveira e recebeu ponte de safena para a coronária direita (Figura 14.6); o outro foi tratado só com medicamentos. Ambos evoluíram muito bem. Novamente, os autores não deram sequência aos estudos. Os resultados foram publicados nos *Arquivos Brasileiros de Cardiologia*, mas, como a publicação foi em português, não teve repercussão internacional.

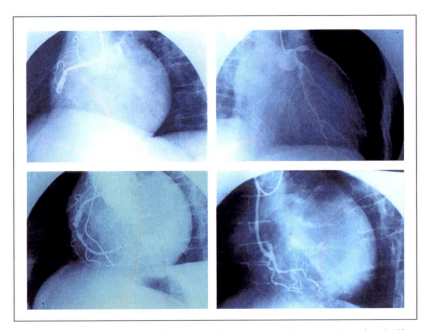

Figura 14.6 Desobstrução mecânica e revascularização miocárdica em infarto agudo – trombólise mecânica e infarto agudo do miocárdio. Paciente operado pelo dr. Sérgio Almeida de Oliveira. A: coronária direita obstruída; B: coronária esquerda sem lesões graves; C: lesão residual na coronária direita, após desobstrução mecânica; D: ponte de safena para a coronária direita.[13]

Na Rússia, Chazov,[14] em 1976, também mostrou que era possível abrir uma coronária ocluída agudamente por trombo. Novamente, isso não foi amplamente divulgado, pois havia sido escrito em russo. Em 1977, Grüntzig demonstrou que angioplastia coronária permitia abrir artérias ocluídas cronicamente.[15] Em 1980, um trabalho fundamental foi publicado por Dewood.[16] Ele demonstrou, em 322 pacientes com IAM, que um trombo era responsável pela oclusão coronária. Isso mudou o conceito fisiopatológico do infarto e abriu a perspectiva de que a trombólise pudesse ser empregada para tratar infarto agudo. Em 1981, Ganz[17] e Rentrop[18] relataram o emprego de trombólise intracoronária com estreptoquinase no IAM humano. Mais tarde, em 1984, Ganz[19] relatou o emprego de estreptoquinase intravenosa sistêmica em 81 pacientes com infarto agudo, com 96% de reperfusão da artéria culpada, segundo critérios clínicos (Figura 14.7). Mas foi Geoffrey Hartzler[20] quem apresentou os primeiros 16 casos de IAM tratados com angioplastia, na reunião anual do American College of Cardiology, em 29 de abril de 1982. Daí por diante, o método virou rotina, como é até hoje. Dentre os métodos de proteção miocárdica no infarto humano, a reperfusão com angioplastia, trombólise ou cirurgia ganhou aceitação mundial, sendo hoje o pilar central no tratamento do IAM humano. No entanto, transcorreram mais de dez anos até que os primeiros trabalhos sistemáticos sobre perfusão no homem fossem publicados.

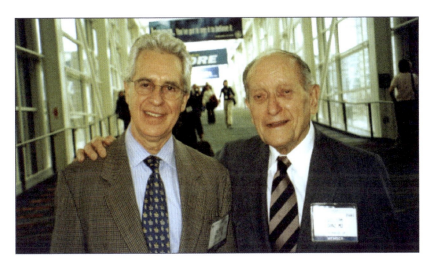

Figura 14.7 O autor deste livro (à esq.) com o dr. William Ganz, na reunião do American College of Cardiology, em Chicago (2003). Dr. Ganz foi um extraordinário cientista, nasceu na Tchecoslováquia e migrou para os Estados Unidos por razões políticas. Junto com o dr. Swan, desenvolveu o cateter para uso à beira do leito, conhecido como o cateter de Swan-Ganz, com o qual se pode determinar o débito cardíaco e as pressões pulmonares; atualmente, é utilizado em todo o mundo. O dr. Ganz também foi pioneiro nos estudos de trombólise no infarto agudo do miocárdio, primeiro com estreptoquinase intracoronária e, depois, sistêmica.

A LIÇÃO

Tanto o estudo de Ebaid[7] quanto o de Galiano[13] ilustram claramente a importância do sistema de pesquisa na criação científica. Embora essas observações fossem pioneiras, não alcançaram repercussão e não tiveram divulgação adequada. Não basta fazer uma observação clínica interessante, é preciso transformá-la em um fato científico. Ou seja, é necessário executar protocolos corretos a partir da primeira observação e responder às perguntas essenciais sobre eficiência, segurança e limitações da intervenção. É preciso demonstrar que o fenômeno se repete em número conveniente de pacientes. E, por fim, se não se publicam os resultados em veículos científicos de ampla divulgação, a comunidade internacional não fica sabendo. Foi o que aconteceu com os primeiros estudos sobre colesterol e aterosclerose, publicados em russo. Também o que ocorreu com a reperfusão mecânica no infarto agudo feita no Brasil, publicada em português. A lição é clara: para se criar um fato científico, não basta uma observação isolada, é preciso convencer o mundo. E isso só se consegue pela ciência.

O PAPEL DA MEDICINA TRANSLACIONAL

Nesse contexto, surgiu, inicialmente nos EUA, a ideia de Medicina Translacional, que pode ser conceituada como a que transfere conhecimentos das ciências básicas para a clínica, identificando estruturas e funções fisiológicas, visando ao entendimento de mecanismos ou desenvolvimento de instrumentos diagnósticos ou terapêuticos de uso clínico. A rigor, existem duas etapas: de início, a transição dos estudos de ciência básica para a pesquisa clínica, assim como da pesquisa clínica para a aplicação na comunidade. Esse conceito também implica o caminho inverso, ou seja, a área clínica gerando dúvidas, identificando problemas que devem ser resolvidos pela ciência fundamental. Como ilustrado na Figura 14.8, esta baseia-se em quatro pilares:

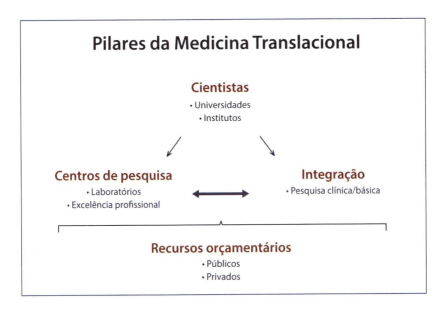

Figura 14.8 Quatro bases fundamentais para a implementação do programa de Medicina Translacional.

o pesquisador, a instituição, o orçamento e a cultura de integração. Quanto aos pesquisadores, no Brasil, atualmente, já contamos com massa crítica considerável de pesquisadores em praticamente todas as áreas da Medicina. A pós-graduação é grande fonte da formação de pesquisadores. O número de doutores tem crescido anualmente, no Brasil, mas ainda precisamos progredir (ver Figura 12.1). Universidades e institutos de pesquisa são os locais onde os pesquisadores se formam e trabalham. Naturalmente, para que o pesquisador possa produzir, ele necessita de um plano de carreira, no qual tenha salário adequado e garantia de ascensão acadêmica. E essa ascensão deve ser alicerçada em meritocracia, caso contrário, o pesquisador sentir-se-á injustiçado e desanimado, até que, por fim, desista da carreira. Outro aspecto essencial é que tenha liberdade de criação para que sua imaginação possa se expressar livremente. O pesquisador só produz efetivamente quando guiado pelos seus interesses acadêmicos, e não seguindo ordens.

Depois vem a instituição. Para poder participar de um programa de Medicina Translacional, uma instituição deve cumprir certos requisitos. Primeiro de tudo, é preciso excelência naquilo que faz, ou seja, padrões altos de qualidade no seu todo. Em segundo lugar, necessita de laboratórios de investigação experimentais e clínicos, equipados com tecnologias e instrumentos atualizados. Não precisamos aqui entrar em pormenores – basta dizer que uma instituição moderna precisa de técnicas modernas de laboratórios para análises químicas, de imagens (como ultrassonografia, tomografia e ressonância) e capacitação para procedimentos diagnósticos e terapêuticos, sejam eles invasivos ou não invasivos. Isso também significa ter pessoal técnico capaz de realizar os procedimentos, e que não sejam necessariamente os pesquisadores.

Hoje, contamos com vários centros de excelência no país que preenchem essas condições: Instituto do Coração de São Paulo (InCor-HCFMUSP), Instituto Oswaldo Cruz, Instituto Butantã, Instituto do Câncer do Estado de São Paulo (ICESP), Instituto A.C. Camargo, Hospital de Clínicas de Porto Alegre, Instituto Nacional do Câncer do Rio de Janeiro, entre outros. Aliás, o InCor já foi criado como instituição translacional. Desde seu início, contou com três unidades básicas: as divisões de clínica, cirurgia e experimental. Todas possuem estruturas administrativas semelhantes, espaços físicos, pessoal médico e técnico e infraestruturas laboratoriais. A ideia sempre foi que essas divisões trabalhassem em estreito convívio, o que, de fato, vem ocorrendo, ainda que não de maneira perfeita. Mas, as várias equipes clínicas e cirúrgicas sempre tiveram acesso às áreas básicas e, hoje, todas têm seus próprios programas de investigação, tanto fundamentais quanto clínicos. Deve-se a essa concepção político--administrativa, que trata áreas básicas e clínicas com igual respeito, o fato de que o InCor é a maior instituição produtora de pesquisa na área cardiológica da América Latina. Acrescente-se a isso a política de renovação do quadro de pesquisadores da instituição, o que vem sendo feito regularmente por meio de inúmeros convênios com universidades norte-americanas e europeias. Outro fator importante é a carreira de pesquisador em tempo integral e dedicação exclusiva que o InCor mantém, graças à atuação da Fundação Zerbini, que dá apoio financeiro a tais pesquisadores. Nesse particular, os hospitais universitários exercem papel de destaque como instituições de ensino, pois são os mais qualificados para executar esses programas. Como exemplo, o estudo ReHOT (*Resistant Hypertension Optimal Treatment*) sobre hipertensão resistente foi realizado em 24 hospitais universitários e coordenado pelo InCor.[21]

Reconhecendo a importância das instituições acadêmicas na disseminação populacional do conhecimento, vários países como EUA, Inglaterra, Singapura, Canadá e Holanda criaram as Academic Health Science Centers (AHSC) para melhorar a saúde local. Como expressou Dzau:[22]

> To create infrastructure in which innovations are moved quickly along the discovery-care continuum, AHSSs should create horizontal, functionally integrated organisations that transcend academic departamental structures and promote interdisciplinary collaboration and efficient use of common resources.

A ideia geral aqui é que esses sistemas flexíveis façam uma ponte nos gargalos da transferência do conhecimento tecnológico e promovam a propagação de diversos tipos de conhecimentos no *continuum* descoberta/cuidados médicos. Isso significa que esses sistemas ficam acima, são superpostos ao modelo órgão sistema orientado (cardiologia, hematologia, bioquímica) e, na realidade, incorporam várias áreas de conhecimento, como bioquímica, psiquiatria e cirurgia. Um exemplo dessa organização é o The Duke Translational Medicine Institute, que tem quatro organizações:[21]

a. Translational Research: instituto focado na translação de descobertas iniciais em aplicações clínicas.
b. Clinical Research Unit: encarrega-se de estudo de prova-de--conceito biológico com técnicas avançadas de genômica e imagens.
c. Clinical Research Institute: executa muitas pesquisas clínicas e registros, políticas de saúde e programas educacionais em métodos de pesquisa.
d. Center for Community Research: desenvolve melhores práticas para pesquisa comunitária e testes de novos modelos de assistência.

Além disso, o Duke Translational Medicine provê cada unidade com o apoio de informática, tecnologia da informação, bioestatística, ética, enfermagem e pessoal para tipos específicos de pesquisa.

Outro exemplo notável é o do Imperial College London, que criou a primeira companhia de transferência tecnológica, de propriedade da própria universidade, que foi colocada na bolsa do Reino Unido. No ano de 2007, a Imperial Innovations criou 11 companhias e publicou 354 novas invenções.[22] A Universidade de Toronto e a Duke também criaram espaços para empresas, com a finalidade de promover inovação pela união de mundos diferentes de ciência e tecnologia com indústria e capital. No Brasil, a Universidade de São Paulo e a Universidade Federal de São Paulo adotaram programas de assistência comunitária executados e/ou supervisionados por médicos de universidade. Esses programas iniciais mostraram resultados animadores na melhoria do atendimento e na redução de custos.

A implementação de sistemas como os mencionados requer, naturalmente, vários mecanismos de apoio. Investimentos na tecnologia da informação é crucial, pois facilita o processamento de grande número de dados, além de aumentar a eficiência do sistema e reduzir custos. Mudanças na filosofia das universidades também é essencial. Hoje, além das doenças, universidades devem estudar fatores políticos, ambientais e sociais que contribuem para desigualdades da saúde global. De fato, muitas universidades norte-americanas criaram centros interdisciplinares dedicados à saúde global. O ponto essencial é que a saúde global é um fator importantíssimo para o equilíbrio das relações entre os países e para a manutenção da paz mundial. Para tanto, é necessário um processo amplo que contemple descobertas e sua disponibilidade à população, de modo que a saúde global possa ser melhorada.

No entanto, é preciso reconhecer que muitas instituições brasileiras ainda estão em curva de aprendizado no que diz respeito a pesquisas clínicas. Apenas nos últimos dez anos, as instituições brasileiras têm se engajado em programas avançados de pesquisa. Uma coisa é a execução de procedimentos médicos com proficiência; outra é a execução de protocolos de investigação. Assim, temos, no país como um todo, uma situação de certa imaturidade no que diz respeito à capacitação para pesquisas clínicas. No entanto, repito, há as instituições de excelência.

O terceiro pilar é o que chamo de cultura de integração. Até agora, o que tem predominado é o trabalho mais ou menos estanque das áreas básicas e clínicas. Cada um procurando fazer o melhor, mas na sua área. Para programas de Medicina Translacional, porém, exige-se uma integração real, constante. Investigadores básicos e clínicos devem trabalhar muito próximos, em uma convivência praticamente diária. Requer-se que as investigações tenham o aporte dos dois setores, de modo que perguntas comuns sejam seguidas de estratégias conjuntas para sua solução.

No Brasil, para se conseguir essa integração, necessitamos de uma verdadeira mudança cultural. Por exemplo, áreas médicas afins devem trabalhar em associação. Se tomarmos como paradigma a genética, veremos que ela é comum a quase todas as especialidades. As técnicas de identificação de genes são as mesmas, ainda que as perguntas sejam de cirurgia, clínica ou oncologia. Portanto, a interação entre áreas afins é uma necessidade. Possivelmente, essa integração envolve modificações nas estruturas acadêmicas, como os departamentos de nossas faculdades. Essa necessidade de integração foi uma das razões da criação dos institutos de Medicina Translacional nos EUA e na Europa.

Finalmente, há a questão do orçamento. A Medicina Translacional, por natureza, por incluir ciência básica e abarcar testes de hipóteses que nem sempre serão comprovadas, não é um empreendimento destinado a dar lucro ou a se autossustentar. Assim, o financiamento desses programas deve ser tarefa do governo, por meio de agências de financiamento. Trata-se de uma questão estratégica e essencial para o desenvolvimento do país. Além disso, existe ainda uma razão prática: a agilização da transformação do conhecimento em instrumentos de saúde pública, o que diminuirá custos. Por outro lado, o financiamento deve se concentrar nos centros de excelência para que não se pulverizem os recursos. Esse é um aspecto crítico da questão.

Nesse cenário, quais são os desafios atuais da Medicina Translacional? Menciono, como exemplos, apenas algumas áreas de interesse:

1. Em genética: busca por marcadores genéticos de risco cardiovascular e terapia gênica, especialmente em doenças metabólicas, cânceres e farmacogenética. Apesar de grandes expectativas e incontestáveis estudos, a incorporação da genética *lato sensu* à clínica ainda está no seu alvorecer.

2. Em medicina regenerativa: células-tronco ou pluripotenciais na regeneração tecidual, eficiência clínica, linhagens de células e mecanismos precisos de ação. Conceitualmente, a terapia com células-tronco visando a regenerar tecidos faz todo sentido. Muitos progressos já foram feitos, mas, até o momento, os resultados clínicos não são impressionantes. Claramente necessitamos de entendimento mais profundo dos mecanismos fisiopatológicos.

3. Em farmacogenética: como o objetivo maior é a terapêutica personalizada, procura-se identificar respondedores específicos aos vários medicamentos, baseados em genes.

4. No envelhecimento: uma área de grande interesse é a função cognitiva, que sofre degeneração com o passar da idade e cujos mecanismos não são conhecidos. Talvez esta seja a área de conhecimento mais eficiente em toda a Medicina.

5. Em oncologia: cânceres são a segunda causa de morte entre as doenças crônicas não transmissíveis. Suscetibilidade ao desenvolvimento da doença, evolução e respostas terapêuticas certamente merecem pesquisas mais aprofundadas, tanto básicas quanto clínicas.

6. Em aterosclerose: inúmeros aspectos, como suscetibilidade à doença e formas evolutivas, precisam de esclarecimentos. Apesar dos avanços recentes em tratamento, persiste o problema do risco residual, mesmo quando fatores de risco são tratados com relativa eficiência.

7. Planejamentos de estudos clínicos: poderão ser aperfeiçoados pelo conhecimento mais preciso de pessoas em risco, o que, teoricamente, poderia se feito por testes genéticos de suscetibilidade.

8. Inteligência artificial: pesquisa, ensino e prática já estão sendo influenciados pela IA; e isso é uma tendência irreversível. Assim, a IA fará parte da Medicina Translacional.

9. Em suma, as aplicações da Medicina Translacional cobrem todas as áreas médicas.

CRÍTICAS E RESISTÊNCIA

Embora se observe uma tendência mundial à adoção dos princípios da Medicina Translacional, críticas à essa política têm sido levantadas.[23] Uma, e talvez a principal, é que a Medicina Translacional se opõe (ou, ao menos, interfere) à hegemonia da ciência básica, que é o pilar fundamental do desenvolvimento científico. Assim, nos EUA, que é o maior criador de conhecimento científico do mundo atual, a ciência fundamental sempre foi priorizada. A lista de prêmios Nobel mostra que a maioria dos grandes descobrimentos é de ciência básica e alcançada em universidades ou institutos de pesquisa. Por isso, o National Institutes of Health (NIH) criou fundos especiais de financiamento para o Instituto de Medicina Translacional, de modo que a ciência básica não seja afetada.

Concordo inteiramente com a política que privilegia a ciência básica, mas não vejo a Medicina Translacional como uma ameaça a essa política. A ciência básica exercerá sempre o seu papel na geração do conhecimento, a partir da identificação de fatos novos e esclarecimento de mecanismos. E a Medicina Translacional fará seu papel como ponte para a aplicação clínica. Portanto, os dois sistemas devem coexistir. Ignorar a necessidade de uma translação mais rápida do básico para o clínico seria perpetuar a lentidão que até agora ocorreu, como demonstrado no início deste capítulo. Entretanto, cabe aos pesquisadores identificar as áreas de investigação específicas em que a Medicina Translacional deve atuar.

Outra crítica tem um sentido mais regional, ou seja, brasileiro. Foi expressa a opinião de que, como o sistema de ciência e tecnologia brasileiro é imaturo, a aplicação da Medicina Translacional não seria possível aqui. Reconhecendo essa heterogeneidade, mencionei anteriormente que apenas os centros de excelência têm condições para se engajar nesses programas. Portanto, a escolha desses centros deve mesmo ser seletiva, baseada exclusivamente em competência científica.

Entretanto, não podemos, por causa da heterogeneidade, deixar de participar dessa empreitada, que é inteiramente adequada e promissora. O país seria condenado ao atraso. Portanto, devemos, sim, adotar a Medicina Translacional como política a ser executada por pesquisadores competentes em centros habilitados. Nesse particular, o apoio governamental é essencial, dadas as grandes necessidades dos sistemas mencionados.

Em conclusão, a Medicina Translacional é uma nova fronteira a ser conquistada para o avanço da ciência e a rápida melhoria nos cuidados médicos oferecidos à população.

Fundamental também é a mudança de cultura dentro das universidades, para que se faça a integração e se assegure a multidisciplinariedade. A Medicina Translacional requer, antes de mais nada, gestão, e isso é dever da instituição; não se pode esperar que venha espontaneamente dos pesquisadores.

15. MEDICINA TRANSLACIONAL E CIÊNCIA DA IMPLEMENTAÇÃO: COMO TRANSFORMAR O QUE SABEMOS NO QUE EFETIVAMENTE FAZEMOS*

PROTÁSIO LEMOS DA LUZ
FRANCISCO RAFAEL MARTINS LAURINDO

Para o sucesso nada pode tomar o lugar da persistência; talento só não será bem-sucedido; nada é mais comum que o homem sem sucesso e com talento. Educação sozinha não será bem-sucedida; o mundo está cheio de tolos educados. Persistência e determinação são por si sós, onipotentes. **Gustav Mahler**, grande compositor

Uma longa disputa significa que os dois contendores estão errados. **Voltaire**

Valores fundamentais (religiões, filosofias, cultura em todos os tempos): saber/conhecimento, coragem moral, amor/ humanidade, justiça, moderação, espiritualidade/transcendência. **Martin Seligman**, no livro *Felicidade autêntica*

---

* N.E.: este texto foi originalmente publicado em: Luz P, Laurindo FRM. Medicina translacional e ciência da implementação: como transformar o que sabemos no que efetivamente fazemos. Arq Bras Cardiol 2022; 119(2):342-5. Disponível em: https://doi.org/10.36660/abc.20211029. Acesso em: 22 ago. 2023. Para esta publicação, foi feita uma revisão de português.

A Medicina Translacional engloba basicamente três áreas: 1) aceleração de transmissão de conhecimentos de pesquisa básica à aplicação clínica; 2) análise causal e da fisiopatologia de observações clínicas, pela interação com ciência básica; e 3) implementação, na população geral, de conhecimentos básicos e conceitos oriundos de pesquisas clínicas e experimentais, também chamada Ciência da Implementação. No passado, muitas descobertas fundamentais ficaram apenas no domínio das ciências básicas, levando-se muitos anos até se transformarem em instrumentos diagnósticos ou tratamentos aplicáveis à prática médica.

Um exemplo elucidativo é a relação entre colesterol e aterosclerose. As primeiras demonstrações de que colesterol induzia aterosclerose foram feitas pelos russos, em coelhos, entre 1908 e 1913.[1]

O Framingham Heart Study,[2] publicado em 1961, foi o primeiro estudo demonstrando esse fato em humanos. No entanto, a primeira estatina só foi produzida em 1976, inaugurando a era atual do tratamento medicamentoso da aterosclerose.[3] Esse enorme hiato ocorreu em muitas outras circunstâncias e representa um desperdício do conhecimento e de vidas humanas.

BASE DA MEDICINA PREVENTIVA: ESTILO DE VIDA SADIO

Quando se procura aplicar conhecimentos médicos à população geral, o conceito de estilo de vida sadio deve ser salientado, sobretudo quando se pretende enfatizar a medicina preventiva.

A maioria dos eventos cardiovasculares, tais como infarto do miocárdio e morte, está associada a fatores de risco como dislipidemia, tabagismo, hipertensão e diabetes.[4] Fatores genéticos representam a minoria. Outro exemplo é o estudo Whitehall, conduzido na Inglaterra,[5] que mostrou que trabalhadores públicos que ocupavam posições hierárquicas inferiores no trabalho morriam três a quatro vezes mais do que aqueles em posições superiores. A base da medicina preventiva depende de estilo de vida sadio, incluindo dieta predominante em vegetais, frutas e peixes, associada à baixa ingestão de carnes vermelhas e carboidratos. Exercícios aeróbicos e de força, no mínimo 150 minutos/semana são fortemente indicados, inclusive, para proteção de funções cognitivas e prevenção de Alzheimer.[6]

Exercícios e dieta são essenciais na prevenção e tratamento do diabetes, hipertensão e obesidade, e vários programas para combate ao tabagismo estão disponíveis, com consideráveis índices de sucesso. No livro Zonas Azuis,[7] pesquisadores americanos analisaram o estilo de vida das cinco populações mais longevas do mundo: Okinawa (Japão), Sardenha (Itália), Ikaria (Grécia), Loma Linda (Califórnia) e Nicoya (Costa Rica). Alguns costumes são comuns a todos: dieta baseada em grãos, frutas, vegetais e peixes, com pouca carne vermelha; vida social intensa; religiosidade; valorização da família; trabalhos braçais rotineiros, como andar a pé, cuidar de animais, cozinhar e cuidar da casa; e uso restrito de medicamentos. Fatores genéticos não parecem ser a única explicação dessa longevidade, visto que são populações de diferentes países e sem qualquer parentesco.

Estresses emocionais de qualquer origem são fatores causais de eventos cardiovasculares. O aumento exponencial de tais condições durante a pandemia da Covid-19 confirmam essas circunstâncias.[8,9]

Um aspecto peculiar do estilo de vida saudável é a dificuldade de implementação em adultos, e isso representa importante desafio para a medicina translacional no seu terceiro componente, que é justamente a população geral. Por exemplo, resultados de iniciativas para implementar hábitos saudáveis em crianças e adolescentes, como demonstrado no Brasil e outros países,[10,11] impressionam – as crianças vigiando os pais para que não fumem, façam exercícios e sigam uma boa dieta. Hulsegge et al.[12] observaram que indivíduos que mantiveram 4 a 5 hábitos sadios por cinco anos tiveram 2,5 vezes menos risco de doenças cardiovasculares e mortalidade global comparados aos que não o fizeram.

É importante considerar o contexto em que tal implementação ocorre, ou seja, em hospitais, em programas educacionais, no Sistema Único de Saúde (SUS) ou na medicina privada, em consultas *on-line* e outros. Estratégias diferentes são necessárias dependendo do contexto.

MEDICINA DE PRECISÃO

Hoje, prescrevemos medicações com base em resultados de pesquisas que demonstraram que determinadas doses de medicamentos são eficientes. Isso não leva em consideração respostas individuais; ou seja, tratamos a média, sem identificar quem são os respondedores e os não respondedores. Os efeitos colaterais também são relatados assim. Por outro lado, os estudos randomizados não incluem pacientes com comorbidades, e incluem apenas 6 a 8% da população doente, o que não representa o mundo real. Evidentemente, isso causa erros e dificuldades no ajuste de doses.

A farmacogenética permite uma caracterização mais precisa dos pacientes quanto à resposta a agentes externos, e permitirá uma individualização de tratamentos, como por exemplo, na prevenção de reações alérgicas. Em suma, o conhecimento do genoma humano e das respostas do organismo permitirão a individualização de tratamentos considerando a resposta a contraste, intolerância a agentes externos, sensibilidade a sal, antiagregantes plaquetários e anticoagulantes. Claro que isso ainda não é prática corrente, mas logo será.

DESIGUALDADES SOCIOECONÔMICAS TÊM GRANDE IMPACTO NA INCIDÊNCIA DE DOENÇAS

O Whitehall Study[5] mostrou uma relação entre menor nível de satisfação no emprego e maior mortalidade. Desde então, inúmeros estudos mostraram que o nível educacional, recursos financeiros e níveis sociais influenciam na prevalência de doenças e mortalidade;[11-13] a causa não é apenas psicológica. Indivíduos melhor posicionados têm mais conhecimento das doenças, têm acesso a melhores centros médicos e podem pagar gastos com saúde. Esse é um problema universal, mais relacionado à economia e ao desenvolvimento social, mas que se reflete na saúde.

COMORBIDADES EM IDOSOS E MULTIDISCIPLINARIDADE

A população está envelhecendo. Comorbidades como cânceres, doenças cardiovasculares, reumáticas, renais, metabólicas, inflamatórias, urológicas, respiratórias, neurológicas (demências, Alzheimer) e psiquiátricas são muito frequentes entre idosos. Raramente se encontra um paciente idoso com uma só doença. Daí a necessidade de múltiplos especialistas para se tomar a melhor conduta em casos mais complexos.[14,15] Em consonância com esse conceito, uma metanálise concluiu que o trabalho em equipe (*teamwork*) relaciona-se positivamente com o desempenho clínico.[16]

ESTABELECIMENTO DE RISCOS A MÉDIO E LONGO PRAZOS

Embora escores de risco para doenças cardiovasculares sejam imperfeitos, são muito úteis quando se trata de convencer pacientes a adotar um estilo de vida saudável, realizar avaliações periódicas e usar as medicações. Como algumas doenças são silenciosas (hipertensão, *diabetes mellitus*, aterosclerose), estabelecer riscos é de suma importância prática. Embora os escores mais usados projetem riscos para 10 anos, hoje se calculam os riscos em 30 anos.

Técnicas e parâmetros especiais, como escore de cálcio coronário, radioisótopos e ecocardiograma, permitem recalcular riscos, mais precisamente reclassificar indivíduos.[17] Índices inflamatórios, como PCR ultrassensível e escores genômicos, também podem contribuir para aperfeiçoar a projeção de riscos. Lipoproteínas não convencionais, como lipoproteína (a), colesterol não HDL, partículas ricas em triglicéride, apolipoproteína CIII, *angiopoietin-like protein 3* (ANGPTL3), *angiopoietin-like protein 4* (ANGPTL4), apolipoproteína IV, apolipoproteína E, e variantes gênicas, como PCSK9, podem influenciar o risco cardiovascular.[17-18] O grande mérito de calcular riscos é poder argumentar, junto aos pacientes, a respeito da necessidade de vigilância constante e tomada de decisões.

USO CRITERIOSO DE TECNOLOGIAS: RISCOS *VERSUS* BENEFÍCIOS

Novos avanços tecnológicos são, em geral, benéficos, porém têm seu lado perigoso. Exemplos são diagnósticos de lesões tireoidianas, mamárias e prostáticas mínimas que desencadearam intervenções "preventivas" desnecessárias.[19] O mesmo pode-se dizer das técnicas de imagem, como cintilografia, tomografias coronárias e intervenções percutâneas; o uso indiscriminado de tais tecnologias sobrecarrega o sistema de saúde, aumenta custos e provoca angústia nos pacientes. Países como Reino Unido e Canadá já adotam medidas para evitar excessos. No Brasil, também deveríamos adotar medidas para avaliar a qualidade do exercício profissional na medicina (como efetuado, por exemplo, pela Ordem dos Advogados do Brasil). O orçamento federal é insuficiente para atender a maioria da população, que depende do SUS, e não pode admitir desperdício. Saliente-se, aqui, a importância dos hospitais de ensino, nos quais técnicas inovadoras podem ser criticamente avaliadas.

TRABALHO EM EQUIPE (*TEAMWORK*)

Dada a complexidade de certos casos, comorbidades, diferentes capacidades institucionais e experiências individuais, trabalhar em equipes multiprofissionais é uma maneira eficiente de oferecer o melhor aos pacientes. No caso da cardiologia, normalmente um clínico, um intervencionista, um cirurgião ou arritmologista devem compor a equipe.[20,21]

Na prática, a indicação de procedimentos é influenciada pela experiência individual; por exemplo, hemodinamicistas podem ter preferências por intervenções percutâneas, enquanto cirurgiões podem se inclinar por cirurgias. Na verdade, há argumentos que apoiam um ou outro procedimento com base no caráter não invasivo, nos registros sobre a evolução a longo prazo, bem como na eficiência de tratamentos medicamentosos e no estilo de vida do paciente. Além disso, a rápida evolução de técnicas de investigação e tratamentos, e, sobretudo, a experiência particular dos médicos e centros médicos também contribuem para possíveis diferenças de opiniões. Portanto, o *heart team* serve para minimizar esses vieses. Em meio a essas circunstâncias, é preciso lembrar que o paciente deve ser esclarecido e consultado sobre suas preferências.

QUALIDADE DA PESQUISA – BASE DO PROCESSO DE TRANSLAÇÃO

Os argumentos acima nos levam ao conceito fundamental de que a medicina translacional necessita de alta qualidade científica em todas as suas etapas. Desde a obtenção de dados experimentais *in vitro*, *ex vivo* ou *in vivo*, passando por estudos clínicos de fases I a III, até a implementação do conhecimento na população, o rigor científico deve ser observado. Idealmente, estudos clínicos randomizados, com desfechos relevantes e bem definidos, e número de pacientes e tempo de evolução adequados são preferíveis. As maiores dificuldades inerentes aos estudos randomizados são os altos custos e a demora na obtenção dos resultados. Há fatores que influenciam claramente a implementação de boas práticas à população, como o uso *off-label* de medicamentos, as questões econômicas e a concepção errônea da aplicação do livre-arbítrio médico. Por outro lado, existem hoje técnicas de randomização mendeliana, estudos de associação do genoma completo (Genome Wide Association Studies – GWAS) e *big data*, com contribuições da inteligência artificial e informática, que possibilitam investigações mais aprofundadas, elucidando causas e mecanismos fisiopatológicos.[22,23] No caso das intervenções, a eficiência clínica é o mais importante para o médico. No final, a medicina tem sua credibilidade alicerçada em princípios do método científico.

16. MÉDICO-PESQUISADOR, PRÁTICA MÉDICA E PESQUISA: A IMPORTÂNCIA DO MÉDICO-PESQUISADOR NA MEDICINA ATUAL

Não se aprende, Senhor, na fantasia
Sonhando, imaginando ou estudando
Senão vendo, tratando e pelejando.
Camões, sobre a arte militar, em *Os Lusíadas*
(O mesmo se aplica à arte médica)

O ensino e a prática médica brasileiros sofrem de inúmeras limitações, entre as quais se destaca a deficiente formação científica. Ultimamente, surgiu a figura do médico-pesquisador como elemento capaz de suprir, em parte, tal deficiência. Aqui procuro avaliar seu papel.

A medicina tradicional ocupa-se da aplicação do conhecimento médico. Portanto, lida com as características gerais das doenças, isto é, sintomas, evolução, comprometimento fisiopatológico de órgãos e sistemas, etiologia, métodos diagnósticos e terapêutica.

---

* N.E.: este texto foi originalmente publicado em: Luz P. Médico-pesquisador, prática médica e pesquisa: a importância do médico-pesquisador na medicina atual. Arq Bras Cardiol 2022; 119(5):801-3. Disponível em: https://doi.org/10.36660/abc.20220099. Acesso em: 22 ago. 2023. Para esta publicação, foi feita uma revisão de português.

Requer estruturas hospitalares, ambulatoriais e laboratoriais clássicas que permitam fazer testes diagnósticos, como imagens e perfil bioquímico. No exercício da clínica, não se permite experimentação. O exercício da profissão médica baseia-se na aplicação judiciosa do conhecimento atual.

Uma das grandes dificuldades nesse processo é que as doenças não ocorrem como puros fenômenos biológicos, bioquímicos ou físicos. Ao contrário, como as doenças ocorrem nas pessoas, suas manifestações são dependentes da individualidade de cada um. As escolas médicas procuram mostrar aos alunos o estado atual das enfermidades e como elas são investigadas e tratadas. Ocorre que as verdades biomédicas mudam com a evolução do conhecimento, e isso está ocorrendo atualmente com grande velocidade, dada a evolução das pesquisas e do conhecimento médico. Um aspecto essencial do ensino médico é o conceito de que se deve não apenas ensinar o que se sabe hoje, mas ensinar o aluno a pensar criticamente para poder julgar as novidades publicadas e aplicar apenas conhecimentos bem estabelecidos com base em pesquisas de alto nível. Evidentemente, se o professor, ele mesmo, não vivenciar esse conceito, não poderá transmiti-lo aos alunos. Portanto, a qualidade da prática médica depende não apenas do ensino, mas também das estruturas do sistema de saúde como um todo.

A qualidade do ensino médico atual no Brasil é inadequada. Por exemplo, o exame do Conselho Regional de Medicina do Estado de São Paulo (Cremesp), que é feito voluntariamente por alunos ao final do curso médico, mostra um índice de aprovação de apenas 50%.[1] Ora, o Cremesp está restrito ao estado de São Paulo, que tem justamente algumas das melhores escolas médicas do país. Pode-se imaginar qual seria o resultado se exame semelhante fosse aplicado a todas as escolas médicas do país, muitas das quais não têm estrutura técnica nem corpo docente qualificado. A criação desordenada de escolas médicas nos últimos anos é causa de imensa preocupação entre os profissionais dedicados ao ensino médico. Evidentemente, pode-se esperar que grande número de médicos pouco qualificados passe a exercer a profissão nos próximos anos. Isso representa uma ameaça ao atendimento médico da população em geral.

Para complicar, o número de hospitais de ensino é notoriamente insuficiente. Assim, das 390 escolas médicas apenas 69 (19,5%) têm hospitais de ensino.[2,3] Além disso, os hospitais de ensino, em geral, não possuem estruturas para treinamento em pesquisa.

Em resumo, pode-se concluir que o ensino médico no Brasil, em geral, é de baixa qualidade. Por extensão, a prática médica é também de baixo nível. Como não há nenhum controle externo, cada médico exerce a profissão segundo suas próprias convicções. Daí resultam aplicações *off-label* e inúmeros procedimentos questionáveis, tais como uso excessivo de exames laboratoriais e de imagens e prescrições inadequadas de medicamentos sem comprovação de eficácia. Isso, obviamente, onera o sistema de saúde sem vantagem para os pacientes. É nesse contexto que se insere o médico-pesquisador, tanto de formação em ciência básica quanto clínica.

Para começar, a formação do pesquisador requer uma programação especial. O pesquisador precisa entender de metodologia científica *lato sensu*. Especificamente, precisa compreender a importância dos modelos experimentais, sejam de bancada, experimentação animal ou clínicos. Registros baseados em prontuários médicos eletrônicos, com grande número de pacientes, são hoje amplamente utilizados como complementação aos estudos randomizados e representam o chamado "mundo real".[4] O pesquisador precisa entender princípios básicos de estatística, que hoje se tornou uma disciplina por si só, tornando-se indispensável. Precisa compreender bem a questão de vieses diversos, como os de seleção de amostras e a presença de fatores de confusão, sobretudo em estudos observacionais. É obrigatório o entendimento da adequação das amostras e modelos para a resposta de perguntas específicas. Um exemplo muito ilustrativo é o de Eric Kandel,[5] que no seu magnífico livro *Em busca da memória*, relata que passou quatorze meses em Paris, somente estudando as características da lesma marinha *Aplysia*, que se revelou o modelo ideal para seus estudos de memória. Ele ganhou o Prêmio Nobel de Medicina e Fisiologia em 2000, pelas suas descobertas sobre a memória. Além disso, tecnologias modernas – como biologia molecular, genética e epigenética, randomização mendeliana, várias técnicas de imagem de órgãos, tecidos e estruturas intracelulares como moléculas e sinalizações paracelular e intracelular acrescentaram recentemente instrumentos poderosos para a criação de conhecimento.

Diferentemente do que se observa na prática clínica, os resultados de pesquisas são, em geral, de longo prazo, podendo consumir anos ou até a vida inteira do investigador. Em resumo, a formação do pesquisador é um aprendizado em serviço que envolve muitas disciplinas, cuja finalidade precípua é a busca da verdade e a criação de novos conhecimentos.

A relevância do médico-pesquisador fica clara dentro do escopo de associar clínica e pesquisa; alguém que tenha visão conjunta, integrada dos grandes problemas médicos. Isso tem a ver com eficiência, relevância, inovação e noção de custo/benefício. No entanto, é preciso conhecimento mínimo da parte do médico-pesquisador sobre aspectos essenciais da medicina de hoje: genética e epigenética, biologia molecular, biologia vascular, sistemas de sinalização celulares e intracelulares, sistemas redox entre outros. Especificamente cabe a este:

a. analisar criticamente os resultados de pesquisas, sejam experimentais ou aplicadas, com o objetivo de verificar se os procedimentos empregados são de alta qualidade e, portanto,

348

confiáveis. Exemplos recentes de publicações sem base científica sólida são os múltiplos estudos relativos ao tratamento medicamentoso da Covid-19; várias propostas terapêuticas se revelaram totalmente inócuas ou, até prejudiciais, causando sérios transtornos no tratamento dessa pandemia.[6] Parte desse problema se deve às publicações "pré-*print*", sem aval de uma revisão por pares. Casos similares são os de vitamina E,[7] reposição hormonal[8] e antioxidantes,[9] cujas hipóteses de benefícios não se comprovaram;

b. interpretar e divulgar os achados de investigações para o clínico, já salientando os prós e contras desses achados;

c. gerar protocolos relevantes que possam ser desenvolvidos no nosso meio;

d. criar os meios adequados para o desenvolvimento de pesquisas de novas tecnologias ou a implementação de desenvolvimentos recentes. Essa talvez seja a missão mais importante do médico-pesquisador. Hospitais, com exceção dos de ensino, são normalmente preparados para atendimento médico. Portanto, não têm estruturas próprias para pesquisas. Habitualmente, gestores administrativos estão mais preocupados com finanças e eficiência do complexo hospitalar. No entanto, conceitos modernos indicam que, ao praticar investigações clínicas, a qualidade do atendimento médico melhora. Assim, associar atendimento e pesquisas é uma maneira de aprender com a própria experiência e maximizar os efeitos do trabalho. É uma maneira de se evitar erros repetitivos, pela avaliação crítica e constante dos procedimentos de uma instituição. Essa é uma tendência da medicina moderna.

Essas funções do médico-pesquisador são essenciais na medicina translacional,[10] compreendendo desde a divulgação de achados básicos e a elucidação de mecanismos fisiopatológicos e síndromes clínicas e, sobretudo, encurtando o período entre descobertas de ciências básicas e sua aplicação clínica. Portanto, a atuação do médico-pesquisador é essencial para o exercício qualificado da profissão médica, bem como para o desenvolvimento científico do país.

Em conclusão, o médico-pesquisador pode exercer papel fundamental no aperfeiçoamento do ensino e da prática médica. Seu conhecimento do método científico pode contribuir para o exercício de uma medicina criteriosa, baseada em investigações realmente qualificadas.

Felizmente, temos observado nos últimos anos, no Brasil, um número crescente de médicos-pesquisadores. Porém, esses números são ainda insuficientes. Portanto, devemos incentivar iniciações científicas e cursos de pós-graduação qualificados, tanto no Brasil quanto no exterior, e, sobretudo, adequar escolas médicas para não apenas exercer seu papel tradicional, mas também criar estruturas de pesquisa.

17. MICROBIOTA INTESTINAL E DOENÇAS CARDIOVASCULARES

PROTÁSIO L. DA LUZ
ELISA ALBERTON HAAS
DESIDERIO FAVARATO

Primeiro levaram os negros
Mas não me importei com isso
Eu não era negro
Em seguida levaram alguns operários
Mas não me importei com isso
Eu também não era operário
Depois prenderam os miseráveis
Mas não me importei com isso
Porque eu não sou miserável
Depois agarraram uns desempregados
Mas como tenho meu emprego
Também não me importei
Agora estão me levando
Mas já é tarde.
Como eu não me importei com ninguém
Ninguém se importa comigo
Bertold Brecht (1898-1956), poema *É preciso agir*

---

* N.E.: este texto foi originalmente publicado em: Luz PL, Haas EA, Favarato D. Intestinal microbiota and cardiovascular diseases. Int J Cardiovasc Sci 2020; 33(5):462-71. Disponível em: https://doi.org/10.36660/ijcs.20200043. Acesso em: 29 ago. 2023. Para esta publicação, foi feita uma revisão de português.

INTRODUÇÃO

Há muito tempo, fatores de risco tradicionais, como hipertensão, diabetes, tabagismo e hipercolesterolemia, são considerados os principais promotores de aterosclerose, e seu controle tem sido o alicerce do tratamento das doenças cardiovasculares. Mais recentemente, um novo fator de risco independente surgiu: a microbiota intestinal.[1-3]

A microbiota intestinal é constituída por trilhões de células – cerca de 10 vezes o número de células de todo o organismo humano – e consiste em bactérias, vírus, fungos e arqueas (arqueobactérias). Os filos *Firmicutes* (essencialmente, espécies de *Clostridium*) e *Bacteroidetes* representam cerca de 90% da microbiota intestinal, que também é composta por *Actinobacteria*, *Proteobacteria* e *Verrucomicrobia*.[2]

Até pouco tempo atrás, os estudos sobre a microbiota intestinal dependiam da cultura de bactérias, que forneciam informações limitadas sobre uma pequena fração da microbiota intestinal. Ultimamente, técnicas independentes de cultura, como análise de marcadores genéticos (sequenciamento do gene 16S rRNA), metagenoma e metatranscriptoma, permitiram a identificação de bactérias que, até então, não podiam ser cultivadas em laboratório.[1]

A microbiota intestinal se mantém relativamente constante durante a maior parte da vida de uma pessoa. No entanto, muda consideravelmente da infância à vida adulta e, depois, durante o envelhecimento (Figura 17.1).[4] Assim, estima-se que a microbiota intestinal total seja pequena na infância, aumente consideravelmente na vida adulta e diminua na velhice. Os lactentes têm uma microbiota instável, distinta e heterogênea, caracterizada por baixos níveis de bactérias totais. Os idosos, por sua vez, têm altos níveis de *E. coli* e *Bacteroidetes*. No estudo de Mariat et al.,[4] verificou-se que a proporção de *Firmicutes* para *Bacteroidetes* era de 0,4, 10,9 e 0,6 em crianças, adultos e idosos, respectivamente.

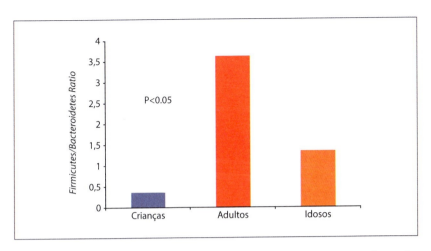

Figura 17.1 Proporção *Firmicutes/Bacteroidetes* em diferentes fases da vida.

Fonte: modificada de Mariat et al.[4]

É tentadora a especulação de que esses dois extremos possam estar relacionados à vulnerabilidade de crianças e idosos.

Mais recentemente, foram identificados *clusters* ou enterotipos na microbiota intestinal (Figura 17.2). Arumugam et al.[5] estudaram metagenomas fecais de 39 indivíduos de quatro países (França, Itália, Espanha e Dinamarca) por gene codificador da subunidade 16S do RNA ribossômico e identificaram três *clusters* que não são específicos de uma nação ou continente. Os autores também descobriram que 12 genes apresentavam correlação significativa com a idade e que três módulos funcionais tinham relação com o índice de massa corporal. Havia três enterotipos principais – *Bacteroides/Roseburia*, *Akkermansia/Alistipes/Ruminococcus* e *Prevotella*. Os autores concluíram que as variações na microbiota intestinal são geralmente estratificadas, e não contínuas. Wu et al.[6] também descreveram o elo entre hábitos dietéticos e enterotipos microbianos (mais detalhes a seguir).

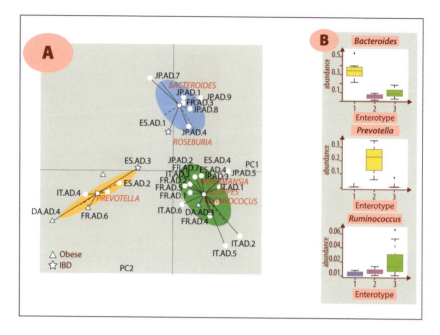

Figura 17.2 Enterotipos humanos como identificados por Arumugam et al.[5] Os enterotipos referem-se às bactérias predominantes, a saber, *Bacteroides*, *Prevotella* e *Ruminococcus* (A e B). Consulte o texto modificado de Arumugan et al.[5]

A microbiota intestinal varia individualmente e nas populações, principalmente em virtude de diferenças culturais e dietéticas. A dieta é um elemento central; por exemplo, veganos e vegetarianos têm contagens mais altas de certos *Bacteroides* em comparação com indivíduos onívoros.[7-9] Ayeni et al.[9] compararam o microbioma intestinal de pessoas da região rural de Bassa com o de indivíduos urbanos da Nigéria. Na Bassa rural, houve uma predominância de bactérias com alta capacidade de degradação de fibras e uma quase ausência de membros comuns dos microbiomas urbanos/industriais. Também foi observada uma adaptação da microbiota intestinal à urbanização.

Por outro lado, a microbiota intestinal varia em regiões diferentes do intestino, como as porções alta e baixa do intestino delgado e o cólon.[10] Essa distribuição explica a preferência de absorção e a metabolização de proteínas, lipídeos e carboidratos ao longo do intestino. A questão da "microbiota normal" segue aberta.

É provável que haja enterotipos diferentes dependendo da dieta, localização geográfica e origem genética dos indivíduos.[2] Por outro lado, o termo "disbiose" descreve um desequilíbrio primário da microbiota intestinal. Alguns metabólitos dessa microbiota, detectados no plasma, apresentam correlação direta com o N-óxido de trimetilamina (TMAO)[11] plasmático, indicando a influência da microbiota intestinal na patogênese da doença aterosclerótica.

Espera-se, em breve, a expansão do conhecimento nessa área, tanto em termos de mecanismos como de identificação de bactérias. Entender o papel funcional das bactérias e sua relação com o metaboloma plasmático constitui questão central para novas pesquisas. Contudo, nosso entendimento atual da área ainda é superficial.

PRINCIPAIS FUNÇÕES DA MICROBIOTA INTESTINAL

O papel primário da microbiota intestinal é a promoção e a regulação da absorção e da metabolização daquilo que ingerimos, ou seja, proteínas, carboidratos, fibras, ácidos nucleicos, macro e micronutrientes. A Figura 17.3 resume as principais funções da microbiota intestinal humana. Por exemplo, a fermentação de fibras não digeríveis e de amido pela microbiota no cólon leva à produção de ácidos graxos de cadeia curta (AGCC), principalmente acetato, butirato e propionato. Os ácidos graxos são fonte de energia para vários órgãos, incluindo o coração, e atuam no metabolismo de proteínas e carboidratos.[12,13] Embora apenas 5 a 10% da energia consumida seja derivada de AGCC, eles desempenham uma função essencial na sinalização de moléculas.[14]

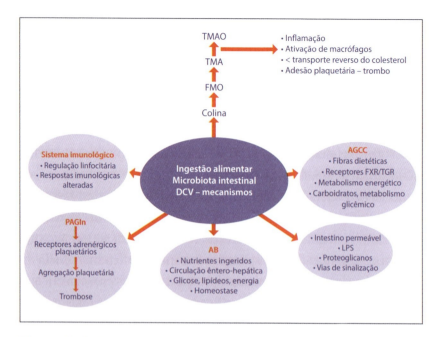

Figura 17.3 Representação esquemática resumida dos principais mecanismos por meio dos quais a microbiota intestinal pode induzir doenças cardiovasculares (DCV).

PAGIn: fenil-acetil-glutamina; AB: ácidos biliares; AGCC: ácidos graxos de cadeia curta; FMO: flavina mono-oxigenase; TMA: trimetilamina; TMAO: N-óxido de trimetilamina; LPS: lipopolissacarídeos.

A ampla gama de efeitos modulatórios dos AGCC abrange sistema nervoso, pressão arterial, histonas desacetilases, inflamação, produção de espécies reativas de oxigênio (ERO), inibição da quimiotaxia, modulação da fagocitose, manutenção da integridade da barreira intestinal e modulação de respostas do sistema imunológico.[2,14] Os AGCC atuam via receptores acoplados à proteína G (GPR), especificamente o GPR41 e o receptor olfatório 78 (Olfr78). O Olfr78, altamente expresso no aparelho renal justaglomerular, medeia a secreção de renina induzida por AGCC. Receptores GPR41 e Olfr78 também são expressos em células musculares lisas (CML) de vasos de resistência, e estudos em camundongos KO (do inglês *knockout*, ou seja, submetidos à inativação de genes) indicam influência de ambos na pressão arterial. Assim, enquanto camundongos com inativação de genes para GPR41 (GPR41 KO) são hipertensos, camundongos com inativação de genes para Olfr78 (Olfr78 KO) são hipotensos.[1] Estudos em animais também indicam que os AGCC sejam essenciais para o reparo cardíaco após infarto do miocárdio e resposta imunológica.[13,14]

Poucas intervenções colocaram os AGCC em foco; a modulação da dieta representa uma ferramenta importante para alterar a microbiota intestinal. David et al.[15] examinaram os efeitos da troca de uma dieta à base de plantas para uma dieta principalmente carnívora em 10 indivíduos normais. A dieta carnívora aumentou o número de micro-organismos tolerantes à bile, como os *Bacteroidetes*, e diminuiu o número de *Firmicutes* metabolizadores de polissacarídeos, como a espécie *Roseburia*. Como resultado, observou-se a redução de acetato e butirato fecais quando os participantes passaram da dieta principalmente vegetariana para a dieta carnívora. Isso ocorreu no intervalo de poucos dias, o que indica que a microbiota intestinal humana pode ser manipulada muito rapidamente.

Em pacientes com síndrome metabólica, resistentes à insulina, o transplante fecal de doadores magros levou à melhora da sensibilidade à insulina e ao aumento da espécie *Roseburia*, uma bactéria produtora de butirato.[2]

EFEITOS DOS ÁCIDOS BILIARES SOBRE A MICROBIOTA INTESTINAL

Os ácidos biliares (AB) são sintetizados a partir do colesterol no fígado. Essa é uma maneira importante de eliminar colesterol do organismo. A enzima limitadora da taxa de conversão é o citocromo P450 7A1 (CYP7A1). Os AB são conjugados com taurina e glicina, o que aumenta sua solubilidade em água e a secreção na bile, facilitando a digestão das gorduras.[16] Os AB conjugados principais são o ácido quenodesoxicólico e o ácido cólico (AB primários); os AB desconjugados (ou secundários) são os ácidos litocólico, ursodesoxicólico e desoxicólico. Cerca de 95% dos ácidos biliares são reabsorvidos no íleo terminal e no cólon. Essas moléculas são, então, redirecionadas ao fígado através da veia porta, processo conhecido como circulação êntero-hepática.

Os AB regulam o metabolismo energético por meio da ativação do receptor de membrana 1 para ácidos biliares acoplado à proteína G de Takeda (TGR5) e do receptor nuclear farnesoide X (FXR). Tanto TGR5 como FXR são altamente expressos no intestino e no fígado. Os seres humanos produzem um pool alto de AB conjugados, mantido por um mecanismo de retroalimentação de FXR no fígado e no intestino. Os AB atuam como agentes antimicrobianos diretos em virtude de suas propriedades detergentes e da hidrofobicidade.[2]

Os AB exercem efeitos importantes como hormônios dependentes da ativação de TGR5 e FXR pela microbiota intestinal.[17] Esses receptores estão implicados na metabolização de lipídeos e glicose. No íleo, a ativação dos FXR pelos AB induz o fator de crescimento de fibroblastos 19, que circula para o fígado e reduz o CYP7A1. Essa redução inibe, então, a síntese de AB, especificamente dos ácidos litocólico e desoxicólico.

Uma observação importante é que os níveis reduzidos de AB no intestino estão associados à inflamação e ao crescimento bacteriano.[17] Nesse sentido, o ácido obeticólico, um análogo de AB e agonista de FXR, foi aprovado nos EUA para tratar translocação bacteriana e inflamação na esteato-hepatite. Além disso, a ativação de FXR em camundongos reduziu a absorção de colesterol em 50%. A ativação dos FXR aumenta a apoptose e reduz a inflamação e a migração celulares. Os receptores FXR são expressos em células endoteliais, onde aumentam a expressão de óxido nítrico-sintase endotelial (eNOS) e reduzem a endotelina-1 (ET1). A glicose estimula FXR e CYP7A1, enquanto a insulina inibe esses receptores.[17]

Por outro lado, o TGR5 está envolvido no metabolismo energético, e sua ativação tem um efeito antiaterogênico. Dadas essas múltiplas funções fisiológicas, os receptores FXR e TGR5 constituem alvos terapêuticos em potencial. Tanto agonistas como inibidores sintéticos têm sido testados, mostrando resultados conflitantes em modelos animais e humanos. São necessárias mais pesquisas para estabelecer o papel da intervenção nesses receptores previamente à aplicação clínica.

MICROBIOTA E IMUNIDADE

O sistema imunológico, tanto inato quanto adaptativo, está claramente associado à microbiota intestinal, que tem papel na modulação da relação entre células T reguladoras e efetoras.[18,19]

Para chegar a órgãos distantes, os sinais microbianos precisam cruzar o epitélio intestinal. Componentes estruturais da microbiota, como lipopolissacarídeos (LPS) e peptidoglicanos, interagem com as células na superfície mucosa por meio de receptores de reconhecimento de padrões (RRP). Esses receptores reconhecem padrões moleculares associados a patógenos (PMAP), que modulam as respostas imunológicas. LPS e peptidoglicanos podem desencadear uma cascata de eventos a jusante das vias de sinalização.[2]

A microbiota comensal mantém um equilíbrio de efetores imunológicos para proteger o intestino de invasores perigosos e, ao mesmo tempo, tolerar antígenos microbianos inofensivos. Uma camada espessa de muco na mucosa intestinal, junto à parede epitelial, é essencial para manter a homeostase. A contribuição dos fagócitos mononucleares (FMN) intestinais tem sido reconhecida como uma via potencialmente visada na doença inflamatória.[18] A microbiota intestinal normal pode inibir células linfoides inatas, que são grandes produtoras de interleucina-22 (IL-22), uma citocina que age em células epiteliais para promover a cicatrização em infecções. A IL-22 também induz a produção de peptídeo antimicrobiano.[18]

Além disso, as bactérias comensais podem afetar o sistema imunológico adaptativo, induzindo a diferenciação de células T, e agrupamentos de *Clostridium* podem induzir células T reguladoras (Tregs) colônicas, que produzem interleucina 10 (IL-10) anti-inflamatória. Para isso, o *Clostridium* fornece um fator de crescimento transformador β (TGFβ) e altas concentrações luminais de AGCC, principalmente butirato. Assim, os AGCC participam ativamente de um processo chamado "indução homeostática", no qual as bactérias exercem efeitos imunológicos mediante a diferenciação de linfócitos.[19]

As bactérias filamentosas segmentadas (BFS) induzem células T *helper* CD4+ na superfície do epitélio ileal. As células T *helper* CD4+ produzem IL-17, IL-17f e estimulam as células Th17. Todas essas citocinas estão envolvidas em doenças inflamatórias, como artrite inflamatória, psoríase e doença inflamatória intestinal.[18] Tais achados sugerem que o ambiente inflamatório do intestino modula a diferenciação de linfócitos efetores, realçando a interação íntima entre microbioma intestinal e imunidade.[18]

Não somente as bactérias, mas também os vírus podem influenciar a imunidade; vírus entéricos são causas frequentes de doenças gastrointestinais humanas. Estudos recentes sugeriram haver interação entre vírus e bactérias – a chamada "interação transreino". Um exemplo é a presença de partículas semelhantes a vírus correlacionadas com alterações significativas no microbioma do intestino em pacientes com doença intestinal. Além disso, observou-se que helmintos, como *Schistosoma mansoni* e *Trichinella*, modulam a imunidade.

Essas citocinas inflamatórias podem alterar profundamente a motilidade e a permeabilidade intestinal. Um efeito considerável desse fenômeno é a translocação de bactérias intestinais para o plasma, o que pode provocar bacteremia e sepse.

Conjuntamente, esses dados indicam um papel modulatório significativo da microbiota intestinal – incluindo bactérias, vírus e helmintos – no sistema imunológico. Estudos mecanísticos são necessários para aprofundar os conhecimentos nesse campo emergente.[18,19]

O VERDADEIRO IMPACTO DA MICROBIOTA INTESTINAL NAS DOENÇAS CARDIOVASCULARES

Foi reconhecido o envolvimento da microbiota intestinal no desenvolvimento de aterosclerose, diabetes, hipertensão, obesidade, AVC, insuficiência cardíaca e doenças neuropsiquiátricas, como depressão, autismo e Alzheimer.[2] Mesmo as circunstâncias do nascimento afetam a microbiota intestinal; em partos normais, a criança é exposta à microbiota vaginal da mãe, o que é benéfico para sua saúde. Ao contrário, o parto cesáreo priva o bebê dessa exposição, e quadros como asma e alergia têm sido observados com mais frequência nessas crianças. Além disso, a fenilacetilglutamina (PAGIn), outro metabólito do microbioma intestinal, foi recentemente associada a doenças cardiovasculares em humanos. A PAGIn age por meio de receptores adrenérgicos plaquetários, facilitando a agregação plaquetária e a formação de trombos.[20]

Uma característica do intestino e de sua microbiota é que eles produzem substâncias que atuam localmente e outras que agem a distância, como as citocinas e produtos noradrenérgicos. Essas características levaram ao conceito de que o intestino é um órgão endócrino.

ATEROSCLEROSE

O metabolismo de fosfatidilcolina, carnitina e colina, encontradas em abundância na carne vermelha, no leite e nos ovos, tem como composto final o N-óxido de trimetilamina (TMAO).

Essas substâncias entram no intestino e sofrem uma série de reações metabólicas sob a influência dos microbiomas. A reação básica é a conversão de colina em trimetilamina (TMA), que é, então, metabolizada pelas flavinas mono-oxigenases (FMO), em especial a FMO3 do fígado, até TMAO.[1] A produção de TMAO é totalmente dependente da microbiota intestinal. Em experimento com animais alimentados com uma dieta enriquecida em colina, a produção de TMAO foi suprimida quando esses animais foram tratados com antibióticos de amplo espectro.[3] Os autores também mostraram que o TMAO induziu a formação de células espumosas e placas ateroscleróticas na raiz aórtica de coelhos. Seldin et al.[21] observaram uma expressão de genes inflamatórios elevada em comparação aos controles na aorta de camundongos LDLR-/- alimentados com uma dieta rica em colina. A alimentação crônica com colina levou à expressão de genes inflamatórios de ciclo-oxigenase 2 (COX-2), E-selectina e proteína quimioatrativa de monócitos 1 (MCP1); proteína inflamatória de macrófago 2 (MIP-2); TMAO; e fator de necrose tumoral α (TNF-α). Além disso, a injeção aguda de TMAO em níveis fisiológicos induziu os mesmos marcadores inflamatórios e também proteína quinase ativada por mitógenos (MAPK), quinase controlada por sinalização extracelular (ERK) e fator nuclear kappa beta (NF-kβ). Para explorar ainda mais os efeitos do TMAO, os autores[21] estudaram células de endotélio aórtico humano (HAEC) e da musculatura lisa vascular (CMLV) em cultura. O tratamento dessas duas linhagens celulares com TMAO também induziu a expressão genética de marcadores inflamatórios: NF-kβ, COX-2, interleucina 6, E-selectina e molécula de adesão intercelular (ICAM-1). Além disso, o TMAO aumentou o recrutamento endotelial de leucócitos.[21] Tais dados indicam que o TMAO ativa vias inflamatórias na vasculatura, causando o recrutamento de células endoteliais e leucócitos e a aterosclerose; essas ações são mediadas pela via NF-kβ.

Estudos em humanos documentaram a participação do TMAO na doença aterosclerótica. Tang et al.[22] examinaram os efeitos da provocação com fosfatidilcolina (dois ovos cozidos com gema dura e fosfatidilcolina marcada com deutério) em 40 indivíduos normais, tendo sido documentado um aumento significativo em TMAO plasmático e urinário; em seis desses indivíduos, foram administrados antibióticos de amplo espectro, que inibiram totalmente o TMAO. Em um segundo estudo, 4.007 pacientes com doença arterial coronariana (DAC) documentada foram seguidos por três anos, e um aumento progressivo no risco de eventos em relação aos níveis plasmáticos de TMAO foi registrado, especificamente morte, infarto agudo do miocárdio não fatal e AVC não fatal (Figura 17.4).

Além disso, os níveis de TMAO têm correlação com a carga aterosclerótica, medida pelo escore Syntax, e com a ocorrência de aterosclerose precoce.[23,24] Ainda, em um grupo de pacientes semelhante aos incluídos no estudo Courage,[25] ou seja, com DAC documentada e tratados clinicamente, níveis mais altos de TMAO foram associados a um prognóstico pior em função de eventos cardiovasculares.

Emoto et al.[26] compararam 39 pacientes com DAC a 30 pacientes com fatores de risco e a 50 controles normais. Os autores observaram que, em pacientes com DAC, a ordem *Lactobacillales* mostrou-se significativamente elevada e o filo *Bacteroidetes/Prevotella*, significativamente reduzido, ambos em comparação com os pacientes do grupo controle.

Por outro lado, se o TMAO é um indutor de aterosclerose – ou, simplesmente, um marcador dela, o TMAO é certamente dependente da função renal e aumenta com a idade. Dessa maneira, indivíduos com taxas de filtração glomerular, mesmo que moderadamente reduzidas, apresentam concentrações plasmáticas mais altas de TMAO.[2] Idosos também têm níveis mais altos de TMAO quando comparados a pessoas de meia-idade. Um achado que apoia o papel ativo do TMAO como molécula aterogênica é que ele induz a hiper-reatividade plaquetária e o risco trombótico, tanto experimentalmente como em humanos.[27,28] Além disso, a ingestão de peixe de águas profundas aumenta os níveis urinários de TMAO.[29]

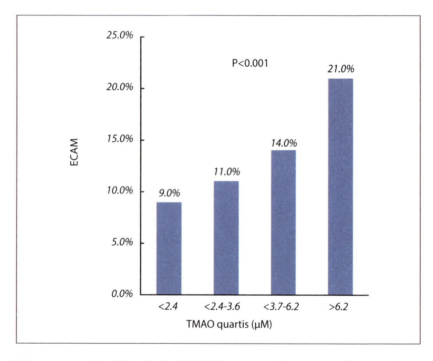

Figura 17.4 Incidência de ECAM (eventos adversos cardiovasculares maiores, como infarto do miocárdio, morte e acidente vascular cerebral) em 4.007 pacientes com DAC durante um período de 3 anos.
Fonte: modificada de Tang et al.[22]

Os mecanismos subjacentes aos efeitos aterogênicos do TMAO incluem:

a. indução de inflamação pela expressão de genes inflamatórios, tanto nas CML vasculares como em células endoteliais;
b. indução da produção de espécies reativas de oxigênio (Erro);
c. prejuízo da síntese de ácidos biliares por interferência no eixo FXR/TGPR5;
d. aumento da capacidade de adesão plaquetária e da formação de trombos;
e. prejuízo do transporte reverso de colesterol;
f. promoção da expressão de receptores oxLDL em macrófagos, facilitando a formação de células espumosas.[3]

Considerados em conjunto, esses estudos clínicos e experimentais indicam que o TMAO derivado da dieta está intimamente associado à aterosclerose, é totalmente dependente da microbiota intestinal e um marcador de desfechos clínicos; no entanto, ainda não foi totalmente esclarecido se é apenas um marcador ou um fator causal verdadeiro de aterosclerose. Também deve-se mencionar as funções fisiológicas do TMAO, especificamente a proteção das células contra danos osmóticos e hidrostáticos em peixes de águas profundas e seres humanos.[30,31]

MICROBIOTA INTESTINAL NA DIABETES E NA OBESIDADE

Pacientes com diabetes tipo 2 (DM2) têm uma microbiota intestinal peculiar em comparação a indivíduos não diabéticos. Concentrações mais baixas de bactérias produtoras de butirato, como *Roseburia intestinalis* e *Faecalibacterium*, e concentrações mais altas de *Lactobacillus gasseri* e *Streptococcus mutans* são encontradas em pacientes com DM2. Ainda, pacientes com resistência à insulina têm concentrações mais altas de aminoácidos de cadeia ramificada,[32] que estão associados à presença de *Prevotella copri* e *Bacteroides vulgatus*.[33] Em indivíduos com DM2, a glicemia pós--prandial em resposta à dieta pode ser modulada pela microbiota intestinal.[34] Observa-se, também, que o metabólito propionato de imidazol, produzido pela microbiota, é elevado na DM2 e prejudica a tolerância à glicose.[35]

HIPERTENSÃO

Sabe-se que a alta ingesta de sal está implicada na hipertensão. Em camundongos, a alta ingesta de sal induziu alterações significativas na microbiota intestinal, associadas a uma redução de *Lactobacillus murinus*. Quando essa espécie foi adicionada à dieta, a hipertensão deixou de ser induzida,[36] parcialmente em virtude da modulação de células TH17. Outro mecanismo envolve os receptores acoplados à proteína G (TGR), que são regulados pelos AGCC. Os AGCC podem estimular as TGR e afetar a secreção de renina e, portanto, a pressão arterial.[37] Nessa linha de evidências, camundongos KO para GPR41 mostraram hipertensão sistólica, enquanto AGCC reduziram a pressão arterial mediante a regulação dos GPR41.

Além disso, Olfr78 e GPR41 são expressos em CML de vasos de resistência e, é interessante notar, o propionato pode causar vasodilatação em camundongos pela modulação de Olfr78 e TGR-41. Altos níveis de oxLDL, por sua vez, contribuem para a hipertensão por meio da inibição de NO, que é um vasodilatador clássico. Em resumo, o elo entre dieta, microbiota e hipertensão inclui dois ramos:

a. produção de AGCC, que são as substâncias finais da fermentação das fibras no intestino e seus efeitos sobre os receptores TGR e Olf78, presentes nas CML, e controle da pressão arterial;

b. aumentos em oxLDL da dieta, o que inibe o NO e aumenta a endotelina-1, que atua nas CML.

Cheema et al.[38] investigaram os metabólitos associados à infusão de Ang II em camundongos. Eles encontraram quatro metabólitos plasmáticos suprarregulados e oito infrarregulados; nas fezes, havia 25 não regulados e 71 infrarregulados. Tais efeitos não ocorreram em camundongos não expostos a germes. Assim, a relação entre Ang II e hipertensão é regulada de maneira diferenciada por metabólitos dependentes da microbiota, por meio de mecanismos complexos. Karbach et al.[39] observaram, também, que a microbiota intestinal facilita a disfunção vascular induzida por Ang II e a hipertensão. Observações clínicas indicaram que bactérias produtoras de butirato estão associadas a uma pressão arterial mais baixa em gestantes.[36]

A despeito desses estudos mecanísticos fortes que apoiam a interação entre dieta, microbiota intestinal e hipertensão, o papel da microbiota humana na hipertensão requer mais estudos.

INSUFICIÊNCIA CARDÍACA

A participação da microbiota intestinal na insuficiência cardíaca (IC) foi sugerida em muitos estudos.[1] Por exemplo, uma depleção da microbiota intestinal e sua diversidade foi observada.[40] Tang et al.[41] mostraram que níveis elevados de TMAO em pacientes com IC indicam um risco mais alto de mortalidade a longo prazo, independentemente dos fatores de risco tradicionais e da função cardiorrenal.[41] Embora os mecanismos não estejam claros, uma hipótese é a de que translocação bacteriana, inflamação e estresse oxidativo tornam esses pacientes mais vulneráveis; trata-se de uma explicação compatível com a hipótese do "eixo cérebro-intestino". Em apoio a essa hipótese, tem-se a observação de que pacientes com IC são mais propensos a infecções por *Clostridium difficile*.[42]

INTERVENÇÃO NA MICROBIOTA INTESTINAL

Dieta é a principal ferramenta para modular a microbiota intestinal. De Filippis et al.[7] analisaram a microbiota intestinal de 153 indivíduos onívoros, vegetarianos e veganos. Houve associações significativas entre o consumo de dietas à base de plantas e níveis aumentados de AGCC fecais, *Prevotella* e algumas bactérias degradadoras de fibras. Contrariamente, níveis urinários mais altos de TMAO foram observados entre as pessoas que não seguiam uma dieta mediterrânea. Esses dados indicam que uma dieta tipo mediterrânea influencia a microbiota intestinal e protege contra a aterosclerose.[43]

Resveratrol, um polifenol encontrado em uvas, vegetais, frutas vermelhas de arbusto e vinho tinto, pode influenciar a microbiota intestinal. O resveratrol ingerido apresenta baixa disponibilidade em razão de sua metabolização no fígado e no intestino. *Bifidobacterium infantis* e *Lactobacillus acidophilus* são bactérias envolvidas na metabolização do resveratrol. Chaplin et al.[44] demonstraram, em animais, potenciais efeitos benéficos de resveratrol em acúmulo de gordura, extensão dos depósitos adiposos, acúmulo de gordura hepática, intolerância à glicose e resistência à insulina, hipertensão arterial e lipídeos; em vista desses efeitos, os autores concluíram que o resveratrol pode ser útil na síndrome metabólica.

Chen et al.[45] investigaram os efeitos do resveratrol sobre o TMAO e a síntese de AB pela microbiota intestinal em camundongos Apo E-/-. O resveratrol atenuou a aterosclerose induzida por TMAO nesses camundongos. O resveratrol também aumentou os níveis de *Lactobacillus* e *Bifidobacterium*, o que aumentou a atividade hidrolase de sais biliares e, assim, potencializando a desconjugação e a excreção fecal de AB. Além disso, o resveratrol suprimiu o eixo FXR-TGR5 e aumentou a neossíntese de CYP7A1 e AB hepáticos. Em camundongos tratados com antibióticos, nenhum desses efeitos foi notado. Os autores concluíram que o resveratrol atenuou a aterosclerose induzida por TMAO reduzindo os níveis de TMAO e aumentando a neossíntese de AB via remodelamento da microbiota intestinal. Como indicado acima, a síntese de BA é uma via importante para eliminar o colesterol do organismo.

Enterotipos têm sido associados a padrões dietéticos. Assim, o primeiro enterotipo descrito por Arumugam et al.[5], que é alto em *Bacteroides* e baixo em *Prevotella*, é encontrado em dietas ocidentais prolongadas, ricas em proteínas animais, colina e gorduras saturadas. O segundo enterotipo é alto em *Prevotella*, baixo em *Bacteroides* e está associado a dietas à base de plantas, ricas em fibras e açúcares simples. Já o terceiro enterotipo tem uma população um pouco maior do gênero *Ruminococcus*, do filo *Firmicutes*.[43] Wu et al.[6] confirmou, em 98 indivíduos, que os enterotipos estão fortemente associados a dietas de longo prazo, principalmente proteínas e gordura animal, com *Bacteroides*, em contraste com *Prevotella*, que é preferencialmente ligada à metabolização de carboidratos. Considerados em conjunto, esses dados sugerem que a modulação da dieta, principalmente a dieta mediterrânea, pode influenciar beneficamente a microbiota intestinal. Dietas personalizadas de acordo com a microbiota intestinal constituem uma abordagem promissora para o controle glicêmico, como sugerido por Zeevi et al.[34]

Em nosso grupo, testamos os efeitos do vinho tinto na microbiota intestinal e na metabolômica plasmática em pacientes com DAC (estudo Wineflora). Em estudo randomizado, *crosso ver*, em 42 pacientes com DAC documentada, observamos que o consumo de 250 mL/dia de vinho tinto durante 3 semanas associou-se a modificações significativas na composição da metabolômica plasmática e microbiota intestinal, de maneira potencialmente benéfica.[46]

Outra possibilidade é o bloqueio enzimático da formação de TMA pela supressão de FMO3. No entanto, essa abordagem leva ao acúmulo de TMA no plasma e à consequente síndrome do odor de peixe, que prejudica sua aplicação clínica.[47]

Além disso, inibidores de enzimas bacterianas, como a colina TMA-liase e a carnitina TMA-liase, representam outra abordagem para reduzir a produção de TMA.[48] Não há, todavia, nenhum dado humano disponível até o momento. Outra abordagem seria o uso de antibióticos de amplo espectro a longo prazo para suprimir a formação de TMAO, como mencionado. Infelizmente, isso não é possível na prática médica. Ademais, o uso de antibióticos em pacientes não produziu nenhum efeito na prevenção de eventos coronarianos.[49]

O uso de prebióticos e probióticos também representam uma possibilidade de interferência na microbiota intestinal. Probióticos são substâncias que contêm bactérias vivas, como *Lactobacillus*.[45] Tannock et al.[50] deram um composto de leite contendo *Lactobacillus rhamnosus* a 10 indivíduos normais; eles observaram alterações transitórias na microbiota fecal, especificamente *Lactobacillus* e *Enterococcus*, mas nenhuma modificação concomitante em parâmetros bioquímicos. Estudos clínicos experimentais ofereceram resultados promissores relacionados ao metabolismo de AB. Prebióticos são alimentos como fibras, cuja metabolização promove o crescimento de "bactérias protetoras"; por exemplo, a ingestão de fibras não digeríveis pode induzir o crescimento de comensais e alterar a motilidade intestinal.[48] Prebióticos e probióticos estão em estágios precoces de desenvolvimento, mas provavelmente constituirão alternativas valiosas para a modulação da microbiota intestinal.

Outra intervenção que impacta a microbiota intestinal é a cirurgia bariátrica, após a qual observam-se níveis aumentados de AB circulantes primários e secundários.[2]

Por fim, o transplante fecal pode ser empregado em circunstâncias especiais.[51] Poucos experimentos foram conduzidos em humanos, revelando resultados inconsistentes. Uma série de problemas técnicos e éticos, como a definição de doadores saudáveis, ainda precisa de esclarecimento. No entanto, em circunstâncias especiais como a DII resistente ao tratamento convencional, o transplante fecal pode ser uma alternativa valiosa.

CONCLUSÕES

A microbiota intestinal tem papel central em doenças como aterosclerose, insuficiência cardíaca, diabetes e obesidade, atuando como um fator de risco independente. A microbiota intestinal é essencial para a metabolização de nutrientes como proteínas, carboidratos e derivados vegetais. Ela interfere diretamente no metabolismo dos AGCC, dos AB, na inflamação e no sistema imunológico. Ela também induz a formação de TMAO, uma molécula potencialmente aterogênica. O intestino é considerado, hoje, um órgão endócrino, pois produz substâncias que atuam localmente e a distância. O intestino e o cérebro mantêm uma influência constante e bidirecional por meio do "eixo cérebro-intestino". A microbiota intestinal humana é profundamente influenciada pela dieta e, por isso, a modulação da dieta, principalmente a adoção de uma dieta mediterrânea, constitui a abordagem mais promissora para influenciar beneficamente a microbiota intestinal. Contudo, não há estudos clínicos analisando a eficácia, a longo prazo, de intervenções dietéticas sobre a microbiota intestinal. São necessárias mais pesquisas para esclarecer os papeis da microbiota intestinal na saúde e nas doenças humanas.

18. DESAFIOS FUTUROS

*O que você pode fazer, ou sonha que pode, comece; a intrepidez tem em si o gênio, poder e magia. **Goethe***

*A grandeza não consiste em receber honras, mas em merecê-las. **Aristóteles***

É sempre perigoso prever o futuro. Mas, pior ainda, é não pensar sobre ele. Vários desafios estão diante da classe médica no século XXI, tanto em nível pessoal, quanto acadêmico, governamental e da sociedade civil. Diante das profundas e rápidas transformações sociais a que estamos assistindo, o próprio papel do médico merece consideração.

O *papel do médico* **nunca desaparecerá**. Mesmo com toda tecnologia moderna, o médico sempre tomará decisões, realizará procedimentos, atenderá às pessoas, pensará na organização dos sistemas de saúde. O doente, especialmente nas situações graves, procura no médico um companheiro. Alguém que não o abandone na longa e penosa viagem pelo sofrimento. Para o doente grave, o médico é o ramo de arbusto na margem a que ele se agarra quando a corrente do sofrimento e da morte procura arrastá-lo. Não só isso. **O médico é o único que pode integrar os vários ramos do conhecimento científico, definir estratégias de investigação, prioridades, optar pelos tratamentos mais adequados, aconselhar famílias e pacientes,** elucidar as informações veiculadas na imprensa e internet. Isto é a essência da Medicina. Enquanto, na academia, o cientista é o herói, na Medicina prática, o herói é o médico.

EDUCAÇÃO DE NOVOS MÉDICOS

Precisamos de uma reformulação do ensino médico no Brasil, como, aliás, em todos os níveis do ensino. Como visto em capítulo anterior, temos grandes deficiências. Por exemplo, 59% dos médicos recém-formados não passaram no exame do Conselho Regional de Medicina do Estado de São Paulo (Cremesp);[1] imagine, então, a situação em estados menos desenvolvidos que São Paulo! As escolas precisam se atualizar, encarar as novas disciplinas e as demandas da sociedade. Isso passa pelos processos de seleção de alunos, mas o determinante principal é a boa formação médica, que depende claramente de bons professores, bem como de toda estrutura que uma faculdade de Medicina exige. Depois da graduação, é preciso realizar exames de aptidão dos médicos antes de autorizá-los a exercer a profissão. O Cremesp aplica, desde 2013, exame para todos os estudantes do último ano do curso de Medicina do Estado. Quem não fizer o exame não poderá exercer a profissão nem fazer residência médica.[2] É um avanço que precisa ser estendido a todo país, mas isso ainda não acontece. O Brasil é um dos poucos países no mundo que ainda não aplica um exame final para avaliar os estudantes de Medicina. Outro problema gravíssimo é a abertura de novos cursos médicos em instituições que não têm condições adequadas para o ensino médico. A recente política do governo federal de liberar a criação de faculdades de Medicina de modo indiscriminado certamente terá efeitos desastrosos sobre a qualidade da saúde em futuro próximo. A sociedade tem o direito de ser atendida por profissionais qualificados, em especial os formados em faculdades públicas, que são mantidas com o dinheiro dos contribuintes.

EXCELÊNCIA DAS PRÁTICAS MÉDICAS

Lutar pela excelência das práticas médicas em todos os níveis é um desafio premente. Urge criar mecanismos de avaliação de procedimentos médicos – registros, como já existem nos EUA e na Europa, são exemplares. No Brasil, temos os registros GRACE, ACCEPT, REACT, RECALL, BREATHE, Datasus, Associação Brasileira de Transplantes de Órgãos (ABTO), Fundação de Oncologia do Estado de São Paulo, Rede Brasileira de Avaliação de Tecnologia e Saúde (REBRATS) e outros. A finalidade é monitorar procedimentos e avaliar indicações e eficiência das intervenções, incluindo custos e mortalidade. Forças-tarefa que incluam sociedades médicas e representantes do governo são indispensáveis. No Brasil, angioplastias, marca-passos, ressincronizadores cardíacos, cirurgias cardíacas e outros procedimentos são realizados sem nenhum sistema externo que avalie a propriedade das indicações e a eficiência dos procedimentos. Registros, por si só, não levam a mudanças. Eles devem servir de base para ações concretas que impeçam as más práticas. Cortar o financiamento do SUS para quem não tem desempenho adequado é uma medida que poderá coibir os desperdícios e as impropriedades.

COMBATE ÀS EPIDEMIAS

Como demonstrado em publicação recente,[3-5] doenças não transmissíveis são as maiores responsáveis pelas taxas de morbimortalidade atuais. A epidemia de Covid-19 representou um acontecimento singular na história da humanidade; foi, em parte, superada com vacinas, mas não chegou a alterar o quadro geral de morbimortalidade no mundo atual. Doenças cardiovasculares, cânceres, doenças pulmonares, diabetes, doenças mentais, drogas e alcoolismo entre jovens. Tanto medidas terapêuticas quanto medicamentos deveriam ser usados para combater essas epidemias.[6] Estilos de vida sadios, começando pelas crianças, mas se estendendo à população geral, devem ser implementados de modo sistemático! Não basta tratar um a um! É preciso uma abordagem populacional.

TECNOLOGIA DA INFORMAÇÃO

A internet permite a formação de redes nacionais e mundiais para agrupar experiências em casos raros, para educação a distância. Para atualizações e para pesquisa, é uma ferramenta poderosa que precisa ser expandida. O ChatGPT4 – a mais recente criação – tem influenciado fortemente a pesquisa, o ensino e a prática médicas.

DIAGNÓSTICOS PRECOCES

Diagnósticos precoces e estabelecimento de escalas de gravidade das doenças é uma necessidade universal. Doenças precoces causam alto custo humano, diminuição da força de trabalho, aumento de gastos para tratamento e invalidez. Atualmente, dispomos de várias tecnologias que permitem diagnósticos precoces, incluindo biomarcadores genéticos, plasmáticos e teciduais. Índices prognósticos e biomarcadores precisam ser cuidadosamente avaliados para se determinar quanto acrescentam na estimativa final de doenças e, consequentemente, quais merecem ser incorporados à prática. A questão do escalonamento da gravidade também é fundamental.

A Medicina Translacional deve ser objeto primordial das universidades, dos institutos de pesquisa e dos hospitais universitários, como discutido no capítulo 14. A implantação desse conceito repousa na disponibilidade de pesquisadores, instituições, orçamento e na interação entre essas partes.

DIFUNDIR CONHECIMENTOS

Difundir conhecimentos à população é outra meta essencial. Se simplesmente aplicássemos o que já se sabe, faríamos grande diferença. O número de pacientes que recebe medicações amplamente validadas não é ideal no Brasil nem em qualquer outro país. Diretrizes também não são seguidas como deveriam.

Muitas vezes, os próprios médicos não seguem recomendações básicas corretamente, agravando o problema.

OTIMIZAÇÃO DO ATENDIMENTO PELO SUS

Necessitamos criar recursos para atender a todos, e não apenas os que podem pagar. O orçamento governamental da saúde é nitidamente baixo para as necessidades da população mais carente, correspondendo a menos de 4% do PIB.[7] O SUS não remunera procedimentos hospitalares pelo que de fato custam, assim como também não remunera as consultas corretamente. Ao contrário: uma consulta médica no SUS vale cerca de R$ 3,00 (três reais); não paga nem o papel da receita! Isso inviabiliza as instituições, como as Santas Casas, e, claro, afasta os médicos do serviço público.

APOIO À INOVAÇÃO E TECNOLOGIA

A produção científica brasileira, em termos de publicações, vem aumentando. No entanto, a verdadeira inovação tecnológica está atrasada, incompatível com as necessidades de autonomia do país. Há vários pontos de estrangulamento. Um dos pontos que merece ênfase é o de patentes. Os investigadores precisam ser estimulados a inovar, e, para tanto, patentes devem ser facilitadas, permitindo, inclusive, a participação financeira dos pesquisadores nos eventuais lucros de suas descobertas. O sistema de importação de materiais e reagentes precisa ser agilizado. As aposentadorias precoces nas universidades causam perda de capacidade intelectual e de custosas experiências adquiridas ao longo de anos de ensino e pesquisas. A idade não deve ser o critério universal para a aposentadoria. Por outro lado, nas universidades a renovação é necessária, de modo que os mais novos possam subir na carreira, trazendo novas ideias. Portanto, o que se impõe não é simplesmente se aposentar aos 70 anos de idade, mas, sim, criar condições para que pessoas produtivas possam ser aproveitadas em outras funções, de modo a continuar pesquisas ou ser conselheiras e orientadoras. A associação universidade/indústria precisa ser incentivada, a exemplo do que já ocorre em outros países.

Trabalhar sempre pensando na relação custo-benefício é imperativo para todo o sistema de saúde. Esse é um ponto de responsabilidade especial dos médicos. O país não aguenta arcar com os custos médicos baseados em alta tecnologia; mas alta tecnologia nem sempre é necessária!

GRANDES ÁREAS DE INTERESSE

Este tópico já foi discutido, mas irei revisar alguns pontos. Pode-se vislumbrar que algumas áreas terão grande demanda futura. Assim, intervenções plásticas, diagnósticos e tratamentos não invasivos, fisioterapia, função cerebral e ortopedia são alguns exemplos. Quanto ao envelhecimento, projeções para o Brasil indicam aumento do número de idosos. Isso deve levar à rediscussão de vários aspectos do sistema de saúde. Cérebro e comportamentos merecem especial atenção. O cérebro é o centro da atividade humana, porém, como é pouco acessível, é pouco estudado e conhecido; não pode nem ser biopsiado. No entanto, abrem-se grandes perspectivas com tecnologias recentes, como ressonância magnética cerebral funcional, genética e biologia molecular. Avanços significativos sobre as funções da mente humana vêm ocorrendo e podem-se antecipar grandes descobertas futuras. O livro *Em busca da memória*, de Eric Kandel,[8] os estudos de Damásio[9] sobre sentimentos e os de Nicolelis[10] sobre as possibilidades de controle da atividade cerebral a distância são indícios promissores do que está por vir nesse campo.

A genética e a biologia molecular já desempenham e continuarão a exercer papéis essenciais na Medicina moderna. A genética e a biologia molecular estão reescrevendo a Medicina.

Vejamos duas investigações recentes que utilizaram o mesmo modelo, a parabiose. Esse modelo consiste em acoplar dois animais de modo que sua circulação passe a ser comum. Robbins et al.[11] usaram essa técnica em camundongos geneticamente diferentes e demonstraram que o acúmulo de macrófagos na parede arterial durante o processo de aterosclerose depende principalmente de proliferação local, e não de transformação de monócitos circulantes. Tal achado estabelece um novo conceito fisiopatológico em aterosclerose e abre perspectivas para novas terapêuticas. Por outro lado, Loffredo et al.[12] acoplaram as circulações de um animal jovem e de um animal velho para testar a hipótese de que "humores" no sangue jovem poderiam diminuir a hipertrofia ventricular do animal mais velho. De fato, após algumas semanas, a hipertrofia ventricular do idoso diminuiu, sugerindo que houve um rejuvenescimento miocárdico. Eles identificaram a quimiocina *eotaxin*, que aumenta no plasma com a idade e impede a proliferação de células, e sugeriram que ela poderia ser, em parte, responsável pela hipertrofia do envelhecimento. Na verdade, os autores identificaram 13 proteínas no plasma que diferenciam camundongos jovens dos idosos, das quais investigaram em profundidade apenas a *eotaxin*. O significado potencial dessa investigação é transcendental para o futuro, mas também nos remete ao passado, como expresso no editorial de Rando e Finkel,[13] no *New England Journal of Medicine*. Recordemos que Hipócrates e Galeno já propunham que a doença era o resultado do desequilíbrio de "humores" do corpo. Será que "humores" de fato existem e alguns são quimiocinas? Note-se que esses estudos dependem de técnicas de biologia molecular, cujo uso deverá crescer cada vez mais.

O papel da genética na Medicina moderna também deverá ser mais bem elucidado. A genética e a epigenética estão contribuindo decisivamente para o entendimento dos complexos mecanismos que determinam fenótipos. Faz-se necessário estabelecer o valor correto do conhecimento genético para o uso clínico; estabelecer correlações entre genes e funções fisiológicas; entender suficientemente as inter-relações entre diversos genes, funções celulares, funções de órgãos e funções do organismo todo. Está ficando cada vez mais claro que intervir em um só elemento desses sistemas complexos, na esperança de resolver problemas sistêmicos, seria uma visão excessivamente simplista. Por outro lado, existem doenças que são causadas por uma única alteração; nesses casos, pode ser que a mudança de um gene modifique tudo.

Mas as funções gênicas podem ser modificadas? Como? Mudando seus controladores dentro do próprio genoma ou os fatores ambientais? Exercício ativa genes; pensamentos ativam genes? Ou seja, há uma infinidade de questões não resolvidas sobre a etiologia e a fisiopatologia de doenças nas quais a genética e a biologia molecular desempenham papel central. Portanto, essas áreas oferecem grandes oportunidades para descobertas e inovações.

Engenharia de tecidos e órgãos é outra área de potencial interesse. Os transplantes de órgãos sólidos estão estacionados porque não há doadores. Esse é um fenômeno mundial, cuja tendência é permanecer assim. Trabalhos iniciais sugerem que será possível construir um rim, um coração, uma orelha, por exemplo. Claro que esses são processos extremamente complicados, mas já há indícios animadores nesse sentido. Pode-se imaginar que isso se concretize no futuro, mas é necessário que se invista em pesquisa de base visando a esses objetivos.

Por fim, cabe perguntar: a quem compete oferecer as respostas aos desafios acima? Vários são os agentes, mas especialmente cabe:

1. Às universidades e aos institutos de pesquisa, porque respondem pela formação dos médicos e pesquisadores.
2. Aos pesquisadores, porque formam professores e outros pesquisadores.
3. Aos governos, porque administram o financiamento da saúde.
4. Às associações médicas, porque devem vigiar o exercício da profissão.
5. Aos médicos, porque são agentes diretos junto ao povo.

Ao final, somente o esforço conjunto dessas várias forças poderá proporcionar sucesso no enfrentamento desses desafios. Na verdade, ainda carecemos de objetivos comuns, bem definidos e a longo prazo, bem como carecemos, como nação, da capacidade de arregimentar forças diversas e da determinação firme de atingir metas.

Visto como um todo, o sistema de saúde brasileiro é um tabuleiro de problemas. Cercam-no homens de talento e de boa vontade, algumas instituições de ponta e o governo. A questão é que essas forças não conseguem se organizar para resolver problemas comuns. Precisamos de programas a longo prazo, baseados em dados concretos e em opiniões de especialistas sérios. **Precisamos de integração entre esses diferentes segmentos para ações coordenadas, não dispersas e individuais.** Não basta funcionar como indivíduo; é preciso agir como uma sociedade que tenha propósitos definidos. Não precisamos de medidas casuísticas, de curto prazo e eleitoreiras. Não precisamos de opiniões de novatos subitamente elevados a posições de mando, que imponham regras em áreas que desconhecem. O ensino médico e a saúde de uma nação são assuntos sérios demais para serem tratados levianamente.

REFERÊNCIAS BIBLIOGRÁFICAS

CAPÍTULO 2. A ESCOLHA DA PROFISSÃO

1. Folha Vitória. Medicina apresenta desequilíbrio entre candidatos e vagas. Dino – Divulgador de Notícias, 31 mai. 2022. Disponível em: https://www.folhavitoria.com.br/geral/noticia/05/2022/medicina-apresenta-desequilibrio-entre-candidatos-e-vagas. Acesso em: 22 ago. 2023.
2. Seligman M. Felicidade autêntica. Rio de Janeiro: Ponto de Leitura, 2009.
3. Wikipedia. Código de Hamurabi. Disponível em: http://wikipedia.org/wiki/C%C3%B3digo_de_Hamurabi. Acesso em: 06 fev. 2023.
4. Instituto Brasileiro de Geografia e Estatística (IBGE). Instituto Nacional de Estudos e Pesquisas Educacionais Anísio Teixeira (Inep). Censo da educação superior. Disponível em: https://www.gov.br/inep/pt-br/areas-de-atuacao/pesquisas-estatisticas-e-indicadores/censo-da-educacao-superior. Acesso em: 28 jul. 2023.
5. da Luz PL. Nem só de ciência se faz a cura. 3. ed. Barueri: Manole, 2020.
6. Collins FS. A linguagem de Deus. São Paulo: Gente, 2007.

CAPÍTULO 3. IMPORTÂNCIA DA BOA FORMAÇÃO MÉDICA – GRADUAÇÃO E PÓS-GRADUAÇÃO

1. Descartes R. Discurso do método. São Paulo: Martins Fontes, 2001.
2. Escolas médicas. Escolas médicas do Brasil. Disponível em: https://www.escolasmedicas.com.br/. Acesso em: 22 ago. 2023.
3. Conselho Federal de Medicina (CFM). Jornal Medicina. fev. 2022; 324:1. Disponível em: https://www.flip3d.com.br/pub/cfm/?numero=324&edicao=5302. Acesso em: 22 ago. 2023.
4. Scheffer M et al. Demografia Médica no Brasil 2023. São Paulo, SP: FMUSP, AMB, 2023. 344p. Disponível em: https://amb.org.br/wp-content/uploads/2023/02/DemografiaMedica2023_8fev-1.pdf. Acesso em: 22 ago. 2023.
5. Conselho Regional de Medicina do Estado de São Paulo (Cremesp). Exame do Cremesp 2018 aprova 61% dos médicos recém-formados. Disponível em: https://cremesp.org.br/pdfs/Relatorio-Exame-Cremesp.pdf. Acesso em: 23 ago. 2023.
6. Brasil. Ministério da Educação. Empresa Brasileira de Serviços Hospitalares. Sobre os hospitais universitários. Disponível em: https://www.gov.br/ebserh/pt-br/hospitais-universitarios/sobre-os-hospitais-universitarios-federais. Acesso em: 22 ago. 2023.
7. Cabral U. De 2010 a 2022, população brasileira cresce 6,5% e chega a 203,1 milhões. Agência IBGE Notícias, 28 jun. 2023. Disponível em: t.ly/mTly3. Acesso em: 22 ago. 2023.
8. Salmi J. The challenge of establishing world-class universities. 2009. Washington: The World Bank, 2009. Disponível em: https://openknowledge.worldbank.org/handle/10986/2600. License: CC BY 3.0 IGO. Acesso em: 06 fev. 2023.
9. Schwartzman S. Brazil's Leading University: between Intelligentsia, World Standards and Social Inclusion. Instituto de

Estudos do Trabalho e Sociedade, Rio de Janeiro, Brazil. Disponível em: http://200.144.254.127:8080/english/journal/articles/schwartzmanusp.pdf. Acesso em: 06 fev. 2023.

10. G1. Pela 1ª vez, USP entra no top 100 de melhores universidades do mundo em ranking internacional. G1, Educação, 27 jun. 2023. Disponível em: https://g1.globo.com/educacao/noticia/2023/06/27/pela-1a-vez-usp-entra-no-top-100-de-melhores-universidades-do-mundo-em-ranking-internacional.ghtml Acesso em: 22 ago. 2023.

CAPÍTULO 4. CONHECIMENTOS NECESSÁRIOS HOJE – A MEDICINA ALÉM DO DOENTE

1. Corsini I, Soares F. Brasil ocupa penúltima posição no ranking de gastos públicos em saúde, segundo IBGE. CNN Brasil, 14 abr. 2022. Disponível em: https://www.cnnbrasil.com.br/saude/brasil-ocupa-penultima-posicao-no-ranking-de-gastos-publicos-em-saude-segundo-ibge/. Acesso em: 22 ago. 2023.

2. Alberts B, Johnson A, Lewis J, Raff M, Roberts K, Walter P. Molecular biology of the cell. Nova York: Garland Science, 2002.

3. Schmidt MI, Duncan BB, Silva GA, Menezes AM, Monteiro CA, Barreto SM et al. Doenças crônicas não transmissíveis no Brasil: carga e desafios atuais. Lancet 2011 Jun 4; 377(9781):1949-61. Disponível em: https://doi.org/10.1016/S0140-6736(11)60135-9. Acesso em: 06 fev. 2023.

4. Selye H. A syndrome produced by diverse nocuous agents. Nature 1936; 138:32.

5. Marmot MG, Stansfeld S, Patel C, North F, Head J, White I et al. Health inequalities among British civil servants: the Whitehall II study. Lancet 1991; 337:1387-93.

CAPÍTULO 5. LIDAR COM PESSOAS, SEUS DRAMAS E EXPECTATIVAS

1. Sandel MJ. Justiça: o que é fazer a coisa certa. São Paulo: Civilização Brasileira, 2012.
2. Damásio AR. E o cérebro criou o homem. São Paulo: Companhia das Letras, 2011.
3. Damásio AR. Knowing and feeling. Nature 2011; 469:160-1.
4. Redação Galileu. Obama irá propor projeto para mapear cérebro humano. Revista Galileu, 17 fev. 2013. Disponível em: https://abre.ai/fK2m. Acesso em: 06 fev. 2023.
5. Selye H. A syndrome produced by diverse nocuous agents. Nature 1936; 138:32.
6. Marmot MG, Stansfeld S, Patel C, North F, Head J, White I et al. Health inequalities among British civil servants: the Whitehall II study. Lancet 1991; 337:1387-93.
7. Doyle AC. [1887-] Um estudo em vermelho. Mundo Sherlock, 1998. Disponível em: https://mundosherlock.wordpress.com/canon_e/arthur-conan-doyle-um-estudo-em-vermelho-1887/. Acesso em: 06 fev. 2023.
8. Borg J. A arte da linguagem corporal. São Paulo: Saraiva, 2011.
9. Dimitrius JE, Mazzarella WP. Decifrar pessoas. São Paulo: Campus, 2009.
10. da Luz P. Nem só de ciência se faz a cura. 3. ed. Barueri: Manole, 2020.
11. Taylor JB. A cientista que curou seu próprio cérebro. Rio de Janeiro: Ediouro, 2008.
12. Groopman JE. Como os médicos pensam. Rio de Janeiro: Agir, 2008.

CAPÍTULO 6. AVANÇOS CIENTÍFICOS – PROGRESSOS E DILEMAS

1. Siegel RL, Miller KD, Wagle NS, Jemal A. Cancer statistics, 2023. CA Cancer J Clin 2023; 73(1):17-48.
2. Instituto Nacional de Câncer (Inca). Estimativa 2023: incidência de câncer no Brasil. Rio de Janeiro: INCA, 2022.
3. Instituto Brasileiro de Geografia e Estatística (IBGE). Projeção da população. Tabela 7362 – Esperança de vida ao nascer e taxa de mortalidade infantil, por sexo. Disponível em: https://sidra.ibge.gov.br/tabela/7362. Acesso em: 22 ago. 2023.
4. Friedman M, Friedland GW. As dez maiores descobertas da Medicina. São Paulo: Companhia das Letras, 2000.
5. Ribatti D. William Harvey and the discovery of the circulation of the blood. J Angiogenes Res 2009; 1:3.
6. Jenner E. An inquiry into the cause and effects of the variolae vaccinae, a disease discovered in some of the Western counties of England, particularly Gloucestershire, and known by the name of cowpox. Londres: Sampson Low, 1798.
7. Keys TE. The history of surgical anesthesia. Nova York: Schumans, 1945.
8. Long CW. Account of the first use of sulphuric ether by inhalation as an anesthesia in surgical operations. South Med Surg J 1849; 5:705.
9. Halsted WS. Practical comments on the use and abuse of cocaine; suggested by its invariably successful employment in more than a thousand minor surgical operations. N.Y. Medical Journal 1885; 42:294 5.
10. Röntgen WC. Eine neue Art Von Strahlen Würzburg: Verlag der Stahel'schen k. Hof- u. Universitäts -Buch- u. Kunsthandlung, 1895. Disponível em: https://wellcomecollection.org/works/avjgayxz. Acesso em: 06 fev. 2023. [Tradução para o inglês em: Donizetti P. Shadow and substance: the story of medical radiography. Oxford: Pergamon Press, 1967.]

11. Diamond GA, Forrester JS, da Luz PL, Wyatt HL, Swan HJC. Post-extrasystolic potentiation of ischemic myocardium by atrial stimulation. Am Heart J 1978; 95:204-9.

12. Braunwald E, Ruterford JD. Reversible ischemic left ventricular dysfunction: evidence for the "hibernating myocardium". J Am Coll Cardiol 1986; 8:1467-70.

13. Rahimtoola SH. A perspective on the three large multicenter randomized trials of coronary bypass surgery for chronic stable angina. Circulation 1985; 72:V-123-35.

14. Hounsfield GN. Computerized transverse axial scanning (tomography). 1. Description of a system. Br J Radiol 1973; 46:1016-22.

15. Friedland GW, Thurber DB. The birth of C.T. Am J Roentgenol 1996; 167:1365-70.

16. Cormack AM. Representation of a function by its line integrals with some radiological applications. J Appl Physics 1963; 34:2722-7.

17. Harrison RG, Greenman MJ, Mall FP, Jackson CM. Observations on the living developing nerve fiber. The Anatomical Record 1907; 1:116-28.

18. Carrel A. Rejuvenation of cultures of tissue. JAMA 1911; 57:1611.

19. Salk JE. Studies in human subjects on active immunization against poliomyelitis. I. A preliminary report of experiments in progress. JAMA 1953; 151:1081-98.

20. Kannel WB, Dawber TR, Kagan A, Revotskien N, Stokes J. Factors of risk in the development of coronary heart disease – six-year follow-up experience. The Framingham study. Ann Intern Med 1961; 55:33-50.

21. Gofman JW, Lindgren F, Elliott H, Mantz W, Hewitt J, Strisower B et al. The role of lipids and lipoproteins in atherosclerosis. Science 1950; 111:166-71.

22. Kinsell LW, Partridge J, Boling L, Margen S, Michaels G. Dietary modification of serum cholesterol and phospholipid levels. J Clin Endocrinol Metab 1952; 12:909-13.

23. Goldstein JL, Brown MS. The LDL receptor. Arterioscler Thromb Vasc Biol 2009; 29:431-8.

24. Endo A, Tsujita Y, Kuroda M, Tanzawa K. Inhibition of cholesterol synthesis in vitro and in vivo by ML-236A and ML-236B, competitive inhibitors of 3-Hydroxy-3-methylglutaryl-coenzyme A reductase. Eur J Biochem 1977; 77:31-6.

25. Wang Z, Klipfell E, Bennett BJ, Koeth R, Levison BS, DuGar B et al. Gut flora metabolism of phosphatidylcholine promotes cardiovascular disease. Nature 2011; 472:57-63.

26. Fleming A. On the antibacterial action of cultures of a penicillium, with special reference to their use in the isolation of B. influenzae. Br J Exp Pathol 1929; 10:226-236.

27. Chain E, Florey HW, Adelaide MB, Gardner AD, Heatley NG, Jennings MA et al. Penicillin as a chemotherapeutic agent. Lancet 1940; 236:226-8.

28. Schrödinger E. What is life? Cambridge: Cambridge University Press, 1944.

29. Watson JD, Crick FHC. Molecular structure of nucleic acids. A structure for deoxyribose nucleic acid. Nature 1953; 171:737. [Wilkins MHF, Strokes AR, Wilson HR. Molecular structure of nucleic acids. Molecular structure of deoxypentose nucleic acids, ibidem, p.738. Franklin RF, Gosling RG. Molecular structure of nucleic acids. Molecular configuration in sodium thymonucleate, ibidem, p.740.]

30. Watson JD, Crick FHC. Genetical implications of the structure of deoxyribonucleic acid. Nature 1953; 171:964-7.

31. Griffith F. The significance of pneumococcal types. J Hyg (Lond) 1928; 27:113-159.

32. Avery OT, Macleod CM, McCarty M. Studies on the chemical nature of the substance inducing transformation of pneumococcal types. J Exp Med 1944; 79:137-158.

33. Watson JD, Crick FHC. Molecular structure of nucleic acids. Nature 1953; 4356:737-8.

34. Kornberg A. Research, the lifeline of medicine. N Engl J Med 1976; 294:1212-6.

35. Wedeen VJ, Rosene DL, Wang R, Dai G, Mortazavi F, Hangman P et al. The geometric structure of the brain fiber pathways. Science 2012; 335:1628-34.

36. Nishiyama M. Efeitos do treinamento físico e ingestão de vinho tinto na função cognitiva de indivíduos sem declínio cognitivo [tese de doutorado]. São Paulo: Faculdade de Medicina, 2018. Disponível em: https://doi.org/10.11606/T.5.2019.tde-07052019-162312. Acesso em: 25 jul. 2023.

37. Tavares A, Caldas JG, Castro CC, Puglia Jr. P, Frudit ME, Barbosa LA. Changes in perfusion-weighted magnetic resonance imaging after carotid angioplasty with stent. Interv Neurol 2010; 16:161-9.

38. Friedman TL. O mundo é plano. Uma breve história do século XXI. Rio de Janeiro: Objetiva, 2009.

39. Kitano H. Systems biology: a brief overview. Science 2002 Mar 1; 295(5560):1662-4. Disponível em: https://doi.org/10.1126/science.1069492. Acesso em: 22 ago. 2023.

40. Angione C. Human systems biology and metabolic modelling: a review-from disease metabolism to precision medicine. Biomed Res Int 2019 Jun 9; 2019:8304260. Disponível em: https://doi.org/10.1155/2019/8304260. Acesso em: 22 ago. 2023.

41. Roberts R, Marian AJ, Dandona S, Stewart AFR. Genomics in cardiovascular disease. J Am Coll Cardiol 2013; 61:2029-37.

42. Roth EM, McKenney JM, Hanotin C, Asset G, Stein EA. Atorvastatin with or without an antibody to PCSK9 in primary hypercholesterolemia. N Engl J Med 2012; 367:1891-900.

43. Rosenbloom KR, Sloan CA, Malladi VS, Dreszer TR, Learned K, Kirkup VM et al. Encode data in the UCSC Genome Browser: year 5 update. Nucleic Acids Res 2013; 41:D56-D63.

44. Lewis ACF, Green RC. Polygenic risk scores in the clinic: new perspectives needed on familiar ethical issues. Genome Med 2021

Jan 28; 13(1):14. Disponível em: https://doi.org/10.1186/s13073-021-00829-7. Acesso em: 27 jul. 2023.

45. Deloukas P, Kanoni S, Willenborg C, Farrall M, Assimes TL, Thompson JR et al. Large-scale association analysis identifies new risk loci for coronary artery disease. Nat Genet 2013; 45:25-33.

46. Schwartz PJ, Ackerman MJ, George Jr. AL, Wilde AA. Impact of genetics on the clinical management of channelopathies. J Am Coll Cardiol 2013; 62:169-80.

47. Mattick JS, Makunin IV. Non-coding RNA. Hum Mol Genet 2006; 15:R17-R29.

48. Jorge AL, Pereira ER, Oliveira CS, Ferreira EDS, Menon ETN, Diniz SN, Pezuk JA. MicroRNAs: understanding their role in gene expression and cancer. Einstein (São Paulo) 2021 Jul 16;19:eRB5996. Disponível em: https://doi.org/10.31744/einstein_journal/2021RB5996. Acesso em: 22 ago. 2023.

49. Cornetta K, Bonamino M, Mahlangu J, Mingozzi F, Rangarajan S, Rao J. Gene therapy access: Global challenges, opportunities, and views from Brazil, South Africa, and India. Mol Ther 2022 Jun 1; 30(6):2122-2129. Disponível em: https://doi.org/10.1016/j.ymthe. 2022.04.002. Acesso em: 27 jul. 2023.

50. O'Donoghue ML, Giugliano RP, Wiviott SD, Atar D, Keech A, Kuder JF et al. Long-term evolocumab in patients with established atherosclerotic cardiovascular disease. Circulation 2022; 146(15):1109-19. Disponível em: https://doi.org/10.1161/CIRCULATIONAHA.122.061620.

51. Boulet J, Cunningham JW, Mehra MR. Cardiac Xenotransplantation: challenges, evolution, and advances. JACC Basic Transl Sci. 2022 Jun 15;7(7):716-729. Disponível em: https://doi.org/10.1016/j.jacbts.2022.05.003. Acesso em: 27 jul. 2023.

52. Vaidyanathan S, Harrigan GG, Goodacre R (eds). Metabolome analyses: strategies for systems biology. Boston: Springer, 2005.

53. Bruce A, Johnson A, Lewis J, Raff M, Roberts K, Walter P et al. Molecular biology of the cell. New York: Garland Science, 2002.

54. Capdevila J, Díez Miranda I, Obiols G, Tabernero J. Control of carcinoid syndrome with everolimus. Ann Oncol 2011 Jan; 22(1):237-9. Disponível em: https://doi.org/10.1093/annonc/mdq670. Acesso em: 29 ago. 2023.

55. Nurmohamed NS, Kraaijenhof JM, Mayr M, Nicholls SJ, Koenig W, Catapano AL, Stroes ESG. Proteomics and lipidomics in atherosclerotic cardiovascular disease risk prediction. Eur Heart J 2023 May 7;44(18):1594-1607. Disponível em: https://doi.org/10.1093/eurheartj/ehad161. Acesso em: 27 jul. 2023.

56. Pescatore LA, Bonatto D, Forti FL, Sadok A, Kovacic H, Laurindo FR. Protein disulfide isomerase is required for platelet-derived growth factor-induced vascular smooth muscle cell migration, Nox1 NADPH oxidase, and RhoGTPase activation. J Biol Chem 2012; 287:29290-300.

57. Simmons J. Os 100 maiores cientistas da História. Rio de Janeiro: Difel, 2002. p. 36.

58. Rocha e Silva M, Baraldo WT, Rosenfeld G. Bradykinin, a hypotensive and smooth muscle stimulating factor released from plasma globulin by snake venoms and by trypsin. Am J Physiol 1949; 156:261-73.

59. Ferreira SH, Rocha e Silva M. Potentiation of bradykinin by dimercaptopropanol (BAL) and other inhibitors of its destroying enzyme in plasma. Biochem Pharma 1962; 11:1123-8.

60. Krieger EM, Salgado HC, Assan CJ. Potential screening test for detection of overactivity of renin-angiotensin system. Lancet 1971; 269-71.

61. Filho R, Albuquerque L, Cavalcanti S, Tambascia M, Valente F, Bertoluci M. Tratamento farmacológico da hiperglicemia no DM2. Diretriz Oficial da Sociedade Brasileira de Diabetes (2022). Disponível em: https://doi.org/10.29327/557753.2022-10. Acesso em: 22 ago. 2023.

62. Schwartz GG, Steg PG, Szarek M, Bhatt DL, Bittner VA, Diaz R et al.; ODYSSEY OUTCOMES Committees and Investigators. Alirocumab and cardiovascular outcomes after acute coronary syndrome. N Engl J Med 2018 Nov 29;379(22):2097-2107. Disponível em: https://doi.org/10.1056/NEJMoa1801174. Acesso em: 27 jul. 2023.

63. Ray KK, Wright RS, Kallend D, Koenig W, Leiter LA, Raal FJ et al.; ORION-10 and ORION-11 Investigators. Two phase 3 trials of inclisiran in patients with elevated LDL cholesterol. N Engl J Med 2020 Apr 16;382(16):1507-19. Disponível em: https://doi.org/10.1056/NEJMoa1912387. Acesso em: 27 jul. 2023.

64. Sabatine MS, Giugliano RP, Keech AC, Honarpour N, Wiviott SD, Murphy SA et al.; FOURIER Steering Committee and Investigators. Evolocumab and clinical outcomes in patients with cardiovascular disease. N Engl J Med 2017 May 4;376(18):1713-22. Disponível em: https://doi.org/10.1056/NEJMoa1615664. Acesso em: 06 fev. 2023.

65. Koren MJ, Sabatine MS, Giugliano RP, Langslet G, Wiviott SD, Kassahun H et al. Long-term low-density lipoprotein cholesterol-lowering efficacy, persistence, and safety of evolocumab in treatment of hypercholesterolemia: results up to 4 years from the open-label OSLER-1 extension study. JAMA Cardiol 2017 Jun 1; 2(6):598-607. Disponível em: https://doi.org/10.1001/jamacardio. 2017.0747. Acesso em: 27 jul. 2023.

66. Associação Brasileira de Transplantes de Órgãos (ABTO). Dimensionamento dos Transplantes no Brasil e em cada estado (2013 2020). RBT 2020; XVIII(4):1-88. Disponível em: https://site.abto.org. br/wp-content/uploads/2021/03/rbt_2020_populacao-1-1.pdf. Acesso em: 26 jul. 2023.

67. Hunt S. Update an transplantation: patient selection, post transplant management interview. ACCEL 2012; 44:Disc 1.

68. Batista RS, da Silva LM, Souza RRM, Pires-do-Prado HJ, da Silva CA, Rôças G. Nanociência e nanotecnologia como temáticas para discussão de ciência, tecnologia, sociedade e ambiente. Ciênc Educ 2010; 16:479-90.

69. Pelgrift RY, Friedman A. Nanotechnology as a therapeutic tool to combat microbial resistance. Adv Drug Deliv Rev 2013; 65:1803-15.

70. Coelho T, Adams D, Silva A, Lozeron P, Hawkins PN, Mant T et al. Safety and efficacy of RNAi therapy for transthyretin amyloidosis. N Engl J Med 2013; 369:819-29.

71. Wang S, Zhang J, Chen M, Wang Y. Delivering flavonoids into solid tumors using nanotechnologies. Expert Opin Drug Deliv 2013; 10:1411-28.

72. Ades A. Uptake of a cholesterol-rich emulsion by neoplastic ovarian tissues. Gynecol Oncol 2001; 82:84-7.

73. Azevedo CH, Carvalho JP, Valduga CJ, Maranhão RC. Plasma kinetics and uptake by the tumor of a cholesterol-rich microemulsion (LDE) associated to etoposide oleate in patients with ovarian carcinoma. Gynecol Oncol 2005; 97:178-82.

74. Bulgarelli A, Martin Dias AA, Caramelli B, Maranhão RC. Treatment with methotrexate inhibits atherogenesis in cholesterol-fed rabbits. J Cardiovasc Pharmacol 2012; 59:308-14.

75. Anversa P, Nadal-Ginard B. Myocyte renewal and ventricular remodelling. Nature 2002; 415:240-3.

76. Bolli R, Chugh AR, D'Amario D, Loughran JH, Stoddard M, Ikram S et al. Effect of cardiac stem cells in patients with ischemic cardiomyopathy: initial results of the SCIPIO trial. Lancet 2011 Nov 26; 378:1847-57.

77. Takahashi K, Yamanaka S. Induction of pluripotent stem cells from mouse embryonic and adult fibroblast cultures by defined factors. Cell 2006; 126:663-76.

78. Maher B. Tissue engineering: How to build a heart. Nature 2013 Jul 4; 499(7456):20-2.

79. Ajmal L, Ajmal S, Ajmal M, Nawaz G. Organ regeneration through stem cells and tissue engineering. Cureus 2023 Jan 29; 15(1):e34336. Disponível em: https://doi.org/10.7759/cureus.34336. Acesso em: 22 ago. 2023.

80. Oliveira GMM, Brant LCC, Polanczyk CA, Malta DC, Biolo A, Nascimento BR et al. Cardiovascular statistics – Brazil 2021. Arq Bras Cardiol 2022 Jan; 118(1):115-373. English, Portuguese. Disponível em: https://doi.org/10.36660/abc.20211012.Acesso em: 22 ago. 2023.

81. Sociedade Brasileira de Cardiologia (SBC). SBC vai à escola. Disponível em: https://www.portal.cardiol.br/ultimas-noticias/categories/sbc-vai-a-escola. Acesso em: 27 jul. 2023.

82. Coskun AF, Nagi R, Sadeghi K, Phillips S, Ozcan A. Albumin testing in urine using a smartphone. Lab Chip 2013; 13:4231-8.

83. Esserman L, Shieh Y, Thompson I. Rethinking screening for breast cancer and prostate cancer. JAMA 2009; 302:1685-92.

84. Kleinert S, Horton R. Brasil: no caminho da sustentabilidade e da igualdade na saúde. Lancet 2011; 377(9779):P1721-2.

85. Paim J, Travasson C, Almeida C, Bahia L, Macinko J. The Brazilian health system: history, advances, and challenges. Lancet 2011; 377:1778-97.

86. Corsini I, Soares F. Brasil ocupa penúltima posição no ranking de gastos públicos em saúde, segundo IBGE. CNN Brasil, 14 abr. 2022. Disponível em: https://www.cnnbrasil.com.br/saude/brasil-ocupa-penultima-posicao-no-ranking-de-gastos-publicos-em-saude-segundo-ibge/. Acesso em: 22 ago. 2023.

87. Sobrinho WP. Investimento em saúde pública cai 64% em 11 anos no Brasil, indica estudo. Uol, Saúde, 29 mai. 2023. Disponível em: https://noticias.uol.com.br/saude/ultimas-noticias/redacao/2023/05/29/investimento-em-saude-cai-no-brasil-orcamento-ministerio-da-saude.htm. Acesso em: 22 ago. 2023.

88. Alcade PR, Kirsztajn GM. Gastos do Sistema Único de Saúde brasileiro com doença renal crônica. J Bras Nefrol 2018; 40(2):1-8.

Disponível em: https://doi.org/10.1590/2175-8239-JBN-3918. Acesso em: 22 ago. 2023.

89. Brasil. Ministério da Saúde. Vacinômetro covid-19. Disponível em: https://infoms.saude.gov.br/extensions/SEIDIGI_DEMAS_Vacina_C19/SEIDIGI_DEMAS_Vacina_C19.html . Acesso em: 29 ago. 2023.

90. Brasil. Ministério da Saúde. Sistema Nacional de Transplantes (SNT). Relatório de transplantes realizados (Brasil) – evolução 2001-2021. Disponível em: https://www.gov.br/saude/pt-br/composicao/saes/snt/estatisticas/transplantes-serie-historica/transplantes-realizados/relatorio-de-transplantes-realizados-brasil-evolucao-2001-2021/view. Acesso em: 22 ago. 2023.

91. Diamond GA, Forrester JS. Analysis of probability as an in the clinical diagnosis of coronary-artery disease. N Engl J Med 1979; 300:1350-8.

92. Ruschitzka F, Abraham WT, Singh JP, Bax JJ, Borer JS, Brugada J et al. Cardiac-resynchronization therapy in heart failure with a narrow QRS complex. N Engl J Med 2013; 369:1395-405.

93. Yancy CW, McMurray JJV. ECG – still the best for selecting patients for CRT. N Engl J Med 2013; 369.

CAPÍTULO 7. INTERNET E PRÁTICA CLÍNICA – O PERFIL DOS PACIENTES MUDOU

1. Friedman TL. O mundo é plano – uma breve história do século XXI. Rio de Janeiro: Objetiva, 2009.

2. Schwartz PJ, Ackerman MJ, George Jr. AL, Wilde AA. Impact of genetics on the clinical management of channelopathies. J Am Coll Cardiol 2013; 62:169-80.

3. Deloukas P, Kanoni S, Willenborg C, Farrall M, Assimes TL, Thompson JR et al. Large-scale association analysis identifies new risk loci for coronary artery disease. Nat Genet 2013; 45:25-33.

4. Boudoulas KD, Triposkiadis F, Stefanadis C, Boudoulas H. The end-lessness evolution of medicine, continuous increase in life expectancy and constant role of the physician. Hellenic J Cardiol 2017 Sep-Oct; 58(5):322-330. Disponível em: https://doi.org/10.1016/j.hjc.2017.05.001. Acesso em: 27 jul. 2023.

5. Liao JM, Stewart GC, Padera RF, Miller AL, Loscalzo J. A curious case of chest pain. N Engl J Med 2013; 369:844-50.

6. Marouf F, Giallourakis CC, Baer L, Hanau MS, Holbert BC. Case 33-2013: a 40-year-old woman with abdominal pain, weight loss, and anxiety about cancer. N Engl J Med 2013; 369:1639-47.

7. Cabral U. População cresce, mas número de pessoas com menos de 30 anos cai 5,4% de 2012 a 2021. Agência IBGE Notícias, 22 jul. 2022. Disponível em: t.ly/oG_FH. Acesso em: 18 jul. 2023.

8. Krogsbøll LT, Jørgensen KJ, Larsen CG, Gøtzsche PC. General health checks in adults for reducing morbidity and mortality from disease: Cochrane systematic review and meta-analysis. BMJ 2012; 345:e7191.

9. Kumar A, Srivastava U. Role of routine laboratory investigations in preoperative evaluation. J Anaesthesiol Clin Pharmacol 2011; 27:174-9.

10. Murray CJL, Lopez AD. Measuring the global burden of disease. N Engl J Med 2013; 369:448-57.

11. Fornari LS, Giuliano I, Pastana A, Vieira C, Caramelli B. Children first study: how an educational program in cardiovascular prevention at school can improve parents' cardiovascular risk. Eur J Prev Cardiol 2013; 20:301-9.

12. The Look AHEAD Research Group. Cardiovascular effects of intensive lifestyle intervention in type 2 diabetes. N Engl J Med 2013; 369:145-54.

13. Estruch R, Ros E, Salas-Salvadó J, Covas MI, Corella D, Arós F et al. Primary prevention of cardiovascular disease with a Mediterranean diet. N Engl J Med 2013; 368:1279-90.

CAPÍTULO 8. SUCESSO E INSTITUIÇÕES

1. Ribeiro J. Fazer acontecer. São Paulo: Editores Associados, 1994.
2. Alberts B. On effective leadership. Science 2012; 338.

CAPÍTULO 10. OPÇÕES NO EXERCÍCIO PROFISSIONAL – O QUE VOCÊ QUER SER?

1. Goldfarb S, Morrison G. The 3-year medical school – change or shortchange. N Engl J Med 2013; 369:1087-9.
2. Abramson SB, Jacob D, Rosenfeld M, Buckvar-Keltz L, Harnik V, Francois F et al. A 3-year M.D. – accelerating careers, diminishing debt. N Engl J Med 2013; 369:1085-7.
3. Irby D. Educating physicians for the future: Carnegie's calls for reform. Med Teach 2011; 33:547-50.
4. Cooke M, Irby DM, Sullivan W, Ludmerer KM. American medical education: 100 years after the Flexner report. N Engl J Med 2006; 355:1339-44.
5. Kandel ER. Em busca da memória. São Paulo: Companhia das Letras, 2009.

CAPÍTULO 11. COMO CONSTRUIR UMA CARREIRA

1. Birkmeyer JD, Siewers AE, Finlayson EVA, Stukel TA, Lucas L, Batista I et al. Hospital volume and surgical mortality in the United States. N Engl J Med 2002; 346:1128-1137.
2. Birkmeyer JD, Finks JF, O'Reilly A, Oerline M, Carlin AM, Nunn AR et al. Surgical skill and complication rates after bariatric. N Engl J Med 2013; 369:1434-42.
3. Stonington SD. The debt of life – Thai lessons on a process-oriented ethical logic. N Engl J Med 2013; 369:1583-5.
4. Lee TH. The word that shall not be spoken. N Engl J Med 2013; 269:1777-9.

5. Elbert Hubbard. Mensagem a Garcia. Disponível em: https://augustocampos.net/msg_garcia.pdf. Acesso em: 06 fev. 2023.

6. Carroll L. Alice – edição comentada. Aventuras de Alice no país das maravilhas e através do espelho. Rio de Janeiro: Jorge Zahar, 2002.

7. Gallagher TH, Mello MM, Levinson W, Wynia MK, Sachdeva AK, Sulmasy LS et al. Talking with patients about other clinicians' errors. N Engl J Med 2013; 369:1752-7.

CAPÍTULO 12. A PESQUISA COMO CARREIRA

1. Pesquisa FAPESP. Títulos de doutorado no Brasil. Revista Pesquisa Fapesp [on-line], ed.31, mar. 2021. Disponível em: https://revista-pesquisa.fapesp.br/titulos-de-doutorado-no-brasil/. Acesso em: 21 jul. 2023.

2. Revista Planeta. Brasil é um dos três países com menor número de doutores. Revista Planeta [on-line], 10 set. 2019. Disponível em: https://revistaplaneta.com.br/brasil-e-um-dos-tres-paises-com-menor-numero-de-doutores/. Acesso em: 21 jul. 2023.

3. Goldstein JL, Brown MS. A golden era of Nobel Laureates. Science 2012; 338:1033-4.

4. Moreno F. Lembranças das Golondrinas. Disponível em: http://www.adiaspora.com/_port/gentes/artigo/golondrinas.htm. Acesso em: 06 fev. 2023.

5. Projeto Tamar. Tartarugas marinhas voltam às mesmas praias que nasceram para desovar. Consultado em: http://www.tamar.org.br/internaphp?cod=89. Acesso em: 11 jan 2014. [Indisponível em: 06 fev. 2023.]

6. Thompson RC, Allam AH, Lombardi GP, Wann LS, Sutherland ML, Sutherland JD et al. Atherosclerosis across 4000 years of human history: the Horus study of four ancient populations. Lancet 2013; 381:1211-22. Disponível em: https://doi.org/10.1016/S0140-6736(13)60598-X. Acesso em: 29 ago. 2023.

7. Godstein JL, Brown MS. The LDL receptor. Arterioscler Thromb Vasc Biol. 2009; 29:431-8.

8. Endo A, Tsujita Y, Kuroda M, Tanzawa K. Inhibition of cholesterol synthesis in vitro and in vivo by ML-236A and ML-236B, competitive inhibitors of 3-hydroxy-3-methylglutaryl-coenzyme A reductase. Eur J Biochem 1977; 77:31-6.

9. Veronesi U, Cascinelli N, Mariani L, Greco M, Saccozzi R, Luini A et al. Twenty-year follow-up of a randomized study comparing breast-conserving surgery with radical mastectomy for early breast cancer. N Engl J Med 2002; 347:1227-32.

10. Hulley S, Grady D, Bush T, Furberg C, Herrington D, Riggs B et al. Randomized trial of estrogen plus progestin for secondary prevention of coronary heart disease in postmenopausal women. Heart and Estrogen/Progestin Replacement Study (HERS) Research Group. JAMA 1998; 280:605-13.

11. Writing Group for the Women's Health Initiative Investigators. Risks and Benefits of Estrogen Plus Progestin in Healthy Postmenopausal Women: Principal Results From the Women's Health Initiative Randomized Controlled Trial. JAMA. 2002; 288(3):321-33.

12. Cushing H. Polyglandular syndrome – case XLV (Surgical Nº 27140). Disponível em: http://www.grandroundsjournal.com/articles/gr049003/cushingoriginal.pdf. Acesso em: 07 fev. 2021.

13. Conn JW, Louis LH. Primary aldosteronism, a new clinical entity. Annals of Internal Medicine 1956; 44:1-15.

14. Maurer K, Volk S, Gerbaldo H. Auguste D and Alzheimer's disease. Lancet 1997; 349:1546-9.

15. National Human Genome Institute. The Human Genome Project. Disponível em: https://www.genome.gov/human-genome-project. Acesso em: 06 fev. 2023.

16. Mattick JS, Makunin IV. Non-coding RNA. Human Molecular Genetics 2006; 15:R17-R29. Disponível em: https://doi.org/10.1093/hmg/ddl046. Acesso em: 06 fev. 2023.

17. Capdevila J, Díez Miranda I, Obiols G, Tabernero J. Control of carcinoid syndrome with everolimus. Ann Oncol 2011 Jan; 22(1):237-9. Disponível em: https://doi.org/10.1093/annonc/mdq670. Acesso em: 29 ago. 2023.

18. Roth EM, Mckenney JM, Hanotin C, Asset G, Stein EA. Atorvastatin with or without an antibody to PCSK9 in primary hypercholesterolemia. N Engl J Med 2012; 367:1891-900.

19. Sabatine MS, Giugliano RP, Keech AC, Honarpour N, Wiviott SD, Murphy SA et al.; FOURIER Steering Committee and Investigators. Evolocumab and clinical outcomes in patients with cardiovascular disease. N Engl J Med 2017 May 4;376(18):1713-22. Disponível em: https://doi.org/10.1056/NEJMoa1615664. Acesso em: 06 fev. 2023.

20. Ray KK, Wright RS, Kallend D, Koenig W, Leiter LA, Raal FJ et al.; ORION-10 and ORION-11 Investigators. Two phase 3 trials of inclisiran in patients with elevated LDL cholesterol. N Engl J Med 2020 Apr 16;382(16):1507-19. Disponível em: https://doi.org/10.1056/NEJMoa1912387. Acesso em: 27 jul. 2023.

21. Kandel ER. Em busca da memória. São Paulo: Companhia das Letras, 2009.

22. Nicolelis M. Muito além do nosso eu. São Paulo: Companhia das Letras, 2011. p.211-57.

23. Bolli R, Chugh AR, D'Amario D, Loughran J, Stoddard MF, Ikram S et al. Effect of cardiac stem cells in patients with ischemic cardiomyopathy: initial results of the SCIPIO trial. Lancet 2011 Nov 26; 378:1847-57.

24. Hong X, Le Bras A, Margariti A, Xu Q. Reprogramming towards endothelial cells for vascular regeneration. Genes Dis 2016 Feb 27; 3(3):186-97. Disponível em: https://doi.org/10.1016/j.gendis.2016.02.003. Acesso em: 27 jul. 2023.

25. Nicholson LB. The immune system. Essays Biochem 2016; 60(3):275-301. Disponível em: https://doi.org/10.1042/EBC20160017. Acesso em: 29 ago. 2023.

26. Luz PL, Haas EA, Favarato D. Intestinal microbiota and cardiovascular diseases. Int J Cardiovasc Sci 2020; 33(5):462-71. Disponível em: https://doi.org/10.36660/ijcs.20200043. Acesso em: 29 ago. 2023.

27. Haas EA, Saad MJ, Santos A, Da Luz PL et al. A red wine intervention does not modify plasma trimethylamine N-oxide but is associated with broad shifts in the plasma metabolome and gut microbiota composition. Am J Clin Nutr 2022; 116:1515-29.

28. Descartes R. Discurso do método. São Paulo: Martins Fontes, 2001.

29. Doyle AC. Um estudo em vermelho. São Paulo: FTD, 1991.

30. Friedman M, Friedland GW. As dez maiores descobertas da Medicina. São Paulo: Companhia das Letras, 2000.

31. Favaloro RG. Critical analysis of coronary artery bypass graft surgery: a 30-year journey. JACC 1998; 31:1B-63B.

32. Moore D. Origin of drugs in current use: the cyclosporine story (contributed by Hariut Upton, 2001). Disponível em: https://www.davidmoore.org.uk/sec04_01.htm. Acesso em: 06 fev. 2023.

33. Deloukas P, Kanoni S, Willenborg C, Farrall M, Assimes TL, Thompson JR et al. Large-scale association analysis identifies new risk loci for coronary artery disease. Nat Genet 2013; 45:25-33.

34. Ferreira SH, Bartelt DC, Greene LJ. Isolation of bradykinin-potentiating peptides from Bothrops jararaca venom. Biochemistry 1970 Jun 23; 9(13):2583-93.

35. Ana J, Koehlmoos T, Smith R, Yan LL. Research misconduct in low and middle-income countries. PLoS Med 2013; 10:e1001315.

36. Zeng W, Resnik D. Research integrity in China: problems and prospects. Dev World Biothe 2010; 10:164-71.

CAPÍTULO 13. FORMAS DE ADQUIRIR CONHECIMENTO – UMA VISÃO DO CLÍNICO

1. Darwin C. The origin of species, by means of natural selection. Londres: John Murray, 1859.

2. Faria-Neto JR, Chagas ACP, Bydlowski SP, Lemos Neto PA, Chamone DA, Ramirez JAF et al. Hyperhomocysteinemia in patients with coronary artery disease. Braz J Med Biol Res 2006; 117:401-2.

3. Armitage JM, Bowman L, Clarke RJ, Wallendszus K, Bulbulia R, Rahimi K et al. Effects of homocysteine-lowering with folic acid plus vitamin B12 vs placebo on mortality and major morbidity in myocardial infarction survivors: a randomized trial. JAMA 2010; 303:2486-94.

4. Bønaa KH, Njølstad I, Ueland PM, Schirmer H, Tverdal A, Steigen T et al. Homocysteine lowering and cardiovascular events after acute myocardial infarction. N Engl J Med 2006; 354:1578-88.

5. Yusuf S, Dagenais G, Pogue J, Bosch J, Sleight P. Vitamin E supplementation and cardiovascular events in high-risk patients. The Heart Outcomes Prevention Evaluation Study Investigators. N Engl J Med 2000; 342:154-60.

6. Grady D, Rubin SM, Petitti DB, Fox CS, Black D, Ettinger B et al. Hormone therapy to prevent disease and prolong life in post-menopausal women. Ann Intern Med 1992; 117:1016-37.

7. Hulley S, Grady D, Bush T, Furberg C, Herrington D, Riggs B et al. Randomized trial of estrogen plus progestin for secondary prevention of coronary heart disease in postmenopausal women. Heart and Estrogen/progestin Replacement Study (HERS) Research Group. JAMA 1998; 280:605-13.

8. Rossouw JE, Anderson GL, Prentice RL, LaCroix AZ, Kooperberg C, Hutchinson F et al. Risks and benefits of estrogen plus progestin in healthy postmenopausal women. Principal results from the Women's Health Initiative randomized controlled trial. JAMA 2002; 288:321-33.

9. Yusuf S, Hawken S, Ounpuu S, Dans T, Avezum A, Lanas F et al. Effect of potentially modifiable risk factors associated with myocardial infarction in 52 countries (the INTERHEART study): case-control study. Lancet 2004; 364:937-52.

10. Scheuner MT, Setodji CM, Pankow JS, Blumenthal RS, Keeler E. The general cardiovascular risk profile identifies advanced coronary artery calcium and is improved by family history. The Multi-Ethnic Study of Atherosclerosis. Circ Cardiovasc Genet 2010; 3:97-105.

11. Kannel WB, Dawber TR, Kagan A, Revotskie N, Stokes J. Factors of risk in the development of coronary heart disease – six year follow-up experience. The Framingham study. Ann Intern Med 1961; 55:33-50.

12. The World Health Organization MONICA Project (monitoring trends and determinants in cardiovascular disease): a major international collaboration. WHO MONICA project principal investigators. J Clin Epidemiol 1988; 41:105-14.

13. National Health and Nutrition Examination Survey (NHANES). Disponível em: https://www.cdc.gov/nchs/nhanes/index.htm. Acesso em: 06 fev. 2023.

14. Timmers PRHJ, Tiys ES, Sakaue S, Akiyama M, Kiiskinen TTJ, Zhou W et al. Mendelian randomization of genetically independent aging phenotypes identifies LPA and VCAM1 as biological targets for human aging. Nat Aging 2022 Jan; 2(1):19-30. Disponível em: https://doi.org/10.1038/s43587-021-00159-8. Acesso em: 29 ago. 2023.

15. Lopes RD, Harrington RA. Understanding clinical research. 1.ed. Nova York: McGraw Hill, 2013.

16. Coimbra SR, Lage SH, Brandizzi L, Yoshida V, da Luz PL. The action of red wine and purple grape juice on vascular reactivity is independent of plasma lipids in hypercholesterolemic patients. Braz J Med Res 2005; 38:1339-47.

17. Fleming TR. Clinical trials: discerning hype from substance. Ann Intern Med 2010; 153:400-6.

18. U.S. Department of Health and Human Services; U.S. Food and Drug Administration. (FDA); Center for Drug Evaluation and Research (CDER); Center for Biologics Evaluation and Research (CBER); Expert Working Group (Efficacy) of the International

Conference on Harmonisation of Technical Requirements for Registration of Pharmaceuticals for Human Use (ICH). Guidance for Industry – E9 Statistical Principles for Clinical Trials. Disponível em: https://www.fda.gov/media/71336/download. Acesso em: 06 fev. 2023.

19. Roulet L. A nationwide cohort study with propensity score matching. Gut 2021; 70:1802-3.

20. Hueb W, Soares PR, Gersh BJ, César LA, Luz PL, Puig LB et al. The Medicine, Angioplasty, or Surgery Study (MASS-II): a randomized, controlled clinical trial of three therapeutic strategies for multivessel coronary artery disease: one-year results. J Am Coll Cardiol 2004; 43:1743-51.

21. Ringqvist I, Fisher LD, Mock M, Davis KB, Wedel H, Chaitman BR et al. Prognostic value of angiographic indices of coronary artery disease from the Coronary Artery Surgery Study (CASS). J Clin Invest 1983; 71:1854-66.

22. Boden WE, O'Rourke RA, Teo KK, Hartigan PM, Maron DJ, Kostuk WJ et al. Optimal medical therapy with or without PCI for stable coronary disease. N Engl J Med. 2007; 356:1503-16.

23. Brooks MM, Chaitman BR, Nesto RW, Hardison RM, Feit F, Gersh BJ et al. Clinical and angiographic risk stratification and differentiation impact on treatment outcomes in the Bypass Angioplasty Revascularization Investigation 2 Diabetes (BARI 2D) trial. Circulation 2012; 126:2115-24.

24. U.S. National Library of Medicine (NIH). International study of comparative health effectiveness with medical and invasive approaches (ISCHEMIA). Disponível em: https://clinicaltrials.gov/show/NCT01471522. Acesso em: 06 fev. 2023.

25. Reynolds HR, Shaw LJ, Min JK, Page CB, Berman DS, Chaitman BR et al. Outcomes in the ISCHEMIA Trial Based on Coronary Artery Disease and Ischemia Severity. Circulation 2021 Sep 28;144(13):1024-1038. Disponível em: https://doi.org/10.1161/CIRCULATIONAHA.120.049755. Acesso em: 07 fev. 2023.

26. Braunwald E. Coronary-artery surgery at the cross roads. N Eng J Med 1977; 297:661-3.

27. Connolly SJ, Ezekowitz MB, Yusuf S, Eikelboom J, Oldgren J, Parekh A et al. Dabigatran versus wafarin in patients with arterial fibrillation. N Engl J Med 2009; 361:1139-51.

28. Patel MR, Mahaffey KW, Garg J, Pan G, Singer DE, Hacke W et al. Rivaroxaban versus warfarin in nonvalvular atrial fibrillation. N Engl J Med 2011; 365:883-91.

29. Birkmeyer JD, Siewers AE, Finlayson EVA, Stukel TA, Lucas L, Batista I et al. Hospital volume and surgical mortality in the United States. N Engl J Med 2002; 346:1128-37.

30. Birkmeyer JD, Finks JF, O'Reilly A, Oerline M, Carlin AM Nunn AR et al. Surgical skill and complication rates after bariatric. N Engl J Med 2013; 369:1434-42.

31. Hannan EL, Kilburn Jr. H, O'Donnel Jf, Lukacick G, Shields EP. Adult open heart surgery in New York State. An analysis of risk factors and hospital mortality rates. JAMA 1990; 264:2768-74.

32. O'Connor GT, Plume SK, Olmstead EM, Coffin LH, Morton JR, Maloney CT et al. A regional prospective study of in-hospital mortality associated with coronary artery by-pass grafting. JAMA 1991; 266:803-9.

33. Hall BL, Hamilton BH. New information technology systems and a Bayesian hierarchical bivariate probit model for profiling surgeon quality at a large hospital. Q Rev Econ Finance 2004; 44:410-29.

34. Weintraub WS, Grau-Sepulveda MV, Weiss JM, O'Brien SM, Peterson ED, Kolm P et al. Comparative effectiveness of revascularization strategies. N Engl J Med 2012; 366:1467-76.

35. Barone JE. Comparing apples and oranges: a randomised prospective study. BMJ 2000; 321:1569-70.

36. Sleight P. Debate: Subgroup analyses in clinical trials – fun to look at, but don't believe them! Curr Control Trials Cardiovasc Med 2000; 1:25-7.

37. Mlodinow L. O andar do bêbado, como o acaso determina nossas vidas. Rio de Janeiro: Zahar, 2009.

38. Matthews DE, Farewell VT. Using and understanding medical statistics. 3. ed. Basel: Karger, 1996.

39. Panza JA, Holly TA, Asch FM, She L, Pellikka PA, Velazquez EJ et al. Inducible myocardial ischemia and outcomes in patients with coronary artery disease and left ventricular dysfunction. J Am Coll Cardiol 2013; 61:1860-1870.

40. Gibbons RJ, Miller TD. Is ischemia dead after STICH? J Am Coll Cardiol 2013; 61:1871-3.

41. Baigent C, Blackwell L, Emberson J, Holland LE, Reith C, Bhala N et al. Efficacy and safety of more intensive lowering of LDL cholesterol: a meta-analysis of data from 170,000 participants in 26 randomised trials. Lancet 2010; 376:1670-81.

42. Borenstein M, Hedges LV, Higgins JPT, Rothstain HR. Criticisms of meta-analysis. Nova York: John Wiley & Sons, 2009. p.377-87.

43. Hoekstra JW, Pollack Jr. CV, Roe MT, Peterson ED, Brindis R, Harrington RA et al. Improving the care of patients with non-ST-elevation acute coronary syndromes in the emergency department: the CRUSADE initiative. Acad Emerg Med 2002; 9:1146-55.

44. Timmermans S, Mauck A. The promises and pitfalls of evidence based medicine. Health Aff 2005; 24:11-28.

45. Chan PS, Patel MR, Klein LW, Krone RJ, Dehmer GJ, Kennedy K et al. Appropriateness of percutaneous coronary intervention. JAMA 2011; 306(1):53-61.

46. GRACE Investigators. Rationale and design of the GRACE (Global Registry of Acute Coronary Events) Project: a multinational registry of patients hospitalized with acute coronary syndromes. Am Heart J 2001; 141:190-9.

47. Practice INNovation And CLinical Excellence (PINNACLE). Consultado em: http://www.cardiosource.org/Science-And-Quality/Quality-Programs/PINNACLE-Network.aspx. Acesso em: 20 ago. 2010. [Indisponível em: 27 jul. 2023]

48. Sociedade Brasileira de Cardiologia (SBC). Registros brasileiros cardiovasculares. Recall, RBH, Breathe, Accept e React. Disponível em: http://cientifico.cardiol.br/pesquisa/2014/registros.asp. Acesso em: 06 fev. 2023.

49. DATASUS. Banco de dados do sistema único de saúde. Disponível em: https://datasus.saude.gov.br/. Acesso em: 06 fev. 2023.

50. Associação Brasileira de Transplantes de Órgãos (ABTO). Disponível em: https://site.abto.org.br/. Acesso em: 06 fev. 2023.

51. São Paulo. Secretaria de Estado da Saúde. Fundação Oncocentro de São Paulo (FOSP). Disponível em: https://www.saude.sp.gov.br/ses/institucional/fundacoes/fundacao-oncocentro-de-sao-paulo-fosp. Acesso em: 06 fev. 2023.

52. Friedman M, Friedland GW. As dez maiores descobertas da medicina. São Paulo: Companhias da Letras, 2013.

53. Rosenstock J, Hollander P, Chevallier S, Iranmanesh A, SERENADE study group. SERENADE: the Study Evaluating Rimonabant Efficacy in Drug-naive Diabetic Patients: effects of monotherapy with rimonabant, the first selective CB1 receptor antagonist, on glycemic control, body weight, and lipid profile in drug-naive type 2 diabetes. Diabetes Care 2008; 31:2169-76. Disponível em: https://doi.org/10.2337/dc08-0386 Acesso em: 29 ago. 2023.

54. Barter PJ, Caulfield M, Eriksson M, Grundy SM, Kastelein JJP, Komajda M et al. Effects of torcetrapib in patients at high risk for coronary events. N Engl J Med 2007; 22; 357:2109-22.

55. The Economist. How science goes wrong. Weekly edition, The Economist, 19 out. 2013. Disponível em: https://www.economist.com/weeklyedition/2013-10-19. Acesso em: 06 fev. 2023.

56. Ana J, Koehlmoos T, Smith R, Yan LL. Research misconduct in low- and middle-income countries. PLoS Med 2013; 10:e1001315. Disponível em: Disponível em: https://doi.org/10.1371/journal.pmed.1001315.Acesso em: 29 ago. 2023.

CAPÍTULO 14. MEDICINA TRANSLACIONAL – COMO ACELERAR O PROGRESSO

1. Thompson RC, Allam AH, Lombardi GP, Wann LS, Sutherland ML, Sutherland JD et al. Atherosclerosis across 4000 years of human history: the Horus study of four ancient populations. Lancet 2013; 381:1211-22.
2. Friedman M, Friedland GW. As dez maiores descobertas da medicina. São Paulo: Companhia das Letras, 2000.
3. Kannel WB, Dawber TR, Kagan A, Revotskie N, Stokes J. Factors of risk in the development of coronary heart disease – six year follow-up experience. The Framingham study. Ann Intern Med 1961; 55:33-50.
4. Brown MS, Goldstein JL. How LDL receptors influence cholesterol and atherosclerosis. Sci Am 1984; 251:58-66.
5. Endo A, Tsujita Y, Kuroda M, Tansawa K. Inhibition of cholesterol synthesis in vitro and in vivo by ML-236A and ML-236B, competitive inhibitors of 3-hydroxy-3-methylglutaryl-coenzyme a reductase. Eur J Biochem 1977; 77:31-6.
6. de Oliveira JM, Carballo R, Zimmerman HA. Intravenous injection of hyaluronidase in acute myocardial infarction: preliminary report of clinical and experimental observations. Am Heart J 1959; 57:712-22.
7. Ebaid M, Caramelli Z, Neto SM, dos Santos MI, Tranchesi J, Barbato et al. The effects of large intravenous doses of hydrocortisone or hyaluronidase on the electrocardiographic pattern of acute myocardial infarction. A comparative clinical and experimental study. Arch Inst Cardiol Mex 1965; 35:1-10.
8. Maroko PR, Kjekshus JK, Sobel BE, Watanabe T, Covell JW, Ross Jr. J et al. Factors influencing infarct size following experimental coronary artery occlusions. Circulation 1971; 43:67-82.

9. Diamond GA, Forrester JS, de Luz PL, Wyatt HL, Swan HJ. Post-extrasystolic potentiation of ischemic myocardium by atrial stimulation. Am Heart J 1978; 95:204-9.

10. Reimer KA, Lowe JE, Rasmussen MM, Jennings RB. The wavefront phenomenon of ischemic cell death. I. Myocardial infarct size vs duration of coronary occlusion in dogs. Circulation 1977; 56:786-94.

11. Braunwald E, Kloner RA. The stunned myocardium: prolonged, post-ischemic ventricular dysfunction. Circulation 1982; 66:1146-9.

12. Rahimtoola SH. Concept and evaluation of hibernating myocardium. Annu Rev Med 1999; 50:75-86.

13. Galiano N, Macruz R, Arie S, Armelin E, Frack CC, Pileggi F et al. Enfarte agudo do miocárdio e choque – tratamento por recanalização arterial através do cateterismo cardíaco. Arq Bras Cardiol 1972; 25:197-204.

14. Chazov EI, Matveeva LS, Mazaev AV, Sargin KE, Sadovskaia GV, Ruda MI. Intracoronary administration of fibrinolysin in acute myocardial infarction. Terapeuticheskii Arkhiv 1976; 48:8-19.

15. Grüntzig A. Transluminal dilatation of coronary-artery stenosis. Lancet 1978; 1:263.

16. Dewood MA, Spores J, Notske R, Mouser LT, Burroughs R, Golden MS et al. Prevalence of total coronary occlusion during the early hours of transmural myocardial infarction. N Engl J Med 1980; 303:897-902.

17. Ganz W, Buchbinder N, Marcus H, Mondkar A, Maddahi J, Charuzi Y et al. Intracoronary thrombolysis in evolving myocardial infarction. Am Heart J 1981; 101:4-13.

18. Rentrop P, Blanke E, Karsch KR, Kaiser H, Kostering H, Leitz K. Selective intracoronary thrombolysis in acute myocardial infarction and usntable angina pectoris. Circulation 1981; 63:307-17.

19. Ganz W, Geft I, Shah PK, Lew AS, Rodriguez L Weiss T et al. Intravenous streptokinase in evolving acute myocardial infarction. Am J Cardiol 1984; 53:1209-16.

20. Hartzler GO, Rumerford BD, McConahay DR, Johnson Jr. WL, McCallister B, Gura Jr. GM et al. Percutaneous transluminal coronary angioplasty with and without prior streptokinase infusion for treatment of acute myocardial infarction. Am Heart J 1983; 106:965-73.
21. Krieger EM, Drager LF, Giorgi DMA, Pereira AC, Barreto-Filho JAS, Nogueira AR et al.; ReHOT Investigators. Spironolactone versus clonidine as a fourth-drug therapy for resistant hypertension: The ReHOT Randomized Study (Resistant Hypertension Optimal Treatment). Hypertension 2018 Apr; 71(4):681-690. Disponível em: https://doi.org/10.1161/HYPERTENSIONAHA.117.10662. Acesso em: 08 fev. 2023.
22. Dzau VJ, Ackerly DC, Sutton-Wallace P, Merson MH, Williams RS, Krishnan KR et al. The role of academic health science systems in the transformation of medicine. Lancet 2010; 375:949-53.
23. Guimarães R. Pesquisa translacional: uma interpretação. Ciênc Saúde Colet 2013; 18:1731-44.

CAPÍTULO 15. MEDICINA TRANSLACIONAL E CIÊNCIA DA IMPLEMENTAÇÃO

1. da Luz PL. As novas faces da medicina. 1. ed. Barueri: Manole, 2014.
2. Kannel WB, Dawber TR, Kagan A, Revotskie N, Stokes 3rd J. Factor of risk in the development of coronary heart disease six-year follow-up experience. Ann Intern Med 1961; 55:33-50. Disponível em: https://doi.org/10.7326/0003-4819-55-1-33. Acesso em: 27 jul. 2023.
3. Endo A. The discovery and development of HMG-CoA reductase inhibitors. J Lipid Res 1992; 33(11):1569-82. PMID:1464741.
4. Yusuf S, Hawken S, Ounpuu S, Dans T, Avezum A, Lanas F et al. Effect of potentially modifiable risk factors associated with myocardial infarction in 52 countries (the INTERHEART study):

case-control study. Lancet 2004; 364(9438):937-52. Disponível em: https://doi.org/10.1016/S0140-6736(04)17018-9. Acesso em: 27 jul. 2023.

5. Marmot MG, Stansfeld S, Patel C, North F, Head J, White I et al. Health inequalities among British civil servants: the Whitehall II study. Lancet 1991; 337(8754):387-93. Disponível em: https://doi.org/10.1016/0140-6736(91)93068-k. Acesso em: 24 jul. 2023.

6. Felice FG. Alzheimer's disease and insulin resistance: translating basic science into clinical applications. J Clin Invest 2013; 123(2):531-9. Disponível em: https://doi.org/10.1772/C164595. Acesso em: 24 jul. 2023.

7. Buettner D. Zonas azuis: a solução para comer e viver como os povos mais saudáveis do planeta. São Paulo: nVersos, 2019.

8. Mesquita CT. Out-of-hospital cardiac arrest during the coronavirus disease 2019 (COVID-19) pandemic in Brazil: the hidden mortality. Arq Bras Cardiol 2021; 116(2):272-4. Disponível em: https://doi.org/10.36660/abc.20210041. Acesso em: 24 jul. 2023.

9. Guimarães NS, Carvalho TML, Machado-Pinto J, Lage R, Bernardes RM, Peres ASS et al. Increased home death due to cardiopulmonary arrest in times of COVID-19 pandemic. Arq Bras Cardiol 2021; 116(2):266-71. Disponível em: https://doi.org/10.36660/abc.20200547. Acesso em: 24 jul. 2023.

10. Fornari LS, Giuliano I, Azevedo F, Pastana A, Vieira C, Caramelli B. Children First Study: how an educational program in cardiovascular prevention at school can improve parents' cardiovascular risk. Eur J Prev Cardiol 2013; 20(2):301-9. Disponível em: https://doi.org/10.1177/2047487312437617. Acesso em: 24 jul. 2023.

11. Fernandez-Jimenez R, Al-Kazaz M, Jaslow R, Carvajal I, Fuster V. Children present a window of opportunity for promoting health: JAAC review topic of the week. J Am Coll Cardiol 2018; 72(25):3310-9. Disponível em: https://doi.org/10.1016/j.jacc.2018.10.031. Acesso em: 24 jul. 2023.

12. Hulsegge G, Looman M, Smit HA, Daviglus M, van der Schow YI, Verschuren WM. Lifestyle changes in young adulthood and middle age and risk of cardiovascular disease and all-cause mortality: the Doetinchem Cohort Study. J Am Heart Assoc 2016; 5(1):e002432. Disponível em: https://doi.org/10.1161/JAHA.115.002.432. Acesso em: 24 jul. 2023.

13. Mackenbach JP, Cavelaars AE, Kunst AE, Groenhof KF. Socioeconomic inequalities in cardiovascular disease mortality; an international study. Eur Heart J 2000; 21(14):1141-51. Disponível em: https://doi.org/10.1053/euhj.1999.1990. Acesso em: 24 jul. 2023.

14. Lima TR, Silva DAS, Giehl MWC, D'Orsi E, González-Chica DA. Clusters of cardiometabolic risk factors and their association with atherosclerosis and chronic inflammation among adults and elderly in Florianópolis, southern Brazil. Arq Bras Cardiol 2021; 117(1):39-48. Disponível em: https://doi.org/10.36660/ abc.20200230. Acesso em: 24 jul. 2023.

15. Lopes JM, Galvão FD, Oliveira AGRDC. Risk of death in the elderly with excessive daytime sleepiness, insomnia and depression: prospective cohort study in an urban population in northeast Brazil. Arq Bras Cardiol 2021; 117(3):446-54. Disponível em: https://doi. org/10.36660/abc.20200059. Acesso em: 24 jul. 2023.

16. Schmutz JB, Meier LL, Manser T. How effective is teamwork really? The relationship between teamwork and performance in healthcare teams: a systematic review and meta-analysis. BMJ Open 2019; 9(9):e028280. Disponível em: https://doi.org/10.1136/ bmjopen-2018-028280. Acesso em: 24 jul. 2023.

17. Polonsky TS, Ning H, Daviglus ML, Liu K, Burke GL, Cushman M et al. Association of cardiovascular health with subclinical disease and incident events: the Multi-Ethnic Study of Atherosclerosis. J Am Heart Assoc 2017; 6(3):e004894. Disponível em: https://doi. org/10.1161/JAHA.116.004894. Acesso em: 24 jul. 2023.

18. Libby P. The changing landscape of atherosclerosis. Nature 2021; 592:(7855):524-33. Disponível em: https://doi.org/10.1038/s41586-021-03392-8. Acesso em: 24 jul. 2023.

19. Vacarella S, Franceschi S, Bray F, Wild CP, Plummer M, Dal Maso L. Worldwide thyroid-cancer epidemic? The increasing impact of overdiagnosis. N Engl J Med 2016; 375(7):614-7. Disponível em: https://doi.org/10.1038/s41586- 021-03392-8. Acesso em: 24 jul. 2023.

20. Pio-Abreu A, Drager LF. Blood pressure control: the secret is… team work! Arq Bras Cardiol 2020; 115(2):182-3. Disponível em: https://doi.org/10.36660/ abc.20200544. Acesso em: 24 jul. 2023.

21. Jardim TV, Souza ALL, Barroso WKS, Jardim PCBV. Blood pressure control and associated factors in a real-world team-based care center. Arq Bras Cardiol 2020; 115(2):174-81. Disponível em: https://doi.org/10.36660/abc.20180384. Acesso em: 24 jul. 2023.

22. Davies NM, Holmes MV, Smith GD. Reading mendelian randomi-sation studies: a guide, glossary and checklist for clinicians. BMJ 2018; 362:k601. Disponível em: https://doi.org/10.1136/bmj.k601. Acesso em: 24 jul. 2023.

23. Zhang Z. Big data and clinical research: perspective from a clini-cian. J Thorac Dis 2014; 6(12):1659-64. Disponível em: https://doi.org/10.3978/j.issn.2072-1439.2014.12.12. Acesso em: 24 jul. 2023.

CAPÍTULO 16. MÉDICO-PESQUISADOR, PRÁTICA MÉDICA E PESQUISA

1. Conselho Regional de Medicina de São Paulo (CREMESP). Registro profissional dependerá de participação no exame do Cremesp. [Internet]. Disponível em: https://www.cremesp.org. br/?siteAcao=-Jornal&id=1610. Acesso em: 14 jan. 2022.

2. Escolas Médicas do Brasil. Todas as escolas médicas. Disponível em: www.escolasmedicas.com.br/escolas-medicas-todas.php. Acesso em: 14 jan. 2022.

3. Brasil. Ministério da Educação. Empresa Brasileira de Serviços Hospitalares. Hospitais Universitários. Disponível em: https://www.gov.br/ebserh/pt-br/hospitais-universitarios. Acesso em: 22 jul. 2022.

4. Singh G, Schulthess D, Hughes N, Vannieuwenhuyse B, Kalra D. Real world big data for clinical research and drug development. Drug Discov Today 2018; 23(3):652-60. Disponível em: https://doi.org/10.1016/j.drudis.2017.12.002. Acesso em: 20 jun. 2023.

5. Kandel ER, Rubino R. Em busca da memória: o nascimento de uma nova ciência da mente. São Paulo: Companhia das Letras, 2021.

6. Siemienuik RAC, Bartoszko J, Zeraatkar D, Kum E, Qasim A, Diaz Martinez JP et al. Drug treatments for Covid-19: living systematic review and network meta-analysis. BMJ 2020; 370:m2980. Disponível em: https://doi.org/10.1136/bmj.m2980. Acesso em: 20 jun. 2023.

7. Eidelman RS, Hollar D, Hebert PR, Lamas G, Hennekens CM. Randomized trials of vitamin E in the treatment and prevention of cardiovascular disease. Arch Intern Med 2004; 164(14):1552-6. Disponível em: https://doi.org/10.1001/archinte.164.14.1552. Acesso em: 20 jun. 2023.

8. Manson JE, Chlebowski RT, Stelanick ML, Areagaki AK, Rossouw JE, Prentice RL. Menopausal hormone therapy and health outcomes during the intervention and extended poststopping phases of the Women's Health Initiative randomized trials. JAMA 2013; 310(13):1353-68. Disponível em: https://doi.org/10.1001/jama.2013.278040. Acesso em: 20 jun. 2023.

9. Leopold JA. Antioxidants and coronary artery disease: from pathophysiology to preventive therapy. Coron Artery Dis 2015; 26(2):176-83. Disponível em: https://doi.org/10.1097/MCA.0000000000000187. Acesso em: 20 jun. 2023.

10. Da Luz PL. As novas faces da medicina. 1.ed. Barueri: Manole, 2014.

CAPÍTULO 17. MICROBIOTA INTESTINAL E DOENÇAS CARDIOVASCULARES

1. Tang WH, Bäckhed F, Landmesse U, Hazen SL. Intestinal microbiota in cardiovascular health and disease: JACC State-of-the-Art Review. J Am Coll Cardiol 2019; 73(16):2089-2105.
2. Tang WH, Kitai T, Hazen SL. Gut microbiota in cardiovascular health and disease. Circ Res 2017; 120(7):1183-96.
3. Wang Z, Klipfell E, Bennett BJ, Koeth R, Levison BS, Dugar B et al. Gut flora metabolism of phosphatidylcholine promotes cardiovascular disease. Nature 2011; 472(7341):57-63.
4. Mariat D, Firmesse O, Levenez F, Guimaraes V, Sokol H, Doré J et al. The Firmicutes/Bacteroidetes ratio of the human microbiota changes with age. BMC Microbiol 2009; 9:123.
5. Arumugam M, Raes J, Pelletier E, Le Paslier D, Yamada T, Mende DR et al. Enterotypes of the human gut microbiome. Nature 2011; 473(7346):174-80.
6. Wu GD, Chen J, Hoffmann C, Bittinger K, Chen YY, Keilbaugh SA et al. Linking long-term dietary patterns with gut microbial enterotypes. Science 2011; 334(6052):105-8.
7. De Filippis F, Pellegrini N, Vannini L, Jeffery IB, La Storia A, Laghi L et al. High-level adherence to a Mediterranean diet beneficially impacts the gut microbiota and associated metabolome. Gut 2016; 65(11):1812-21.
8. Tomova A, Bukovsky I, Rembert E, Yonas W, Alwarith J, Barnard ND et al. The effects of vegetarian and vegan diets on gut microbiota. Front Nutr 2019; 6:47.
9. Ayeni FA, Biagi E, Rampelli S, Fiori J, Soverini M, Audu HJ et al. Infant and adult gut microbiome and metabolome in rural Bassa and urban settlers from Nigeria. Cell Rep 2018; 23(10):3056-67.
10. Lavelle A, Lennon G, O'Sullivan O, Docherty N, Balfe A, Maguire A et al. Spatial variation of the colonic microbiota in patients with ulcerative colitis and control volunteers. Gut 2015; 64(10):1553-61.

11. Manor O, Zubair N, Conomoss MP, Xu X, Rohwer JE, Krafft CE et al. A multi-omic association study of trimethylamine N-Oxide. Cell Rep 2018; 24(4):935-46.

12. Donohoe DR, Garge N, Zhang X, Sun W, O'Connell TM, Bunger MK et al. The microbiome and butyrate regulate energy metabolism and autophagy in the mammalian colon. Cell Metab 2011; 13(5):517-26.

13. Tang TWH, Chen HC, Chen CY, Yen CYT, Lin CJ, Prajnamitra RP et al. Loss of gut microbiota alters immune system composition and cripples postinfarction cardiac repair. Circulation 2019; 139(5):647-59.

14. Chambers ES, Preston T, Frost G, Morrison DJ. Role of gut microbiota-generated short-chain fatty acids in metabolic and cardiovascular health. Curr Nutr Rep 2018; 7(4):198-206.

15. David LA, Maurice CF, Carmody RN, Gootenberg DB, Button JE, Wolfe BE et al. Diet rapidly and reproducibly alters the human gut microbiome. Nature 2014; 505(7484):559-63.

16. Ridlon JM, Kang DJ, Hylemon PB, Bajaj JS. Bile acids and the gut microbiome. Curr Opin Gastroenterol 2014; 30(3):332-8.

17. Kim I, Ahn SH, Inagaki T, Choi M, Ito S, Guo GL et al. Differential regulation of bile acid homeostasis by the farnesoid X receptor in liver and intestine. J Lipid Res 2007; 48(12):2664-72.

18. Longman RS, Littman DR. The functional impact of the intestinal microbiome on mucosal immunity and systemic autoimmunity. Curr Opin Rheumatol 2015; 27(4):381-7.

19. Atarashi K, Tanoue T, Oshima K, Suda W, Nagano Y, Nishikawa H et al. Treg induction by a rationally selected mixture of Clostridia strains from the human microbiota. Nature 2013; 500(7461):232-6.

20. Nemet I, Saha PP, Gupta N, Zhu W, Romano KA, Skye SM et al. A cardiovascular disease-linked gut microbial metabolite acts via adrenergic receptors. Cell 2020; 180(5):862-77.

21. Seldin MM, Meng Y, Qi H, Zhu W, Wang Z, Hazen SL et al. Trimethylamine N-Oxide promotes vascular inflammation through

signaling of mitogen-activated protein kinase and nuclear factor-κβ. J Am Heart Assoc 2016; 5(2):e002767.

22. Tang WH, Wang Z, Levinson BS, Koeth RA, Britt EB, Fu X et al. Intestinal microbial metabolism of phosphatidylcholine and cardiovascular risk. N Engl J Med 2013; 368(17):1575-84.

23. Senthong V, Li XS, Hudec T, Coughlin J, Wu Y, Levison B et al. Plasma trimethylamine N-oxide, a gut microbe-generated phosphatidylcholine metabolite, is associated with atherosclerotic burden. J Am Coll Cardiol 2016; 67(22):2620-8.

24. Randrianarisoa E, Lehn-Stefan A, Wang X, Hoene M, Peter A, Heinzmann SS et al. Relationship of serum trimethylamine N-Oxide (TMAO) levels with early atherosclerosis in humans. Sci Rep 2016; 6:26745.

25. Senthong V, Wang Z, Li XS, Fan Y, Wu Y, Tang WH et al. Intestinal microbiota-generated metabolite trimethylamine-N-oxide and 5-year mortality risk in stable coronary artery disease: the contributory role of intestinal microbiota in a COURAGE-like patient cohort. J Am Heart Assoc 2016; 5(6):pii:e002816.

26. Emoto T, Yamashita T, Kobayashi T, Sasaki N, Hirota Y, Hayashi T et al. Characterization of gut microbiota profiles in coronary artery disease patients using data mining analysis of terminal restriction fragment length polymorphism: gut microbiota could be a diagnostic marker of coronary artery disease. Heart Vessels 2017; 32(1):39-46.

27. Zhu W, Buffa JA, Wang Z, Warrier M, Schugar R, Shih DM et al. Flavin monooxygenase 3, the host hepatic enzyme in the metaorganismal trimethylamine N-oxide generating pathway, modulates platelet responsiveness and thrombosis risk. J Thromb Haemost 2018; 16(9):1857-72.

28. Zhu W, Wang Z, Tang WHW, Hazen SL. Gut microbe-generated trimethylamine N-oxide from dietary choline is prothrombotic in subjects. Circulation 2017; 135(17):1671-3.

29. Yazdekhasti N, Brandsch C, Schmidt N, Schloesser A, Huebbe P, Rimbach G et al. Fish protein increases circulating levels of trimethylamine-N-oxide and accelerates aortic lesion formation in apoE null mice. Mol Nutr Food Res 2016; 60(2):358-368.

30. Yancey PH, Siebenaller JF. Trimethylamine oxide stabilizes teleost and mammalian lactate dehydrogenases against inactivation by hydrostatic pressure and trypsinolysis. J Exp Biol 1999; 202(Pt 24):3597-603.

31. Huc T, Drapala A, Gawrys M, Konop M, Bielinska K, Zaorska E et al. Chronic low-dose TMAO treatment reduces diastolic dysfunction and heart fibrosis in hypertensive rats. Am J Physiol Cir Physiol 2018; 315(6):H1805-20. Disponível em: https://doi.org/10.1152/ajpheart.00536.2018. Acesso em: 06 fev. 2023.

32. Qin J, Li Y, Cai Z, Li S, Zhu J, Zhang F et al. A metagenome-wide association study of gut microbiota in type 2 diabetes. Nature 2012; 490(7418):55-60.

33. Pedersen HK, Gudmundsdottir V, Nielsen HB, Hyotylainen T, Nielsen T, Jensen BA et al. Human gut microbes impact host serum metabolome and insulin sensitivity. Nature 2016; 535(7612):376-81.

34. Zeevi D, Korem T, Zmora N, Israeli D, Rothschild D, Weinberger A et al. Personalized nutrition by prediction of glycemic responses. Cell 2015; 163(5):1079-94.

35. Koh A, Molinaro A, Stahlman M, Khan MT, Schmidt C, Mannerås-Holm L et al. Microbially produced imidazole propionate impairs insulin signaling through mTORC1. Cell 2018; 175(4):947-61.

36. Wilck N, Matus MG, Kearney SM, Olesen SW, Forslund K, Bartolomaeus H et al. Salt responsive gut commensal modulates TH17 axis and disease. Nature 2017; 551(7682):585-9.

37. Ma J, Li H. The role of gut microbiota in atherosclerosis and hypertension. Front Pharmacol 2018; 9:1082.

38. Cheema MU, Pluznick JL. Gut microbiota plays a central role to modulate the plasma and fecal metabolomes in response to angiotensin II. Hypertension 2019; 74(1):184-93.

39. Karbach SH, Schonfelder T, Brandao I, Wilms E, Hörmann N, Jäckel S et al. Gut microbiota promote angiotensin II-induced arterial hypertension and vascular dysfunction. J Am Heart Assoc 2016; 5(9):e003698.

40. Luedde M, Winkler T, Heinsen FA, Rühlemann MC, Spehlmann ME, Bajrovic A et al. Heart failure is associated with depletion of core intestinal microbiota. ESC Heart Fail 2017; 4(3):282-90.

41. Tang WH, Wang Z, Fan Y, Levison B, Hazen JE, Donahue LM et al. Prognostic value of elevated levels of intestinal microbe-generated metabolite trimethylamine-N-oxide in patients with heart failure. J Am Coll Cardiol 2014; 64(18):1908-14.

42. Mamic P, Heidenreich PA, Hedlin H, Tennakoon L, Staudenmayer KL. Hospitalized patients with heart failure and common bacterial infections: a nationwide analysis of concomitant clostridium difficile infection rates and in-hospital mortality. J Card Fail 2016; 22(11):891-900.

43. Hills RD Jr, Pontefract BA, Mishcon HR, Black CA, Sutton SC, Theberge CR. Gut microbiome: profound implications for diet and disease. Nutrients 2019; 11(7):1613.

44. Chaplin A, Carpéné C, Mercader J. Resveratrol, metabolic syndrome, and gut microbiota. Nutrients 2018; 10(11):pii:E1651.

45. Chen ML, Yi L, Zhang Y, Zhou X, Ran L, Yang J et al. Resveratrol attenuates trimethylamine N-Oxide (TMAO)-Induced atherosclerosis by regulating TMAO synthesis and bile acid metabolism via remodeling of the gut microbiota. mBio 2016; 7(2):e02210-5.

46. Haas EA, Saad MJ, Santos A, Da Luz PL et al. A red wine intervention does not modify plasma trimethylamine N-oxide but is associated with broad shifts in the plasma metabolome and gut microbiota composition. Am J Clin Nutr 2022; 116:1515-29.

47. Humbert JA, Hammond KB, Hathaway WE. Trimethylaminuria: the fish-odour syndrome. Lancet 1970; 2(7676):770-1.

48. Brown JM, Hazen SL. The gut microbial endocrine organ: bacterially derived signals driving cardiometabolic diseases. Annu Rev Med 2015; 66:343-59.

49. Song Z, Brassard P, Brophy JM. A meta-analysis of antibiotic use for the secondary prevention of cardiovascular diseases. Can J Cardiol 2008; 24(5):391-5.

50. Tannock GW, Munro K, Harmsen HJ, Welling GW, Smart J, Gopal PK. Analysis of the fecal microflora of human subjects consuming a probiotic product containing Lactobacillus rhamnosus DR20. Appl Environ Microbiol 2000; 66(6):2578-88.

51. Kim KO, Gluck M. Fecal microbiota transplantation: an update on clinical practice. Clin Endosc 2019; 52(2):137-43.

CAPÍTULO 18. DESAFIOS FUTUROS

1. Conselho Regional de Medicina do Estado de São Paulo (CREMESP). Teste reprova 59% dos estudantes de medicina. [s.d.] Disponível em: https://www.cremesp.org.br/?siteAcao=Imprensa&acao=crm_midia&id=702. Acesso em: 06 fev. 2023.

2. Boarini J. Formandos de medicina terão prova obrigatória em São Paulo. Imprensa, Cremesp na Mídia. Disponível em: https://www.cremesp.org.br/?siteAcao=Imprensa&acao=crm_midia&id=645. Acesso em: 06 fev. 2023.

3. Schmidt MI, Duncan BB, Silva GA, Menezes AM, Monteiro CA, Barreto SM et al. Doenças crônicas não transmissíveis no Brasil: carga e desafios atuais. Lancet 2011 Jun 4; 377(9781):1949-61. https://doi.org/10.1016/S0140-6736(11)60135-9. Acesso em: 06 fev. 2023.

4. Hunter DJ, Reddy KS. Noncommunicable diseases. N Engl J Med 2013; 369: 1336-43.

5. Murray CJL, Lopez AD. Measuring the global burden of disease. N Engl J Med 2013; 369:448-57.
6. da Luz PL, Nishiyama M, Chagas AC. Drugs and lifestyle for treatment and prevention of coronary artery disease: comparative analysis of the scientific basis. Braz J Med Biol Res 2011; 44:973-91.
7. Corsini I, Soares F. Brasil ocupa penúltima posição no ranking de gastos públicos em saúde, segundo IBGE. CNN Brasil, 14 abr. 2022. Disponível em: https://www.cnnbrasil.com.br/saude/brasil-ocupa-penultima-posicao-no-ranking-de-gastos-publicos-em-saude-segundo-ibge/. Acesso em: 22 ago. 2023.
8. Kandel ER. Em busca da memória. São Paulo: Companhia das Letras, 2010.
9. Damásio AR. E o cérebro criou o homem. São Paulo: Companhia das Letras, 2011.
10. Nicolelis M. Muito além do nosso eu. São Paulo: Companhia das Letras, 2011.
11. Robbins CS, Hilgendorf I, Weber GF, Theurl I, Iwamoto Y, Figueiredo JL et al. Local proliferation dominates lesional macrophage accumulation in atherosclerosis. Nat Med 2013; 19:1166-72.
12. Loffredo FS, Steinhauser ML, Jay SM, Gannon J, Pancoast JR, Yalamanchi P et al. Growth differentiation factor 11 is a circulating factor that reverses age-related cardiac hypertrophy. Cell 2013; 153:828-39.
13. Rando TA, Finkel T. Cardiac aging and rejuvenation – a sense of humors? N Engl J Med 2013; 369:575-6.